顔に取り憑かれた脳

中野珠実

講談社現代新書
2731

「……いったいあの女はなんなの。なんの恨みがあってこのわたしの足を引っ張るのよ。後ろ盾がなければ、だれからも相手にされないみっともない変人じゃないの」

「貝塚さん。あまり彼女を見くびらないほうがいい。後ろ盾がなくても、かまわず前に飛び出してくる類の人間ですよ。敵にまわしたら終わりです」

鰐川がキーを叩きながら小さく頷いている。そのとき、ノックの音が聞こえて岩楯は振り返った。扉にある小窓から、同じ班の捜査員が顔を覗かせている。戸口へ行ってひと言ふた言交わし、書類を受け取って岩楯はパイプ椅子に腰かけた。

「ええと、貝塚さん。端的に言います。あなたの指紋と、事件現場から見つかった複数の指紋が一致しました」

貝塚夫人は一瞬だけきょとんとしたが、うろたえながら「も、黙秘します」と早口で言った。今までとは比較にならないほど怯え、この期《ご》に及んで後ろを振り返って鰐川に助けを求めるような視線を送っている。さすがに指紋一致は大事だと理解しているようで、もともと白い顔から完全に血の気が失せていった。

岩楯は書類を繰りながら話を進めた。

「あなたの指紋が見つかったのは、勝手口のノブ、座敷、襖、廊下の壁、寝室、台所、納戸、染め物の材料の袋、箪笥。かなり広範囲ですね」

「そ、そんなの、遠山さんのおうちに何回かお邪魔したことがあるんだから、指紋ぐらい残るでしょう」

黙秘と言ったそばから、また声を張り上げた。なかなか観念しない女だ。

「客として遠山宅へ行ったにしては、かなり範囲が広すぎませんか？　寝室や納戸にまで出入りしていたことになりますよ」

彼女ははっとして、忙しなく手を組み合わせながら視線をさまよわせた。

「な、なんでそうなったのかは知りません。でも、普通に生活していればそこらじゅうに触るんだから、何年も前についた指紋かもしれないじゃないの」

岩楯は彼女からひと時も目を離さなかった。苦しまぎれに放った言葉だが、貝塚夫人はもっともなことを言っている。今の技術では、指紋の新旧を割り出すことは不可能だ。近所付き合いがあったのならなおさら、決定的な証拠にはなり得ない。

岩楯はまったく表情を変えず、指紋にこだわらずに次の質問をした。

「貝塚さん。率直に聞きます。あなたは遠山夫妻と、家にいたもうひとりをナイフで刺しましたか？」

「刺していません！　わたしがそんなことするわけがない！」

彼女は長い髪を振り乱してわめき、興奮のあまり灰色がかった瞳をうるませた。

五十を過ぎたこの女が、たったひとりで三人に危害を加えることはできまい。しかし共犯がいれば別だ。すぐにそう思ったが、ふいにプロファイラーの広澤の言葉を思い出した。彼女が割り出した犯人像は、知的水準が平均以下の男で、社会性は未熟、だらしない、兄弟がいるとすれば年少。幼少時の躾は厳しく、薬物かそれに匹敵する何かを乱用している。行動範囲が狭くてマスコミにはほとんど無関心、ひとり暮らしまたは親と同居。そして何よりも単独犯で、過去に似たような犯罪を犯している人間だ。貝塚夫人が事件に絡んでいるとすれば、かすりもしないことになる。

岩楯は、今ですら悲劇の演技に明け暮れている女を眺めながら考えた。犯罪心理学の応用科学がプロファイルなら、いくらなんでもとんちかんな答えには行き着かないのではないか。過信するつもりは毛頭ないが、頭の隅に置いて損はないもののように思えた。

「貝塚さん、話を進めます」

机に突っ伏したり頭を抱えたりしている女に、岩楯はいささかぶっきらぼうに言った。

「だいたい二日ほどでＤＮＡ鑑定の結果が出ます。あなたのスニーカーの底についていた血液のものですね」

彼女は泣き濡れた顔を上げ、今度は何を言われるのかと身構えた。

「そして、赤堀博士が染め物の材料である昆虫を調べている。あなたの自宅にあったものと、遠山さんの家にあったものが同系列なのかどうか。それがわかるらしいですよ。なんでも、あの虫は輸出用に海外で養殖されているようで、いつどこで何を食べて育ったのかのルーツがわかると」

「え？　意味がわからない。何が言いたいの？」

「つまり、あなたはあの材料を十年前に買ったとおっしゃってますんで、それが本当なら遠山さんが持っていたものと同じ可能性は限りなくゼロだということです。なんせ、遠山さんが草木染めを始めたのは四年前ですからね。だいたい貝塚さんは、あのワームベリーという材料が虫だと今日初めてわかったんじゃないですか？」

彼女は反論をいくつもひねり出し、そして検証しているような小賢《こざか》しい顔をしている。うその上塗りをするつもりらしい。岩楯はため息をついて、少しばかり語気を強めた。

「貝塚さん。現場に残されたあなたの指紋と、靴底から出るであろう被害者のDNA。そして被害者宅にあった材料の虫。この三つがそろったら、もうビンゴみたいなもんですよ。これ以上の状況証拠はない。その結果が出次第、我々は殺人死体遺棄、損壊《そんかい》に容疑を切り替えます」

「さ、殺人死体遺棄……」

「そうです。あなたが本当に何もしていないなら、知っていることをすべて喋ることですよ。もうそれしか選択肢はない」

貝塚夫人はようやく事の重大さに気づいたようで、自身を抱きしめるように腕を交差させた。岩楯はさらにたたみかけた。

「黙秘するのはかまいません。だれもがもっている権利ですからね。でも、今までのうそをもとに調書が作られることになりますよ。そして、そのうそは必ずバレる」

彼女は何度も身じろぎを繰り返し、みるみる目に涙を盛り上がらせた。そしてわっと泣き出し、蒼い血管の浮いた白い手で顔を覆った。

「わ、わたしは本当に人殺しなんてしてません。遠山さんを刺したりしてません。た、ただちょっと、ちょっとだけおうちに入ってただけで……」

貝塚夫人はスカートのポケットからハンカチを取り出し、目頭に押し当ててしゃくり上げた。

「わたし、遠山さんの奥さんが、勝手口の鍵《かぎ》をマットの下に隠してるのを知ってたの」

「ちょっと待った。入っていたとは、盗みに入ったってことですか？」

彼女はさめざめと泣きながら首を縦に振った。

「でも、お金を盗ったり高価な宝石を盗ったり、そういう泥棒みたいな真似はしなかった。家の中を見たり、草木染めの材料を少し借りたりただけで……」

「いや、何を言ってるんですか。人の家に無断で入って、何かを持ち出した時点で盗人《ぬすっと》でしょうよ」

岩栖がそう断じても、彼女は泣きじゃくりながらかぶりを振った。

「わたしが住む町は、け、刑事さんが思ってるような他人行儀な町じゃないの。みんな顔見知りで、勝手に家に入ることだってある。地方の田舎《いなか》だってそんな感じでしょう？」

ここまでくると、呆れ返ってものも言えない。夫人はなおも続けた。

「わたしだって遠山さんの奥さんに草木染めの材料をわけてあげたし、一方的な関係じゃないのよ。それはわかってください」

「わかる必要がない。あなたは合鍵を作ってますよね」

岩栖の言葉に、彼女は首を縮こめて叱られた子どものような仕種をした。

「遠山さんは、三年前から何度も空き巣に入られていると周囲に漏らしている。当然、勝手口の鍵の隠し場所も変えたでしょう。あなたは作った合鍵で、何度も遠山宅に侵入した。しかも土足でそこらじゅうを物色している。これのどこが正当なのか、考えなくてもわかるはずだ」

「ご、ごめんなさい」

貝塚夫人は初めて謝罪を口にしたが、保身のためなのはわかっている。おそらく、遠山夫妻はこの女が家に侵入していることを知っていたのだろう。だから被害届も出さず、自己防衛に徹していた。そのぐらい、怖くて敵にはまわせなかったということだ。

岩楯は嘆きの淵にいる女を眺め、ようやく本題に入った。

「六月の初め、遠山さんの家に侵入したときのことを話してください。これ以上のそは、あなたのためにならないとだけ言っておきます」

貝塚夫人は小刻みに頷き、花柄のハンカチをぎゅっと握り締めた。

「六月一日に、と、遠山さんの家に入りました」

「時刻は？」

「たぶん、夕方の四時ぐらいだったと思います」

彼女の後ろで、鰐川がごくりと喉を動かしたのがわかった。赤堀の推定では、被害者の指が切り落とされた日時が六月一日の午後三時から四時の間。この女が被疑者でなければ、犯人とニアミスしている可能性がある。

「なぜその時間に入ったんです？」

「あの、ええと、うちの犬が吠えたあと、電話をかけて遠山さんが確実に留守なのを確認したんです。クウちゃんは、遠山さんの玄関が開くとすごく騒ぎ出すの。一時ごろ覗いたらまだ奥さんが見えたから、少し時間を置いた。家に行くときは、必ずそうするから……」

言いたいことは山ほどあったが、岩楯は無言のまま先を促した。

「いつもみたいに裏から入って、すぐのところにある納戸に行きました。遠山さんは、どこから見つけてくるのか、珍しい材料をたくさんもってるんです。だから、最近は何を調達したのか見に行ったの」

「で、引き出しをひっかきまわして盗みを働いたと」

「そんなんじゃない！」

反射的にいきり立ったが、立場を思い出したようにすぐおとなしくなった。

「それから？」

「それから、玄関脇の客間に行きました。遠山さんは、座敷にある箪笥の中に特別な材料をしまっているんです。乾燥させたぶどうの花とか紫根《しこん》とか。だからそっちへ行ったんだけど……」

貝塚夫人は、何かを思い出しているような長い間を取り、突然、それを振り払うように首を左右に振った。

「あ、あのとき、カーテンが閉められていたから座敷の中は薄暗くて、わたしはよく見えなかった。でも、襖のすぐ脇に簞笥があるのは知ってるから、そのまま入ったわ」

「もう慣れた順路だったと」

「そう。そ、そしたら何か濡れたものを踏んだような感じがして下を見たの」

彼女は目をぎゅっとつむって胸に手を当てた。

「く、黒っぽいものが畳にこぼれてて、なんだろうと思った。でも、よく見たらそこだけじゃないの。部屋じゅうにそれが飛び散ってて、畳の上では水たまりみたいになってて、やっとわたしは血だってわかった。だ、だって、すごく錆みたいな臭いがしたから。わ、わたしはパニックになって、そこからどうやって家に帰ったのかわからない。寝室にこもって、ずっと震えてた」

岩楯は彼女を執拗《しつよう》なほど見まわした。これはうそではない。高揚と恐怖が一緒くたになって、鼻の頭に汗をにじませている。

「そのとき、座敷に三人の遺体はありましたか?」

岩楯がそう言うなり、貝塚夫人はまるで祈るように手を揉み合わせた。

「わ、わたし、部屋をよく見る余裕なんてなかった。でも、倒れてる人はいませんでした。毛布があったぐらいで」

「毛布?」

念を押すと、彼女は何度も頷いた。

「詳しく教えてください」

「あ、あの、座敷の隅に毛布が丸まってたんです。くしゃくしゃになって」

「どのぐらいの大きさでした?」

岩楯が慎重に問うと、彼女は少し考えてから腕を輪っかにして「これくらい」と答えた。遺体を毛布にくるんだものを見たわけではないらしい。

岩楯はあごを触りながら考えを巡らせた。赤堀が出したのはあくまでも指が切断された日時であり、そのときは生活反応がありまだ三人は生きていた。当然、遺体は夜を待ってから運び出したものと考えていたが、貝塚夫人が侵入した夕方にはすでに処理が終わっていたことになる。まだ陽のある時刻だし、通りにはスーパーへ行き来する人間がいたはずだ。外に運び出せるわけがない。

「あなたが遠山宅に入ったとき、何か気づいたことはないですか。ちょっとした違和感でもいい。いつもとは違っていたことです」

彼女はすぐさま首を横に振ったが、岩楯は思考を放棄することを許さなかった。しばらく顔を上げたりハンカチを弄《もてあそ》んだりして記憶を探っていた夫人は、はたと動きを止めて机の天板を凝視した。

「気のせいかもしれないけど、へんな声が聞こえたかも……」

「へんな声とは」

「勝手口のドアを開けたとき、泣き声が聞こえた気がしたの。でも、すぐに止《や》んだ。遠山さんはいなかったし、きっとネコだと思ったわ。うちの周りには、ノラネコが多いの。だから、外で鳴いてるんだろうって」

貝塚夫人の後ろで、鰐川がキーを打つ手を止めて岩楯と目を合わせた。まさかとは思うが、彼女が侵入したとき、三人はまだ生きていたのではないか。だとすれば、この女が第四の被害者になっていた可能性もあった。何よりも腹立たしいのは、すぐに通報していれば三人は助けられたかもしれないということだろう。しかし犯人は、現場を見られたリスクを負っても遺体を運び去る道を選んでいる。岩楯は、ますますその意味がわからなくなっていた。

いずれにせよ、自分たちがひと月以上もかけて追ってきた指紋と足紋の主はこの女であり、事件とは無関係の盗人かもしれないということだけが目の前の真実だ。岩楯は鈍い頭痛に見舞われ、こめかみを指で押した。

「あなたはなぜ、遠山さんに嫌がらせをしていたんです？」

貝塚夫人は嫌がらせなんてしていないと全否定をしたが、岩楯の殺気立った様子に焦《あせ》ったようで、しまいには苦しげな告白をした。

「遠山さんの旦那さんは、奥さんを心の底から信じているように見えた。なんていうか、絶対に裏切らないっていう自信があったと思うの。ちょっとした態度からもそれがわかった。それなのにうちは、ずっと仮面夫婦を演じてきた」

彼女はぎゅっと眉根を寄せた。顔じゅうのシワが目立ち、先日よりも十以上は老け込んで見える。

「主人は結婚した直後からうそと浮気ばっかりで、信用したことは一度もない。わたしにはもうなんの興味もないし、家ではほとんど口も利かない関係だった。わたしはただの飾りと一緒。何かがあるときだけ見せびらかすの」

貝塚夫人は過去を思い出しているように憂《うれ》い、そしてまた話しはじめた。

「わたしは遠山さんよりずっと勝ち組だし、何不自由なく生きてきた。なのに、あんな冴《さ》えない女よりも不幸なんだって思ったら、すごく憎らしくて……。草木染めもそう。始めたばっかりで賞を獲ったり、わたしの生徒にもこっそり教えたりして、ちょっとずつわたしの世界を横取りしはじめたのよ。あんなに影が薄かったのに、どんどん人を惹きつけていった。だれのおかげでそうなれたのか、あの人はわかってなかったのよ。だけど、わたしは殺してなんていない。そんなことできるわけがない。そ、それだけは信じて……」

貝塚夫人は大粒の涙を流し、声を上げて泣いた。

人が羨《うらや》むほどの美貌をもちながら、愛される者を憎む余裕のなさは醜悪だし哀れでもある。けばけばしい庭や家も、夫や人の気を惹くために異常さが増していったのかもしれなかった。しかし、この高慢な女が手を下していないのは事実だろう。だれかをそそのかした可能性はまだ捨てきれないのだが。

それから岩楯は、貝塚夫人が特に親しくしている人間を聞き出した。町内会長や自治会長、それに何人かの市議や都議まで混じっている。したたかに男を操って町を支配していたのはともかく、名前の挙がった者には話を聞く必要があった。

取り調べ室を出たときにはもう日が暮れ、職員はみな報告書の作成に追われて血まなこになっていた。とにかく心身ともに疲れる一日だった。眠気を覚ますために洗面所で顔を洗っているとき、後ろから聞き慣れた声がした。

「岩楯主任、ここでしたか」

肩越しに振り返ると、鰐川が微塵《みじん》も疲れを感じさせない顔でメガネを押し上げていた。岩楯は、ペーパータオルで雑に顔を拭いてから丸めてゴミ箱へ放った。

「大量の報告書の前に、メシでも食いに行きたいのか」

「いえ、赤堀先生から一階に来ているとのメールが入っていたんですよ。言い忘れたことがあるとかで」

「言い忘れたことをメールすればいいだろうに」

二人の刑事は折り返し階段を駆け下り、受付以外の電気が落とされた薄暗いロビーに足を向けた。何列も長椅子が並べられたいちばん後ろに、キャップを目深にかぶった赤堀がちんまりと座っていた。

「先生、言い忘れたことってなんだ?」

そう言いながら進んだとき、顔を上げた赤堀を見て岩楯は思わず歩調を緩めた。鰐川にいたっては、声にはならない声を上げている。左の頬から首にかけてやけど痕のように真っ赤になり、両腕と足首にも同じ症状が見られた。

「おい、先生。大丈夫なのかよ。尋常じゃないありさまだぞ」

「赤堀先生、まさか病院には行きましたよね？　とんでもない毒虫です。いつもみたいな民間療法は絶対にやめてくださいよ」

鰐川が顔をしかめ、あり得ない傷だと何度も口にしている。が、当の赤堀はけろりとして、何事もなかったかのように晴れやかに笑った。

「ああ、大丈夫、大丈夫。二人とも気にしないで。労災請求は書き慣れてるから」

「そういう問題じゃないだろ。やけど虫にやられた傷か？」

「うん、そう。ちゃんと医者にも行ったし、ステロイド軟膏もつけたから一週間ぐらいで治るよ。ものすごく痛いけどさ。そんなことより、気になったことを昼間に言いそびれちゃった」

岩楯と鰐川は、赤堀の前に座って後ろを振り返った。

「貝塚さんのとこの犬なんだけど」

無意識に顔の傷へ手をやろうとした赤堀を、鰐川は「傷に雑菌が入ります」と言って素早く遮った。

「あの家の柴犬が、六月一日の夜中に遠吠えをした。あとは警察が現場検証をしてた日中もね。岩楯刑事、その原因はひと通り調べたって言ってたでしょ」

「ああ。でも、ざっと当たっただけだぞ。夜中の十二時ごろ、あの近辺を救急車だのパトカーだの、犬が遠吠えするようなものが通った記録はない。躾がなってないやかましい犬だし、なんかの拍子に騒いだんだろう。昼間はおまわりも大勢いたしな」

「それがね、今日、初めてあの子に会ってわかったんだけど、やみくもに吠えるような躾のなってない犬じゃないんだよ。塀から顔を出してもにこにこして吠えなかったし、やけど虫の件でわたしらがあんなに騒いだのにぜんぜん吠えなかったでしょ」

毒虫騒ぎで失念していたが、言われてみれば確かにそうだ。

「あの子が吠えるのは、遠山さんちの正面玄関を開けたときだけ。単に、あの悲鳴みたいな金属音が怖いんだと思うんだよ。それを考えると、滅多に吠えない穏やかで聞き分けのいい犬なんだよね」

赤堀が喋りながらまた顔に手をやりかけ、鰐川がメモを中断して条件反射的に手首を摑んだ。たいがいのことは黙認している相棒だが、この手の粗相《そそう》を見過ごすことはできないらしい。

赤堀は、リュックサックから小ぶりの手帳を取り出して開いた。

「犬の可聴域は人間よりも広い。高音域はだいたい人の十六倍で、人には聞き取れない周波数を常に感知してるの。サイレンは犬笛と同じ三万ヘルツぐらいだから、本能的に呼びかけに応えようとして遠吠えするんだよね」

「そして周りを巻き込んで夜中に大合唱になったと」

「うん。その時間帯にサイレンとか犬の聴覚を刺激するものがなかったとすれば、ほかの何かに反応した。人には聞こえないけど、あの子にははっきりと聞こえた何かがあるはずなんだよ」

「先生は、事件に関係あると思ってるのか」

赤堀は、難しい顔をしてしばらく考え込んでから首をひねった。

「わかんないなあ。でも、虫たちが被害者の指は六月一日に切断されたって言ってる。その夜に裏の犬が遠吠えを始めた。なんか偶然とは思えなくてね」

「言いたいことはわかるが、それだけでは検証のしようがない。なんせ、人には聞こえないレベルの音なんだろ」

するとわ川が帳面から顔を上げた。

「もしかして、ホシが遺体を運んだときの音でしょうか。駐めておいた車の音とか、何かをこすり合わせた音とか……」

「そうかもしれないけど、警察の現場検証のときにも長く遠吠えしてるからね。いずれにせよサイレンだけが原因ではないような気がする。昼と夜、両方に共通した何かの音がしたんだと思うよ」

そうは言っても、そこから突破口を開くのは容易なことではなさそうだ。

「まあ、三万ヘルツの音を探るよりも、そこらの防犯カメラをさらに掘り下げたほうが合理的だ。とにかく、先生の話は頭に入れておく」

赤堀は頷きながら立ち上がった。

「じゃあ、わたしは帰るね」

「送りましょうか?」

鰐川がすかさず申し出たが、赤堀は顔の前でぶんぶんと手を振った。

「ありがとう。でも、おかまいなく。自転車だからさ」

「まだそれを続けてんのかよ……」

岩楯が苦笑いをすると、相棒は指導的な口調で言った。

「赤堀先生、患部にはガーゼか何か当てるべきです。それに、寝る前には手袋をはめるとか両手を縛るとかしたほうがいいかもしれませんよ。無意識に傷に触ると痕が残る可能性がありますから」

「そうだね。じゃあワニさん、手錠貸してよ」

笑いながらそう言い、赤堀は二人に手を振ってけたたましく去っていった。

5

貝塚夫人は窃盗の容疑で逮捕状が請求され、翌日も引き続き取り調べがおこなわれている。同時にサイケデリックな貝塚邸の家宅捜索も始められたが、遠山事件に関与するものは何ひとつ見つからなかった。自家用車にも二人を乗せたような形跡はなく、パソコンや携帯電話の履歴も不審な点は見当たらない。が、草木染めの材料を定期的に盗みに入っていたのは事実で、遠山亜佐子が書いたラベルのついたまま、袋ごと保管されているものが数多く見つかっていた。

夫人と付き合いのあった者たちは、警察に目をつけられることを恐れて急に彼女の悪事を暴露しはじめるありさまだった。貝塚夫人は遠山正和に色目を使っていたこともあるようで、無下《むげ》にされたことがそもそもの怒りの発端らしい。その矛先を迷わず妻の亜佐子に向けるあたり、救いようがないほど陰湿で屈折した女だ。しかしだからこそ、殺意を爆発させた犯行とは大きな隔たりがあるとも言えた。

岩楯は、車の助手席にもたれて鰐川がよこした飴玉の品質表示に目を通していた。

砂糖や水飴といった日常的な材料が並んでおり、見慣れない表記はない。

「主任、その飴の品質なら大丈夫です。購入するときに、会社のホームページも見てきちんと調べましたから」

ハンドルを握っている鰐川が、袋に目を凝らしている岩楯に言った。

「老舗《しにせ》菓子メーカーですから安心ですよ。厚生労働大臣から表彰されたこともある優良企業です。甘さもカロリーもひかえめですし」

「俺は別にそこまで気にしてない。品質にこだわりはじめたら、食うもんがなくなるような生活をしてるからな。だいたい、その菓子工場でビーバーの肛門が材料として使われてんのを知ったら、大臣だって表彰を取りやめただろ」

「岩楯主任。食品の材料に、ビーバーの肛門そのものが使われているわけではありません。念のため」

鰐川は手厳しく返してきた。相棒は変わった。手当たりしだいに糖分を摂取しなくなったし、密かに大好きなジャンクフードもひかえているようだった。いささか過剰反応ではあるものの、一度気になりはじめたらとことんまで突き詰めるのが鰐川の性分だからしようがない。糖分を摂りすぎだと周りが口やかましく注意するよりも、赤堀をあてがうのがいちばん効果的ということだ。

「それにしても、貝塚夫人の悪行はとどまるところを知りませんね」

鰐川が赤信号で停まったと同時に言った。

「今回のヤマに絡んでいるとは思えませんが、血まみれの現場を見ていながら通報もしないで、平然と捜査員に接していたわけですからね。以前の聴取のメモを見返しましたが、特別、挙動不審な言動もなかったんですよ」

「相手が男なら、おまわりだろうがなんとかできる自信があったんだろ。現に、赤堀に対する態度は初めから攻撃的だった。あの先生は支配できないと踏んだんだな」

「動物の威嚇《いかく》行動と同じです」

相棒はにべもなく切り捨てた。

「遠山夫妻を異常に毛嫌いしていたのも、自分の言いなりにならなかったから。まったく、彼女の側についてちやほやしていた男性陣は情けないにもほどがありますよ」

「まあ、美人に泣きつかれたら悪い気はしないんじゃないか。昔はもっとすごかったらしいし、見た目がいいってのは一種の才能だな」

岩楯はシャツのポケットから無意識に煙草を取り出し、小さくため息をついてしぶしぶと戻した。鰐川は西荻窪警察署へ戻る道に車を進ませる。

「とにかく、赤堀先生の洞察は見事でした。赤いスカーフを見て、すぐにカイガラムシで染めたものだと気がついたんですから」

「虫に関することなら、ひと通りなんでもやってるらしい。カイガラムシの染色もそうだが、前にナナフシとかアゲハのフンから染め粉を開発してるって言ってたろ」

「いったい、赤堀先生は普段何をやってるんでしょう……つくづく不思議な人です」

鰐川は神妙な面持ちでだれもが思う疑問を口にした。

「ともかく、赤堀先生の指摘がなかったら、今も貝塚夫人は何食わぬ顔で生活していたはずですよ。我々も見当違いのところで指紋と足紋の主を追っていた」

「確かにな」

そう相槌を打ったとき、ズボンのポケットの中でスマートフォンが震えた。窮屈な体勢で取り出すと、話題の赤堀の名前が表示されている。通話開始を押して耳に当てると、すでに喋りはじめている昆虫学者の声がした。

「……を調べてみたんだけど、思いがけないことになってんだよ。もしもし、聞こえてる？　もしもーし」

手帳を取り出した岩楯を見て、鰐川がハンドルを握りながらちらちらと目で訴えかけてくる。とりあえず電話をスピーカーモードにして、相棒にも聞こえるような音量で脇に置いた。すると当然のように帳面を差し出してきた鰐川を、岩楯は半ば呆れながら見やった。メモ魔の代役を上司に押しつけてくるとは、なかなかいい根性をしている。

岩楯は、帳面をめくりながらスマートフォンに語りかけた。

「先生、ちょっとストップ。話が見えないから初めから言ってくれ」

「だから、遠山さんちのやけど虫だって。あれは裏の家が過剰に殺虫剤を使ったせいで均衡が崩れて、あの辺りで爆発的に増えたのはこないだ言った通り。でも、あそこまでの量はわたしも初めて見たんだよ」

「だから？」

「だから、危険だし近いうちに駆除したほうがいいと思ってるんだけど、その前に、ここ最近のやけど虫発生状況を調べてみたの。ほかの理由で増えた可能性もあるからね。そしたら、駆除するほど増えた例自体があんまりないんだよ。しかも町中で」

岩楯は箇条書きに要点を書きつけた。

「それで、発生原因も含めて、過去に駆除した事例を大吉に調べ直してもらったんだよ。そしたらなんと！」

「なんだよ。もったいぶってないでさっさと言え」

「竹の塚にある橋爪修一さんの家付近で大発生して、過去に役所が駆除してるんだよね」

「ちょっと待て」

岩楯は顔を撥ね上げた。

「竹の塚の橋爪？　二十三年前の未解決事件の家か？」

「そう。広澤さんが見つけてきた事件現場のひとつだよ」

鰐川はたまらず路肩に車を駐め、わけがわからないと言わんばかりの顔を向けてきた。岩楯は頭を整理しながら赤堀に問うた。

「その発生と駆除はいつの話だ？」

「二十三年前だよ。事件が起きたちょうどひと月後」

「虫が発生した原因は？」

「大雑把《おおざっぱ》にしか記録されてなかったんだけど、橋爪さんの家の裏にあるでっかいクヌギの木が関係してるみたいだね。何かが影響して量が増えて、民家から出るゴミをエサ場に大発生につながったと」

電話の向こうで、忙しなく書類をめくるような音がした。

「本来、やけど虫は冬場には活動しないけど、成虫は一年ぐらい生きられる。橋爪さんの家の場合、木とか落ち葉の中で虫たちが越冬してるときに、何かによって活動スイッチが入ったんだと思う」

「その『何か』の見当はついてんのか」

「そうだねえ……」

赤堀はしばらく黙りこんだ。

「アオバアリガタハネカクシは、雑食性だけど肉食の傾向が強い。遠山さんのとこもそうだけど、裏の家がいくら殺虫剤を大量に使っても、本来、急にあれほどは増えないと思うんだよ。もしかして、血が飛び散ったひどい事件現場が関係してるのかもしれないね。虫を呼ぶにはじゅうぶんだと思うから」

遠山と橋爪、ふたつの現場に共通しているのは確かにそこだ。だとすれば、ある意味自然の摂理なのだが、この共通点はなんとも不気味で不快だった。

岩楯は考えながら問うた。

「そうは言っても、血まみれの事件現場は過去にそこだけじゃない。全国で悲惨な殺しが起きてんのに、あの毒虫は発生してないんだろ？」

「そこなんだよ。ホントに謎だよね」

赤堀はパソコンのキーを叩く音をさせ、ぶつぶつと独り言をつぶやいてから先を続けた。

「とりあえず、昨日遠山さんとこで採取したやけど虫を調べてみたよ。孵化寸前の卵も相当あった。一匹の成虫が百個ぐらい産卵して、孵化から幼虫と蛹を経て羽化するまで、平均すると二十九日前後ってとこかなあ」

「となると、事件発生のタイミングでこいつらも発生してるってことか」

「そうだね。遠山さんとこの私道には二齢幼虫がかなりいたから、食べ物がなくならない限りはまだまだ増える。昨日も言ったけど、この子たちはペデリンをもってて天敵がいないから」

岩楯は、すでに帳面を引き取ってペンを走らせている鰐川に顔を向けた。

「おまえさんはどう思う？」

鰐川は顔を上げ、何かを考えながら慎重に口を開いた。

「遠山家と橋爪家でだけ異常発生するのは、どう見ても不自然ですね。この虫の発生自体が、ホシに直接関係あるということはないんでしょうか」

そう、そこなのだ。二十三年前の事件とあまりにも共通点がありすぎるだろう。鰐川の素朴な疑問が聞こえていたらしい赤堀は、書類を重ねるとんとんという音とともに声を発した。

「ワニさんの疑問は未知の領域だね。やけど虫だけを大量発生させられる人間。それはもう、虫を操る妖精かなんかだよ。やけど虫は本来、里山で農業のお手伝いをしてるような子たちだから」

「ピンポイントに一種類の虫だけってのは確かに謎だな。現場の血に集まってきたんだったら、ほかの虫どもも一緒だろうし」

「そう、そう。ただし、環境だけじゃなくて、人の何かの行動によって、虫が誘引された可能性もなくはない。その場合、二十三年前の事件と今起きている事件には、やけど虫発生の法則性があることになるね。つまり、同じ人間がかかわっている率が上がる」

広澤が出したプロファイルの信憑性を、虫が後追いして証明しようとしているように見える。こんなときだというのに、岩楯は笑いが込み上げた。捜査分析支援センターは科研から弾き出された分野の吹き溜まりだが、自己主張の強さが半端ではなかった。自身の領分を突き詰めるのは科研と一緒なのに、理解に苦しむような独自性がありすぎる。組織としては使いづらいことこの上ないが、やはり、簡単に切り捨ててしまうには惜しい連中なのだった。

「先生のこのあとの動きは？」

岩楯が尋ねると、赤堀はいかにも不服そうな声を出した。

「今さっき、申請書を偉いさんにメールしたとこだよ。二十三年前、やけど虫が大発生した竹の塚の橋爪さんちが見たい。だけど、散歩がてらにふらっと行ったら怒られるんでしょ？」

「怒られるどころか始末書だわな。下手すりゃ懲戒だ」

「まったく」

じれったそうにそう言って、赤堀は電話越しで大きく息を吐き出した。

「待ち時間ばっかり長くて、昼時の郵便局かと思うほどだよ。もうちょっとこう、スピーディーにできないもんかね」

「公務員にそれを求めんな。それより、あんたは今どこにいるんだ」

大学だよ、とすぐに返される。岩楯は少しだけ考え、時計を見てから言った。

「今からそっちへ向かうから、用意して待っててくれ。橋爪の家へ行く」

「うそ、ホントに？」

隣では鰐川が無言のまま小さく頷き、ナビを素早く設定している。

「だって、捜査本部にもう申請書送っちゃったよ？　間違えましたってメールしといたほうがいいの？」

「いや、こっちで話を通しておく。三十分ぐらいで着くからな」

「オーケー。ホント、岩楯刑事は話が早いよね。もちろんワニさんも。じゃあね」

赤堀は唐突に電話をぶつりと切り、いつものように二人の刑事は置き去りにされる。

鰐川は車を方向転換させて池《いけ》ノ上《うえ》の大学へ向かった。

第四章　三人の研究者

1

赤堀を拾って竹の塚に着いたときには、陽が傾いて西の空に茜が差していた。絵筆で色を載せたようなうろこ雲が連なり、夏の夕方を情緒的に演出している。加えて目の前にある神懸かったクヌギの木が、東京の喧騒《けんそう》を完全に飲み込んでいた。

「これは見事だねえ」

赤堀は短めの髪をむりやりひっつめ、前髪をいくつものピンで留めつけている。捕虫網や道具箱などを持ったいつものなりなのだが、毒虫にやられた傷が昨日よりも顔全体に広がり、痛々しく際立っていた。

「赤堀先生、傷は放っておいても大丈夫なんでしょうか」

ここまでの道すがら、ずっと気になっていたらしい鰐川が複雑な表情で問うている。赤堀は注連縄《しめなわ》の巻かれたクヌギを触ってまわり、にっこりしながら振り返った。

「ちゃんと薬を塗ってるから大丈夫だよ。ガーゼを当てるとかえって痛いから外してるだけ。広澤さんもびっくりして大騒ぎしてたけど、来週の今ごろにはほとんど痕も消えてるんじゃないかな」

「それならいいですけど、今は無理をしないほうがいいと思います」

「してないって。わたし、具合悪かったらすぐ帰っちゃうしさ」

赤堀は喋りながらペンライトを出し、木の幹に大きく口を開けたうろの中を覗き込んだ。そして急に不気味な笑い声を上げる。

「いるいる。困った子たちがわんさかと」

そう言ったかと思えば木の穴にいきなり手を突っ込み、何かを鷲摑みして刑事二人に突き出した。蠢く黒い豆粒のようなもので手がいっぱいになっているのを見て、岩楯と鰐川はうめき声を上げながら飛びすさった。

「なんだよそれは！」

「クリオアブラムシだよ」

赤堀は場違いなほど爽《さわ》やかに笑った。

「樹液を吸う害虫で、とにかく増えるんだよね。ちなみにこれは有翅成虫。十月ごろから卵を産むから、そうなるとなおさら厄介なんだよ」

そう説明している間にも、五ミリほどの黒い虫どもが肘のほうまで一斉に這い上がってくる。背筋がざわざわして見るに堪えない光景だ。岩楯はひとりでわめき立てた。

「講釈はいいからさっさと捨てろ！　よくそんなもんを手摑みにできるな！　つうか、木のうろに躊躇なく手を突っ込めるやつの気がしれん！」

「いや、だって。お米摑み取りみたいに、穴んなかが虫でいっぱいだったからさ。一粒でも多くゲットしたいでしょ」

赤堀は気色の悪い喩えを口にし、摑み取りした虫どもをショートパンツのポケットに突っ込んでいる。それを見た鰐川は声を上げて目を剝き、地団駄《じだんだ》を踏んで大騒ぎをした。

「い、今何をやったんです！　なんで大量の虫を直にポケットに入れたんですか！」

「あ、間違えちゃった。なんかうっかりしてた」

昆虫学者は恥ずかしそうに顔を赤らめ、ポケットを裏返してばらばらと虫を地面に落としている。信じられない女だ。岩楯は、黒い虫どもをかき出している赤堀を黙りこくったまま見つめた。会うたびに信じられないと思っているのに、輪をかけて同じことを思わせる。赤堀涼子を演じているなどとたいそうなことを語っていたが、それ以前に根がどうしようもないほどの変人ではないか。

鰐川は何度もメガネを押し上げ、帳面を開きながら上ずった声を出した。

「こ、この大木は市が管理しているものなので、害虫発生を知らせたほうがいいですね。ちょっと尋常じゃない量です」

「ああ、そこまでしなくても大丈夫だよ。この木にはヒラタアブの幼虫もいっぱいいるし、アブラムシをもりもり食べて大きくなるからね」

赤堀の説明は、どうしてこうもおぞましいのか。顔を引きつらせている鰐川を横目に、昆虫学者は捕虫網を木に立てかけて草むらに入っていく。背の高い雑草に埋もれるような恰好で、いつものごとく地面を這いまわりはじめた。

大木の下ではヒグラシとアブラゼミの声が半々になって降り注ぎ、赤堀が動くたびに草がこすれて濃厚な蒼い匂いが辺りに漂った。岩楯は無意識にそれを吸い込んだ。先日訪れたときはセミどもがやかましいだけの鄙《ひな》びた土地だと思っていたが、日暮れ近くになるとその表情も一変するらしい。遠い昔を思い出させるような、懐かしさを刺激するやけに感傷的な場所だ。鰐川は写真を撮ることも忘れ、瑞々《みずみず》しい夏草のなかにぼうっとして突っ立っていた。

束の間の穏やかさを堪能《たんのう》しているとき、ピンセットで何かを採取してしばらくしゃがんでいた赤堀が、急にがばっと立ち上がって大股で戻ってきた。

「これといっておかしなとこはない。害虫も含めて、自力でなんとかできる力がこの環境にはあるよ」

「やけど虫は？」

「見かけなかったけど、生息できる場所ではある。エサになるウンカとかヨコバイがいるし、ここから数メートル先が町のゴミ捨て場だから一年を通して食べ物には困らない。それにあれ」

赤堀は通りの先を指差した。陽炎が立つ道に沿って、見慣れたオレンジ色の花が並んでいる。

「たぶん、地域花壇みたいなものだよね。町内美化運動か何かでマリーゴールドを植えてる」

「遠山の現場と環境が似通ってるわけか」

赤堀は頷きながらリュックサックから青いファイルを取り出し、画質の悪い写真のコピーを見つめた。そして細かい文字の印刷物に目を落とす。

「大吉もこれ見て怒ってたけど、二十三年前にやけど虫を駆除した業者は適当な仕事をしてるんだよ。大発生した原因究明もしないで、ただ虫がいる場所に薬を撒き散らして帰っただけ。このやり方では、たぶんまた発生したと思う」

「そうか。とりあえず、橋爪家へ行ってそのあたりも聞いたほうがいいな」

「電話は入れてありますので、橋爪氏は在宅のはずです」

鰐川はメモをとっていた帳面をしまい、神木の裏手にある路地へ手を向けた。古い民家や空き家が密集する蛇行した道の突き当たりに、ところどころ欠けたねずみ色のブロック塀が姿を現した。袋小路ということもあり、ひときわどんよりと沈んで見える場所だ。表札跡の残る門柱から中をひょいと覗き込んだ赤堀は、驚いたように指を差して岩楯を何度も振り返った。

「遠山の家に似てるだろ？」

「びっくりした。一瞬、西荻窪にいるのかと思ったよ」

「間口の方角もまったく同じなので、余計に似て見えますよね。屋根の劣化具合もそっくりです」

鰐川はスマートフォンで遠山家の写真を呼び出し、目の前の屋敷と見くらべた。赤堀はちょろちょろと辺りを見てまわり、細々と何かを採取してからすぐに舞い戻ってくる。先日とは違い、屋敷の雨戸は閉め切られていなかった。心なしか家主の精神状態を表しているようにも思え、岩楯は少しだけほっとした。

三人は雑草が伸びかけている庭を突っ切り、開け放たれている玄関で鰐川が声をかけた。

「ごめんください。西荻窪警察署のものです」

するとすぐに、廊下の突き当たりにある部屋からヘッドホンをつけた橋爪氏が顔を出す。今日もネットゲームに興じていたようだ。彼はわずかに頭を下げて部屋に引っ込み、ややあってから姿を現した。今日もあいかわらず不健康な見た目で、病床にある乾ききった老人といった風情を漂わせている。しかし、身なりは先日よりもこざっぱりとして、下ろし立てのような真っ白いシャツを羽織っていた。

橋爪修一は岩楯の脇にいる赤堀に目を留めたが、別段気にする様子もなくがに股で歩いてきた。

「たびたびお伺いしてすみません」

岩楯が会釈をすると、橋爪は申し訳程度の笑みを浮かべた。

「かまいませんよ。予定はゲームだけですから。どうぞ」

主人に促されるまま、三人は玄関脇にある座敷に入った。今日も掃除が行き届いていて清潔だ。窓ガラスには一点の曇りもなく、廊下は磨《みが》き込まれて鈍い光沢を放っている。橋爪は岩楯とは正反対で、出不精なだけで家事は苦にならない質《たち》らしかった。赤堀は二十三年前の事件現場の写真を思い出したようで、さっきから落ち着きなく視線をさまよわせている。橋爪はエアコンのスイッチを入れ、よろめきながらあぐらをかいた。

「犯人が見つかったんですか？」

先日と同じことを正面切って問われ、岩楯は思わず居住まいを正した。

「奥さんの事件は現在も捜査中です。すみませんが、今日も別件でお邪魔したんですよ。彼女は法医昆虫学者の赤堀博士です」

隣へ顔を向けると、赤堀はしょぼくれている橋爪に笑顔で名刺を差し出した。落ち窪んだ目で受け取った名刺をじっと見つめ、顔を上げてきょとんとしている。岩楯はざっと状況を説明した。

「二十三年前の事件のあとに、この辺りで虫が発生したのを覚えていませんか？　役所が駆除業者を寄こしたと思うんですが」

橋爪は考える間を取り、ああ、と思い出したように少しだけ表情を和らげた。

「あなたの顔にある傷。どこか見覚えがあるなと思ってたんですよ。やけどみたいに真っ赤になって、水ぶくれもできてね」

彼は、赤堀の顔を食い入るように見つめた。

「うちの娘もあの虫にやられて、顔とか脚がひどい状態になったんです。オレンジ色の細長いやつでしょう？」

「ええ、そうです。アオバアリガタハネカクシっていうんですけど」

赤堀が言うと、橋爪は小刻みに頷いた。

「なんだか、覚えられないようなそんな長い名前でしたよ。隣と向かいの家にも出て騒ぎになってね。だれかが役所に電話したんだな。見たこともない虫だったから、かなり大事になったんです」

「そうですか。ちなみに虫の発生元は、あのクヌギの木がある繁みだと認定されたみたいですが、これはきちんとした調査がされたんでしょうか」

赤堀が問うたが、橋爪はぎこちなく首を傾げた。

「さあ。ちょっとそのあたりはわかりません。当時はそれどころじゃなかったので、そういう話し合いには入ってないんですよ」

それはそうだ。妻ともうひとりがこの座敷でひどい目に遭ってから、わずかひと月後のことなのだから。赤堀もはっとしたようで、申し訳なさそうに質問を変えた。

「あの、ええと、過去にもこの虫の被害はありましたか？　知らない間に、こんなやけどのような症状が出たとか」

「ないですね。あんな傷は初めて見ましたから。娘を病院へ連れて行ってもなかなか原因がわからなくて、医者も難儀してました」

「そうですか。じゃあ、ほかの虫の発生はどうでしょう」

「ほかの虫ですか……」

橋爪はつぶやくように繰り返して夕焼けに染まる庭へ目をやり、すぐ赤堀に視線を戻した。

「まあ、蚊《か》が出ることはしょっちゅうですけど、被害が出るほどのものはなかったと思いますよ。ただ、あの繁みでここらの子どもらがムカデに咬まれたり、ヘビとかスズメバチが出たりってことは何度もありますね。今も役所が定期的に草刈りをしてるみたいです」

彼はエアコンのリモコンを取り上げ、冷えすぎている設定温度を高く変えた。

「あのクヌギの木は相当古くからあって、昔は何かの祠《ほこら》もあったみたいですよ」

「いかにも神木の雰囲気がありますからね」

岩楯の相槌に、橋爪は何度も頷いた。

「わたしも親から聞いた話ですけど、役所が道路を通すのにあの木を何度も切ろうとして、そのたびに大事故が起きたらしくてね。お祓《はら》いをやったとも聞いたな。でも結局、役所は伐採を断念しておかしな区画のままになった。この辺りがへんに入り組んでいるのはそのせいなんですよ」

「実際にそんなことがあったわけですか」

「まあ、わたしは信じていませんよ。呪いだのバチだの、そんなものがなくても死ぬときはあっけなく死にますから」

三人の訪問者はそろって口をつぐんだ。事件から時間が経ちすぎているせいか、感情が抜け落ちてしまったかのような軽い話しぶりだ。その波風のなさがかえって圧迫感となり、岩楯は警察のていたらくを責められているような息苦しさを感じた。

心のありようがまったくわからないまま、橋爪はぼそぼそと話し続けている。一点を見つめ、どこか憑《つ》かれたような目をしていた。

「妻の事件も、土地の祟《たた》りだって言う者がいましたね。お祓いしたほうがいいとか、力のある坊さんを紹介するとか、方々からありがた迷惑な世話を焼かれたんですよ。そのさなかに気味の悪い毒虫が発生したもんで、ますますみんな怖がってました。確かに不吉だと思いますよ」

「この辺りは、特に信心深い土地柄なんですかね」

「信心深いというか、災いを極端に恐れるような風潮があるのかもしれません。クヌギの木に慌てて注連縄をつけたのも近所の連中ですよ。まあ、土着信仰ですね」

古くからいわくのある土地なら、そういった流れになるのも無理はない。そもそも、被害者二人が神隠しのように消えているのだ。そういう意味でも、今はもう近所付き合いが破綻《はたん》していると思っていいだろう。

抑揚なく話し続けていた橋爪はふいに言葉を切り、今初めて気づいたとでもいうように三人を順繰りに見た。

「あの、毒虫がどうかしたんですか？　学者の方もいらっしゃってるし、ちょっとただごとじゃない感じですね」

「ああ、すみません。説明が遅くなりました。実は、西荻窪で起きた事件現場でも、同じ虫が発生しているんです」

岩楯が状況を話すと、橋爪は眉根を寄せてテーブルの上で手を組み合わせた。そしてまた首をひねり、かすれ声でぽつりと言った。

「そんなところまでうちと似てるのか……」

「いや、ええと、向こうは原因にはある程度見当がついてるんですよ」

赤堀は重苦しい空気を吹き飛ばすような勢いで、場違いなほど明るい声を出した。

「殺虫剤の過剰散布が、どうやらやけど虫を呼びよせるきっかけになったようなんです」

「殺虫剤の散布が？」

「はい。薬剤の分量を守らなかったり、いくつもの種類を組み合わせて使ったり、まだ被害が出ないうちから予防的に薬を使用したり。そういうことで生態系が崩れはじめると、特定の生き物が大発生する引き金になることがあるんです」

「ああ、それならうちもそうかもしれないな」

橋爪は赤堀と目を合わせてうっすらと笑った。

「うちの妻は植木が好きで、昔は庭じゅうに花だの木だのがあったんですよ。そのくせ悲鳴を上げるほど虫が大嫌いでね。しょっちゅう殺虫剤を撒いていました。わたしは手入れができないし、事件後に植木も薬も全部処分してしまいましたが、もしかして毒虫はそのせいで？」

「うーん、ちょっとそれだけでは判断できませんねえ」

赤堀は生真面目な面持ちでしばらく考え込んだが、なんの答えも出なかったようだ。おもむろにリュックからファイルを取り出した。

「二十三年前に、橋爪さんの家でおこなわれた害虫駆除の報告書を取り寄せました」

「そんなものまであるんですか」

「はい、区役所が管理しているものなので。でも、ちょっと記録が曖昧なんですよ。家の中にも殺虫剤を散布したと書かれているんですけど、場所は明記されていない。橋爪さんは、どこに散布したか覚えてらっしゃいませんか？」

「そうですね……。たぶん玄関と勝手口はやったと思います。あとは台所かな。網戸や窓枠にも薬をかけて家への侵入を防ぐと言っていたような気もするけど、ちょっと記憶が曖昧ですね」

「なるほど。ちなみに娘さんは、どこでやけど虫に触ったんでしょう」

橋爪は、赤堀がなぜそれほど虫にこだわるのかわからないようだった。岩楯も似たようなものだが、彼女のもっている違和感には興味がある。この手の勘は、本質のすぐそばに位置していることがよくあるからだ。それに、酷似している二つの事件現場に、同じ虫が同じサイクルで発生したのは単なる偶然とは思えない。

痩せこけた橋爪は、長々と考えた末に首を横に振った。

「当時、娘は一歳になったばかりだったし、顔にひどい傷ができて初めて周りが気づいたのでね。虫に触った場所はちょっとわかりませんよ。すみません、なんのお役にも立てなくて」

頭を下げた橋爪に恐縮した赤堀は、あたふたと礼を述べて同じように深々と頭を下げた。さらに申し訳なさそうにして、薬を散布したと思われる場所を見せてもらえないかと言う。橋爪は昆虫学者の目的がわからないままのろのろと立ち上がり、ゲームの部屋だけはゴミだらけで見せられないからと笑って、玄関から順番に案内してまわった。

赤堀は各場所に立って周りを見まわしたり屈んで床を見たりして、何か糸口はないかと目を光らせている。しかし、事件によって家族が崩壊した橋爪のそっけない暮らしぶりだけが目について、集中力が削がれているようだった。台所はいつ料理したのかわからないほど物がなく、座敷と同じで掃除が行き届いて整頓されていた。男のひとり暮らしとは思えないほどだが、橋爪はあのひどい現場を見ているのだ。掃除に対して強迫的になるのも頷けるような気がした。娘が心配してたびたび訪れているのは、おもに食生活と健康面なのだろう。電子レンジの脇には、カレーや牛丼などのレトルト食品が整然と並べられている。

この男の時間はあの日で完全に止まっている。岩楯は、動きまわる赤堀をぼうっと眺めている男の無気力さに心持ち当てられていた。何を話しかけても反応が薄く、互いに気疲れだけが積み上げられていく。赤堀は無言のまま黙々と作業を続けていたが、終わったときには心の底からくたびれたような冴えない顔をしていた。

橋爪宅を出たときには、真っ赤に燃える夕暮れが佳境《かきょう》を迎えていた。ひぐらしの鳴き声が四方から絶え間なく迫り、音が重なって平衡感覚を狂わせるほどだ。

三人はやけど虫が発生した隣近所からも話を聞いたが、「祟り」という単語が一番目に口を突いて出るほど、今でも事件が禁句になっている状況がわかっただけだった。今現在、橋爪との付き合いがある者も皆無《かいむ》で、事件によって土地の価値が下がってしまったことを嘆いている。閉鎖的な町は人間関係が狭くて深く、だれも手を差し伸べてはいけない掟《おきて》のようなものが暗躍しているようだった。想像していたよりもはるかに陰鬱《いんうつ》な町だ。

三人は捜査車両に倒れ込むように乗り、ほとんど同時にため息を吐き出した。

「何か悪いことが起これば、木の祟りのせいというのが近所では暗黙の了解です。橋爪家が神の怒りに触れてしまったという解釈で一致していましたね」

鰐川はエンジンをかけながらたまらず吐き出した。

「この辺りは古い人間ばかりで、あの大木を意識しながら生きている。何より恐れていますよ」

「恐れんのは勝手だが、神の怒りに触れたのは橋爪じゃなくて神木を切ろうとした役所だろ。近所の連中の薄情さは異常だぞ」

「橋爪氏にかかわるのはいやだと言い切っていますからね。災いを呼び込むと」

相棒は苦々しくそう言い、何度か深呼吸をした。

「とにかく、気分を変えましょう。負の感情を引きずるのはよくありませんから、こんなときこそ糖分を摂るに限りますよ」

鞄から菓子の袋を取り出し、鰐川は慣れた手つきで岩楯と赤堀に飴玉を配る。

「これは厚生労働大臣から表彰されたこともある優良企業の飴です」

まるで自身に言い聞かせるための言霊《ことだま》だ。刑事二人が飴を口に放り込んだとき、後部座席の赤堀が袋を見て声を発した。

「抹茶味だね」

「ええ、そうです。甘さひかえ目で上品な味ですよ。やはり、和の素材というのはいいものですね。安心できます」

自信をもってそう語る鰐川に頷きかけ、赤堀も飴を口に入れながら言った。

「この飴、抹茶味だけど抹茶は入ってないんだよ。香料と色素でそれっぽくしてるだけ。まあ、ある意味和の素材とも言えるかな。緑の色素はカイコのフンだしさ」

岩楯と鰐川は、飴が喉に詰まりそうになって同時に咳き込んだ。

「先生、いきなり何言ってんだよ……カイコのフン？」

後ろを振り返ると、赤堀は飴玉で頬を膨らませながら無邪気に笑った。

「蚕沙《さんさ》色素っていうんだよ。カイコが消化できなかった桑の葉緑素を、フンから取り出して作った色の名前ね」

「いや、なんでそうなるんだよ。肛門だのフンだの虫の分泌物だの、俺の知らない間に日本の食い物はどうにかなってんのか？」

「昔ながらの製法にこだわる企業が多いってことでしょ。報告書はこれから作るんだけど、遠山さんの事件現場に残されてたケーキにもこの蚕沙が含まれていた。わりとそこらで使われてるんだよ」

晴れやかに話す赤堀をひとしきり眺め、岩楯は無言のまま前に向き直った。飴を吐き出した鰐川はペットボトルのお茶をがぶ飲みし、「全部差し上げます」と言って赤堀に菓子の袋を手渡している。これ以上、相棒の楽しみが奪われるのは気の毒である。昆虫学者には、もう情報開示をしないよう釘を刺すべきだと岩楯は思った。

顔の左半分がじくじくと痛み、腕や足首も熱をもって疼《うず》いている。痛みの時期が過ぎれば、次は猛烈なかゆみに襲われるはずだ。薬の効きは思い込み程度でしかなく、無意識に患部を触っては痛みに震えることを繰り返していた。やけど虫の毒にやられるのは初めてではないものの、今回は注意力散漫が招いた結果だとほとほと呆れ返っていた。

2

赤堀はしばらく目をつむり、「集中」とつぶやいてウジの標本を手許に引き寄せた。ここのところ、気持ちにムラがありすぎる。ひとまず目の前だけを見ると決意したのと同時に、ドアがノックされて広澤が入ってきた。

「赤堀さん、傷の具合はどんな感じ?」

赤堀はずっこけそうになって顔を上げた。集中を宣言したそばからこれだから、安定した会社勤めというのも一筋縄ではいかない。ここ最近、広澤は顔を合わせるたびにこの台詞を言う。赤堀は、今日もクールな魅力をまとっているプロファイラーに笑いかけた。

「順調に回復してますよ。それより広澤さん。ここ最近、毎日ここへ来ますよね」

「ああ、ごめんね。迷惑だったら言って」

「そのときはそう言いますよ。今はちょうど集中できない時間帯だったんで」

彼女はパイプ椅子を出して赤堀のはす向かいに座った。そして無言のまま目を合わせ、まじまじと見つめてくる。職業柄なのか、広澤は滅多に内面を見せることはない。しかし今は、ある種の不安が覗いているのがわかった。

口をつぐんだままひと言目を待っていると、広澤は椅子に座り直して背筋を伸ばしてから、何かに踏ん切りをつけるように息を吸い込んだ。

「あなたと何度か行動してみてわかったのは、法医昆虫学はアプローチの違うプロファイルだっていうこと。虫や生き物の生態を介して人の行動を予測している。そして、それはかなりの精度だとわたしは思ってる」

いきなりどうしたのだろうか。赤堀は、バレッタで留めつけた長い髪を払う彼女を見つめた。広澤は、何かを決意したような面持ちで目を合わせてくる。

「わたし、あなたに謝らなくちゃならないことがあるの」

「謝る？　なんで？」

「正直に言ってしまえば、あなたを学者にありがちな物知りというだけの置物だと思っていた。大好きな虫の研究さえできれば幸せでいられる人。趣味と仕事がイコールで、蓄えた知識に満足して終わってしまう人」

さんざんな言われようだ。広澤は切れ上がった目で赤堀をひとしきり見まわし、急に脱力したように微笑んだ。目尻には細かいシワが走り、とても優しげな印象に変わった。

「でもぜんぜん違った。こないだの実験に立ち会って、それが痛いほどよくわかったの。心理学者とかプロファイラーを名乗ってるくせに、わたしは表層にしか目を向けなかったみたい。赤堀さんがいつも楽しげで緊張感もないから、虫以外のことはほとんどなんにも考えてないんだろうなって」

「なんか今日はいつも以上に手厳しいなあ」

赤堀は頭をかきながら苦笑いを浮かべた。

「わたし自身、いろんな焦りで雁字搦《がんじがら》めになっていたから、赤堀さんは都合のいい存在だったんだと思うの。あなたを見下すことである種の安心感を得ていたし、捜査分析支援センターが立ち行かなくなっても法医昆虫学のせいにできるし……ああ、もう。なんていうか、実際言葉にすると最低の人間でいやになる」

「なんだかよくわかんないけど、そこまで言ったんなら全部ぶちまけちゃいましょうよ。だいたい、広澤さんの見立ても半分ぐらい当たってるしね」

「ひとつも当たってないわ。あなたは自分を隠すのがうまいから」

広澤は、頭痛がするとでもいうようにこめかみを指で押した。

「実はね、わたしの夫は八歳年下で彫刻家なの。でも、ぜんぜん認められていないし、最近は自信喪失気味でね。去年の収入はたったの七万円だけど経費は莫大で、彼は精神的にかなり追い込まれてるのよ」

「へえ。わたしは芸術面がからっきしだから、彫刻家なんてかっこいいし尊敬しますよ。芸術家っていつももがき苦しんでて、その果てにすごい作品を生み出すようなイメージがありますね。月並みな発想ですけど」

「苦労して成功した人は、必ずそれを言うからね。それに、芸術家はそうあるべきっていう周りの期待もあるし」

「確かに。でも広澤さんは、旦那さんの作品の魅力はもちろんわかってるんでしよ？」

赤堀が言うなり、彼女は熱のこもった目をして大きく頷いた。

「いつか必ず成功する人だと思ってる。籍を入れるとき、わたしは一生全力で彼を支えようって決めたの」

生活感を微塵も見せない女性という印象だったが、今のひと言で広澤の暮らしぶりが目の前に広がった。余計なことを言わずに優しく見守るタイプなのか、それとも甲斐甲斐《かいがい》しく世話を焼いているのか。人間味があふれ、赤堀はなんとなく嬉しくなった。

「なんかかっこいいな。わたしもそんなこと言ってみたいですよ」

「口だけならだれでも言える。それに、わたしは私情を仕事に持ち込みすぎてるから」

広澤は苦しげな面持ちをした。

「今の新組織には恐怖しかない。自分のキャリアを否定されたと感じているし、今後、金銭面での問題も必ず出てくるはず。そこにきて、聞いたこともない法医昆虫学と同じ部署だっていうから、これはもう首を切るための布石なんだと理解したの。赤堀さんにはすごく失礼だし、自分本位で最低だと思う。でも結局、わたしのプロ意識はその程度。簡単に揺らぐものなんだとわかって、ますます自己嫌悪に陥ってるのが今の状態で……」

むりやり絞り出すように一気に喋り、広澤は罰を待つと言わんばかりにねずみ色の机に目を落とした。赤堀は言葉に詰まった。突然の吐露《とろ》に驚きはしたけれども、自分にくらべれば彼女の悪意など正常の範囲でしかない。赤堀は、勢いで放ってしまった自身の言葉に衝撃を受けている彼女に目を据えた。広澤は冷淡に見えて実は情にもろく、仕事を離れれば計算のないまっすぐな人間だ。赤堀とは見事に逆で、そのひたむきさが妙にまぶしく映った。

赤堀は、いつまでも顔を上げられないでいる広澤に言葉をかけた。

「人間って、あれこれ考えずにはいられないめんどくさい生き物ですよね。しかも悪いほうに考えることが得意なくせに、なんだかんだ逃げ道だけはきちんと確保する。広澤さんは、わたしにそこまでぶっちゃけても今の関係にひびは入らないと思った。その程度には信頼ができていると踏んだ。ですよね？」

赤堀の率直な物言いに、広澤はゆっくりと顔を上げた。

「広澤さんとは対等だと思うからはっきり言いますけど、こんなやり方は三流です。プロとしての自尊心を守りたいんだったら、密かに懺悔はしても中身だけは絶対に見せないことですよ。今の広澤さんは、隙だらけだしわたしでも簡単に潰せると思う」

広澤は黙って赤堀を見つめ、やがて顔を背けた。自分で自分に苛々しており、うっかり内情を打ち明けたことを後悔している。彼女は怒っているのか怯えているのかわからないような口ぶりで、ぽつりと言った。

「本当に自分でもおかしいと思う。赤堀さんの言う通りだしね」

「ここんとこ、みんなどうかしてるんですって。わたしもホントにおかしくて、ある人に破滅的なことを口走って後悔してるんですよ。時間を巻き戻したいぐらい」

赤堀はふうっとひと息ついて、厳《おごそ》かな調子を作った。

「望まなくても競争社会にいる以上、勝ち続けなきゃ自分の居場所はない。不安とか重圧でどうにかなりそうでも、精神力でなんとかやりくりするしかない。待ってても助けは絶対に来ない」

広澤は少しだけ考える間を取り、ため息をつきながら首を左右に振った。

「ねえそれ、絶望を叩き込むブラック企業の研修マニュアルじゃない。こないだ、何かの講演で聞いた」

「あれ、速攻でバレてる」

赤堀は笑ってごまかした。

「大学のラボに貼ってあったから、なんかに使えるかなと思って覚えたのに」

「今使わないでよ」

広澤はあまりのばかばかしさににやりと笑い、赤堀は先を続けた。

「まあ、プロファイルも法医昆虫学もあとがないことだけは確かだから、わたしら、うまいこと共謀しましょうよ」

「共謀って悪事を企てる意味なんだけど、赤堀さん、国語力のほうは大丈夫なの？」

広澤は気が抜けたようにそう言い、赤堀もさっきはひどいことを言って申し訳なかったと頭を下げて互いに無礼を詫《わ》びた。

彼女の言う通り、自分たちのポジションはひどく浮ついており、常に将来の不安にもつきまとわれている。しかし、厄介者扱いしながらもまだ上層部が手放さない理由は、よくわからないからなのだろう。世界的に見て活用されている分野ではあるものの、日本の組織にどう組み込んだらよいのかまだ答えが出ないのだ。だったら、わからせればいいだけの話だった。赤堀のなかで、それだけはずっと一貫している。

再びウジの標本を引き寄せ、資料で膨れ上がっているファイルを開いた。すると広澤が、気分を変えるように髪を留め直してから標本に目を落とした。

「これ、こないだガスクロで分析したケーキを使った実験結果？」

「そうですよ。ブタの組織にロールケーキをつけたものとつけないもの。ふたつをウジに食べさせてスピードを見たんです」

「なるほど。ちなみに、波多野さんをここへ呼んでもいい？　こないだの結果をすごく知りたがってたから」

どうぞと言うなり、広澤はポケットからスマートフォンを取り出した。操作して耳に押し当て、ざっと現状を説明する。それから一分としないうちに白衣をまとった小太りの波多野が現れ、勝手に椅子を出して広澤の横に腰かけた。赤堀は二人に向けて書類を差し出し、初齢ウジの小さな標本を並べていった。

「ケーキをつけた組織とつけない組織、見ての通り、なんの違いもありませんでした。以上」

波多野は目に見えてがっかりし、鼈甲縁のメガネを荒々しく押し上げた。

「まったくなんの影響もなかったと？」

「ないですね。この子たちは、ケーキのクリームとか抹茶風パウダーを器用に避けて組織を食べていた。ケーキを一緒に食べたんだとしても、成長にこれといった変化は見られない。つまり、ケーキはなんの関係もなかったってことですね」

「ということは、ウジの蚕食の違いは単なる誤差と結論づけられるが」

波多野の質問に、赤堀は何度も頷いた。

「実験結果を見れば、そう考えるのが妥当でしょうね。現場にあった指の距離もウジの行動を変化させるものではなかったし、蚕沙色素入りケーキも影響はなかった。ゆえに、単純に指が切断された順番通りにウジが食べはじめたから、おのずと蚕食の度合いにも違いが出たっていう線がいちばんしっくりくるんですよ」

広澤は素早く資料をめくった。

「ええと、解剖医によれば指が切断されたのは、夫の正和、妻の亜佐子、そして身元不明男性の順番。腐敗のせいで時間的なものは割り出せないが、それほど間を置かずに切断されたものと思われる……とあるわね」

「その通りの結果しか出なかったから、きっとそれが正解です。切断する間隔が長くも短くもなかったから、見た目にはほとんど変わらなかった。以上ですよ、まったくもう」

「正確な答えが出たんだから、文句を言ってもしょうがないだろう」

波多野が窘《たしな》めるように言い、赤堀はそれを受けてにこりとした。

「文句は何もないですよ。切断された順番は、蚕食誤差の『理由のひとつ』なのは間違いないから」

「理由のひとつだって？　まさかほかにもあるのか？」

語尾を上げて怪訝《けげん》な顔をした波多野に、赤堀は不敵な笑みのまま頷きかけた。

「現場に残された指は腐敗が進んでいて、何も正確なことはわからない。でも、アルコールとか薬物とか、そういうものは一切検出されなかった。つまり、今のところ、ウジが嫌う要素がひとつもないんですよ」

「だからこそ、現場の状況が虫に大きな影響を及ぼしたってことだろう」

「そう、そう。でも、わたしってわりと第一印象を大事にするタイプなんですよね。なんていうか、ひと目見ておかしいって思ったら、違和感の理由をずっと考えちゃうんですよ。で、結論が出るまでずるずると付き合って、やっとおかしい理由がわかったときには三十五過ぎてて婚期逃しちゃったみたいな」

「なんの話だ」と波多野はかぶせ気味に言った。

「被害者の指の詳しい検証結果を、解剖医がやっと送ってくれたんですよ。まったく、電話をかけまくってメールしてようやっとなんだから」

赤堀はぶつぶつ言いながらファイルから一枚の書類を抜き出し、みなが見える位置まで滑らせた。

「切断された被害者の指は正常範囲内で、重大な病変や治療の形跡は見つからなかった。これは最初の司法解剖報告書にもありました」

「ちょっと待って。そのわりには、いろいろと記載があるわね」

広澤が書類の項目を指差した。

「これはあくまで予備的な情報だし、指からわかる範囲では三人がまあまあ健康だったということです。でも、こうやって抜き出したものを見ると、なんかおかしいって思うんですよね」

書類には、被害者の健康状態を示す数値が細々と書かれている。遠山夫妻はたんぱく質やミネラルなどの栄養素がかなり不足していたが、これは六十代という年齢を考えれば特別異常なことではない。食生活でなんとかなるレベルの偏《かたよ》りだった。しかし、身元不明男性の数値の悪さが気にかかる。

赤堀はいちばん下の項目に指を這わせた。

「ええと、身元不明男性に関して、おもに鉄分、亜鉛、カルシウム、ビタミンB1、B12の数値が著しく低い。筋肉量も少ないみたいだから、たぶんかなりの痩せ型ですね」

「いや、これはおかしいな。身元不明の被害者は、二十歳から四十歳との推定だったろう」

「そうですよ」

「若いのに骨の密度が七十パーセント未満。これは骨粗鬆症《こつそしょうしょう》の数値だぞ」

眉間にシワを寄せている波多野に、赤堀は小さく頷いた。

「小指の骨だけだから正確ではないと思いますけど、アルコール依存症だった遠山正和さんよりも数値が悪いんですよ。まあ、全体的に栄養が足りてない感じですね」

「これについて、解剖医はなんと言ってるんだ？」

波多野は矢継ぎ早に問うた。

「食事制限などによる栄養不良状態。若いならなおさら、過激なダイエットなんかをしていた可能性がある。または、栄養が満足に摂れないレベルの貧困ということです」

赤堀は椅子の背もたれに体重を預けた。出された数値を見てすぐに思い浮かんだのは、アルコール依存症の栄養不良状態に似ているということだ。父もそうだったが、食事よりも酒を優先させるために栄養失調状態に陥り、下痢を繰り返すことでビタミンB1が吸収されなくなる。アルコールを分解する作用のあるビタミンが枯渇《こかつ》すると、脳内でのエネルギー代謝が破綻してしまう。その先にあるのが脳症で、幻覚や妄想などにつながる場合があるのだった。父がたどった道筋もそうだ。

手足が急に冷たくなっていくのを感じ、赤堀は慌てて回想のスイッチを断ち切った。いちいち過去に気を取られていたら、仕事にならないではないか。びくびくして守りに入っている最近の自分を叱咤《しった》し、何度か深呼吸をしてからマグカップに残っていた渋い紅茶を飲み下した。あらためて頭を巡らせにかかる。

身元不明の被害者がもともと痩せていて体内の水分量が少なかったのなら、切断された指の乾燥も遠山夫妻より速かったはずだ。栄養状態も悪く、ウジたちにとって魅力的なエサではなかったということも考えられる。

赤堀はノートパソコンを引き寄せ、組織の栄養状態とウジの成長スピードに関するデータを検索した。けれども、それに当てはまる事例や研究は見当たらない。

再び椅子の背もたれに体を投げ出した。

「身元不明の男性が、過去にアルコール依存症だった可能性はあると思う。断酒には成功したけど、後遺症が残ったのかもしれないし」

「だが、警察捜査ではまるっきり見つかる気配なしなんだぞ。アル中関連は徹底的に潰してるはずだし、そこから情報がひとつも挙がらないのは不自然だな」

そうなのだ。遠山正和が密かにおこなっていたらしいというサークルは、まったく情報が摑めないうえに、未だ本当かどうかすらもわからない。事件直後に貝塚夫人が現場に忍び込んだことも手伝って、捜査は完全に攪乱《かくらん》されてしまっていた。赤堀はなんとかして虫の声を聞こうとしているけれども、虫たちは初めから同じことしか言わない。蚕食には微妙な違いがあると。

赤堀はいつもの癖で椅子をまわしはじめたが、波多野に睨まれていることに気づいて即座にやめた。そのとき、ずっと黙っていた広澤がぴくりと肩を動かして、椅子を撥ね飛ばさんばかりに立ち上がった。そのままの状態で棒立ちになっている。

「ちょ、ちょっと広澤さん、どうしたんですか」

その言葉にも反応せず、じっとテーブルの上の書類に目を据えている。そして啞然としている二人を尻目に部屋を出ていき、すぐさまノートパソコンを抱えて舞い戻ってきた。

「もしかしたら……でもまさか」

広澤はぶつぶつとつぶやきながらパソコンを開いてキーを叩き、モニターに顔を近づけて文字を目で追っている。見たこともないほど険しい面持ちで、額にはうっすらと汗まで浮かべていた。スクロールを繰り返して長々とモニターにかじりついていたが、急にはっと息を吸い込んで動きを止めた。心なしか顔が蒼褪めている。

「なんだ、いったい何を見つけた？」

波多野が隣からパソコンを覗き込み、英文は字が細かいとののしってメガネを外している。広澤は、手帳に高速でペンを走らせてから若干強張《こわば》った顔を上げた。

「かなり前に、アメリカの犯罪プロファイルで似たような状況のものを読んだ気がしたの。これはひょっとするかもしれない」

広澤は長い髪を払ってごくりと喉を動かした。

「十六年前に、ハイウェイ横の繁みから首のない遺体が見つかった事件。身元不明の被害者はひどく痩せていて、鉄分、ミネラル、ビタミン、オメガ3脂肪酸などの栄養素が極端に不足していたの。筋肉や骨の状態から、解剖医は摂食障害のある十代の少女が被害者だと断定した」

「摂食障害」

赤堀が繰り返すと、広澤は大きく頷いた。

「警察は摂食障害を患う者をリストアップして、徹底的に被害者の絞り込みをおこなっていた。でも、プロファイラーは別のところに目をつけたの。被害者が履いていたスニーカーのかかとの部分が切り取られていたから」

赤堀は、思わず自分が履いているスニーカーに目を落とした。足首にかかる革の部分にはメーカーのロゴが入っている。

「犯人が靴のメーカーを隠すために切り取ったってこと？」

「そうね、捜査員ももちろん証拠隠滅を目的としていると考えた。でも靴以外、メーカーのタグが切り取られていないのは不自然だった。そしてプロファイラーは、着衣や持ち物、それに栄養不良の状態から別の可能性を示唆したの。少女は摂食障害ではなくて、菜食主義者じゃないかと」

波多野は顎に手を当ててうなり、赤堀は思わず身を乗り出した。

「あまり知られていないけど、菜食主義にはいろんな種類がある。肉や魚は食べないけど、玉子と乳製品は食べるとか、肉も玉子も駄目だけど、魚だけは大丈夫とか」

「都合のいい菜食主義だな」

波多野は鼈甲縁の四角いメガネをかけ直し、いささか皮肉を込めて言った。

「まあ、思想や考え方は人それぞれ違いますからね。それで遺棄された少女だけど、プロファイラーはヴィーガンじゃないかと考えた」

「ヴィーガンっていうのも菜食主義の一種？」

赤堀がメモをとりながら問うと、広澤はそうだと答えてパソコンのモニターに目を向けた。

「ベジタリアンのなかでもヴィーガンはいちばん縛りの厳しい菜食原理主義で、動物性たんぱくの一切を排除して暮らしている。食べ物だけじゃなくて、身のまわりのものすべてにおいて動物性を使わない人たちもいるの。革製品はもちろん、ウール製品とかダウンコートとか羽根布団なんかもそうね」

「だから靴のかかとの部分を切り取った？　確かにわたしのスニーカーも、メーカーロゴが入ってるライナーは革製ですね」

「そういうこと。プロファイラーは、着衣も含めて一切動物性の要素がないところに目をつけたというわけ。菜食原理主義というのは、献立をしっかり考えないと高確率で栄養のバランスが崩れてしまう。脂質とたんぱく質が不足するから、食生活にはかなり気を使うことになるの」

「今回の事件、身元不明男性が履いていたと思われるスニーカーは、キャンバス地のデッキシューズですね……木綿ですよ」

二人の話を聞きながらむっつりとしていた波多野は、腕組みしながら口を開いた。

「結局、アメリカの事件被害者は菜食原理主義とやらだったのか？」

広澤は「ええ」と低く言って頷いた。「犯人は少女の父親だった」

世界じゅうで、なんとも痛ましい事件が起きている。

赤堀は、解剖医が寄こした書類に再び目を走らせた。身元不明男性の体組織は、数値的にもビタミンB12が著しく欠乏している。本来、この栄養素はよほどの偏食でない限りは不足しないはずだが、菜食主義なら納得できる部分も多い。ビタミンB12は植物性の食品にはほとんど含まれず、たんぱく質がなければ吸収されない栄養素なのだから。

赤堀は書類から顔を上げた。

「今から虫関連をもっと詰めてみます。なんとなくですけど、もう少しで一本の線につながりそうな気がしますよ」

二人は赤堀としっかり目を合わせた。そこにはもう日々を憂いていた卑屈さなどなく、それぞれの分野の第一人者だという自信がみなぎっていた。

3

どうしても捜査会議に出席したいという赤堀と広澤の申し出は即日却下され、再三の要求も立ちどころに撥ねつけられていた。捜査本部は報告書の提出だけで事足りるとして、今のところ聞く耳をもつ気はないらしい。まあ、それもわからないではなかった。盗人の貝塚夫人に現場を荒らされたせいで、重要な物証が消滅してしまった可能性がある。何より、この先の裁判で証拠能力が問われかねない最悪の状況でもあった。事件発生からひと月半が経とうというところで、余裕のない会議は殺伐《さつばつ》としており、法医昆虫学だのプロファイラーだのの意見を聞いている場合ではないというわけだ。捜査の仕切り直しが余儀なくされている。

「すみません、お忙しいところわざわざ来ていただいて」

広澤は岩楯と鰐川に麦茶を出し、二人の向かい側に腰かけた。

「どうしても、直接お話ししたほうがいいと思ったんです」

「期待してますよ」

岩楯はひとまずゆとりのある態度を見せ、出された麦茶に口をつけた。

浜松町にある捜査分析支援センターの応接室は、まだほとんど使われたことがないらしく住宅展示場のようだった。シミひとつない真っ白な壁には二重サッシがはめ込まれ、くすんだ首都高の高架がよく見える。淡いグレーの革張りソファと磨《す》りガラスのローテーブル、そして天井まで届くほど大ぶりのベンジャミンが目を惹くモダンな空間だ。おそらくこの部屋の配置は、プロファイラーの手によるものではないだろうか。広澤の醸《かも》し出す超然とした雰囲気に近いものがある。

「いったい、何をもたもたやってるんだ」

波多野という技術開発担当の男は、隣に座る広澤に気忙《きぜわ》しく何度もそれを問うている。応接室の外では、さっきから赤堀ののしり声とやかましい叫び声が聞こえているのだが、本当に何をやっているのだかわからない。

昆虫学者から、どうしても伝えたいことがあると連絡が入ったのは昨夜のことだ。

電話では話せないと気を揉み、会議への出席も却下されたと切羽詰まった様子だった。何事かとこうやって訪れてみれば、件《くだん》の赤堀は姿を見せずに、なぜか不機嫌を極めた年かさの男と相対する羽目になっている。

波多野の苛々にたまりかねた広澤が立ち上がりかけたとき、無造作にドアが開いてむくれ顔の昆虫学者が小走りで入ってきた。

「何あのコピー機。ぜんぜん言うこと聞かないし、設定の項目がやたらと多すぎるでしょ。もしかして波多野さん、改造した？」

「するわけないだろう。いったい、コピーごときになぜそれほど手間取ってるんだ」

にべもなく一喝《いっかつ》された赤堀は首をひねりながらはす向かいに座り、書類の束を四人の前に滑らせた。ここでも普段の落ち着きのなさは健在で、気の短そうな波多野から顰蹙《ひんしゅく》を買っているらしい。顔の傷は先日よりも治まってはいるものの、かさぶたができた風貌がますます年齢不詳を煽《あお》っている。みな公務員らしくこざっぱりとした恰好なのに、赤堀だけはハワイ大学の黄色いロゴ入りTシャツを着てショートパンツを穿き、海辺の住人かと思うようななりをしていた。

赤堀はおもむろにズボンのポケットから菓子の袋を引きずり出し、白い紙の上にばらばらとあけて「甘いものでもどうぞ」と微笑みながらテーブルの中央に置いた。見覚えのあるそれは、ビーバーの分泌物で風味づけされたゼリービーンズではなかったか。早速、波多野が手を伸ばして菓子を口に入れたとき、鰐川が慌てた調子で口を開いた。
「あの、それは……」
岩楯は間髪を容れずに喋るなと視線で命じ、相棒を黙らせた。知らなくてもいいこ
とが世の中にはごまんとある。
するといつも隙のない目をしている広澤が、資料を引き寄せながら口火を切った。
「今日は本当にありがとうございました。正式な報告書は月曜日に提出しますが、わ
たしも赤堀さんもできるだけ早く情報を共有したほうがいいと思っているんです。も
しかして、犯人につながるかもしれない」
岩楯の隣では鰐川が帳面を開き、速記のようにペンを走らせた。広澤が赤堀に目配
せをすると、彼女は拳《こぶし》を口に当てて咳払いをした。
「まず、ことの始まりは蚕食の微妙な違いね」
「身元不明の指だけが、ウジにあんまり喰われてなかったってやつか」
岩楯がざっとまとめると、赤堀は何度も首を縦に振った。
「まあ、目に見える違いはほとんどなくて、誤差で終わらせてもいいレベルだった。

でも、どうも引っかかってたんだよね。だから腐敗実験もやったし、現場の環境と照らし合わせていろんな仮説を立ててみた。そのあたりは資料に入ってるからね」

鰐川は素早く書類をめくり、該当の箇所に付箋を貼りつけた。

「実験の結果はやっぱり誤差を裏づけただけで、そこから新しく見えてくるものは何もなかったの。で、今度は現場に残された食べ物を調べてみたんだよ。ケーキとかお茶とかクッキーとか、そのあたりがウジの食欲を左右したのかどうか」

「それが例のカイコのフンか……」

岩楯はため息混じりに言った。

「お菓子を詳しく分析してくれたのが波多野さん。最新のガスクロとMSなんかを使って、ケーキを元素レベルにまで分解してくれたんだよ。それでは波多野さん、ここで何かひと言」

赤堀がインタビューのようにマイクを向ける仕種《しぐさ》をしたが、仏頂面《ぶっちょうづら》の波多野は「ない」とすげなく答えて腕組みをした。よくもまあ、こんな洒落の通じなさそうな男に積極的に絡んでいけるものだ。岩楯は、あらためて赤堀のあつかましさに感心した。

「ケーキは添加物だらけの量産品だったけど、抹茶風味を作るために蚕沙色素が使われてることがわかった。でも結局、これもぜんぜん本筋には関係なかったんだけどね」

「ないのかよ」

密かに期待していた岩楯はがっかりした。

「だから次に、身元不明男性の指について詳しい情報を解剖医に聞いたの。彼自身に、何かウジを遠ざけるものがなかったかどうか。結論から言うと、いちばん初めの報告書にもある通り栄養状態の悪い人だった」

「だからウジの食欲が進まなかったと？」

「うん。それがあらゆる実験をして出た妥当な答えなんだと思う。切断された順番も多少は関係してると思うけどね」

赤堀は喋りながら何かを考えているようで、書類にじっと目を据えていた。このひと月半の間に、法医昆虫学的な検証をありとあらゆる方面から試みたようで、彼女の仕事に対する執拗さは今までと変わらなかった。いや、自分の立ち位置と法医昆虫学を守るために、ことさら執念を燃やしたと言ったほうがよいだろうか。赤堀の意地が見える。

岩楯は、急に黙り込んで書類をばさばさと繰っている赤堀に念を押した。

「あんたがあらゆる実験をやったことはわかったが、まだ続きがあるんだろうな？

今のところ、犯人につながる情報はないと思うが」

「ええ、その通りです」

赤堀に代わって、今度は広澤が落ち着いた声を発した。

「赤堀さんが被害者の指を徹底的に調べた結果から、見えてくるものがあったんです。身元不明の男性は、ヴィーガンだったんじゃないかと」

「ヴィーガン？　なんですか、それは」

岩楯が問うと、広澤はわかりやすく説明を始めた。菜食主義の一形態で、動物性のものをほぼ排除すべきという思想のこと。過激になればなるほど本来の菜食主義からは逸脱していき、栄養がひどく偏ってさまざまな弊害が出てくること。そして、アメリカで起きたある事件の被害者と身元不明男性の状況が似通っているということだ。

「解剖医が出した被害者の詳細な栄養状態は、極端な菜食主義を続けた結果、もたらされるものによく似ているんですよ」

「ただの偏食とか減量なんかとは違うんですか」

「そうですね。特定の栄養素の欠乏が、動物性たんぱくや脂質をシャットアウトしている状態のように見えます。今、解剖医にも見解を求めているところなので、さらに詳しい検証がされると思いますよ」

鍔川は急《せ》くようにペンを動かして、興奮を隠せないでいる。岩楯は氷の溶けた麦茶に口をつけ、散らかった頭のなかを整理した。まったく想定もしていない内容だった。遠山夫妻の近辺を徹底的に洗っても、未だもうひとりの男の情報は一切挙がっていない。捜査本部と同様に、岩楯もアルコール依存症にかかわりのある者の線が濃厚だと見ているが、ここにきて菜食主義というものがどうつながってくるのか。

岩楯は顎に手を当て、今回の捜査でまわった場所や聞き込んだ人物を片っ端から思い浮かべていった。菜食生活をしているような者に覚えはなく、それを匂わせる発言もなかったように思う。しかし……。岩楯の頭にはある場面が浮かんでいた。遠山夫妻が通っていた奇妙な自助サークルだ。

本来自助サークルは、苦しさや経過情報を共有して、互いに励まし合いながら断酒へ向かうもののはずだ。しかし遠山夫妻が所属していたグループは、世の中の害を糾弾することで団結するという、いささか歪んだ性質のものだった。何かを憎悪しはじめると、そこからますます極端な思考に支配されてしまうだろう。あそこでの状況を見る限り、徹底した批判思想と、常軌を逸するほどの菜食思想というものは親和性が高いように思えなくもなかった。

そのとき、赤堀がだれにともなく言った。

「わたしの父は、化学物質を異常に嫌って暮らしから徹底排除しようとしていたね。体に害があるって、ことあるごとに言っていた」

突然の発言にみなわけがわからないようだったが、岩楯にはよくわかる。赤堀こそ、強迫性の行く末を理解している人間ではないだろうか。

「わかりました。とりあえず、このことは会議でも取り上げますよ。自助サークルの面々が、酒のほかに何を憎悪しているのかを把握する必要がありそうなんでね」

「ええ、お願いします」

広澤はわずかに頭を下げ、先を続けた。

「それに、これだけは耳に入れておいてほしいんです。状況から見て、犯人は無計画で犯行に及んでいるのは岩楯さんもおわかりかと思います。現在の捜査本部は強盗と怨恨の二つの線で動いていますが、事件の背景に殺意はありません」

「あれほどの惨状に殺意はないと言い切りますか」

広澤は岩楯と真っ向から目を合わせ、「ありません」と断言した。

「では、何が目的であんな殺し方をしたと思われるんですか」

「岩楯さん。プロファイルは、だれかの質問に答える性質のものではありません。答えられるものでもありませんし」

いつもの通り、はぐらかし方が板についている。その自信と根拠は、統計とプロファイル特有の計算式というわけか。赤堀といい広澤といい、ことごとく今の捜査線とは逆行している。しかし、まったくの見当違いとも思えないのは、これほどしらみ潰しに当たっているのに、犯人はおろか怪しげな者の影すらも見えてこないことだった。自分たちの動きこそズレている可能性は、ないとは言い切れないのがつらいところだ。

メモをとり終わった鰐川を見て、岩楯は引き揚げ時を合図した。今ここで広澤と議論してもしようがないし、果てしない堂々巡りが目に見えている。書類を重ねて鞄に突っ込んだとき、ずっと物思いにふけっていた赤堀が、テーブルに手をついて勢いよく立ち上がった。大きな垂れ気味の目をまっすぐに合わせてくる。

「わ、わ、わかった！」

「何がだよ」

岩楯が訝しげな目を向けると、赤堀は心を乱したようにあちこちへ視線を動かしてから、ひときわ大きく息を吸い込んだ。とたんにむせ返って咳き込み、波多野に「ちょっとは落ち着け」と諫《いさ》められている。赤堀は麦茶を引っ摑んで一気に飲み干し、興奮して赤くなった顔を撥ね上げた。

「ぜ、全部が一本の線につながったような気がする。栄養不良の身元不明男性。被害者のこの人が遠山夫妻を刺した加害者だと思う」

一同は動きを止め、傷だらけの赤堀の顔を凝視した。

「いきなり何を言い出すんだよ」

あまりの突拍子のなさに、岩楯は赤堀をじろじろと見まわした。放った自身の言葉にひどく衝撃を受けているようで、昆虫学者は半ば呆然と突っ立っている。応接室にいる赤堀以外の四人は、辛抱強く話の続きを待った。

「昨日、広澤さんにアメリカで起きた事件を聞いてから、現場にあったものをあらためて調べ直してみたの。お茶とかケーキ、クッキーもそうだけど、出されていた座布団とかふきんとかハンカチとかシューズとか、残されていた物証を全部」

赤堀は前のめりになって捲し立て、テーブルの上にあるカラフルなゼリービーンズに目をやった。

「鑑識さんの報告では、お茶はスーパーで買った静岡産のもの。出されていた座布団は藺草《いぐさ》を編んだ夏用だって製造元も載せられていた。会社のホームページを確認したら、座布団はポリエステルの綿入りでね」

いったいなんの話だろうか。鰐川は腑に落ちない顔をしながらも、熱心に赤堀の言葉を書き取っている。彼女は自分の考えをまとめるようにしばらく間を空け、ゆっくりと言葉を送り出していった。

「テーブルに置いてあった台拭きもハンカチも木綿で……」

そこで唐突に言葉を切ったかと思えば、赤堀は急に捜査ファイルを開いて手荒にめくり、現場写真でぴたりと止めた。

「あの部屋は、テーブルと箪笥だけしか家具がなくてがらんとしてたよね。飾りも何もないから、質素というより不自然な空間だなとは思ってたの。やっとわかった。遠山さんちのあの場所は、動物性を完全に排除したもので構成されていたんだよ」

そう言われても今ひとつピンとこなかったが、向かい側で広澤がはっと息を吸い込んだ。

「まさか、じゃあ、あのケーキだけが？」

わずかに声を震わせると、赤堀はこくりと頷いた。

「たぶん、遠山夫妻は訪ねてくるお客さんが菜食主義者だと知っていて、それをちゃんと理解して尊重していたんだと思う。食べ物だけじゃなくて、部屋全体をそれ用にわかりやすく整えていたんだよ。不安がないように。ケーキのほかにクッキーも出されていたけど、大豆から作られた植物性のものだった。卵も牛乳も使われていない」

赤堀がごくりと喉を鳴らした。

「もちろん、その彼が訪ねてくるのは初めてじゃない。部屋を見ても信頼関係があったのはわかるし、彼は安心していたと思うんだよ。現場のケーキには、口をつけたような跡があったよね。想像だけど、彼は少し食べたあとで材料をチェックしたんだと思う。遠山さんを信頼しているとはいえ、これはもう習慣になってるから」

「ケーキの箱には緑色素としか書かれてなかったけど、ウェブサイトには正式な記載があったわね」

広澤の言葉を受け、赤堀は小さく頷いた。

「身元不明の男性が徹底して菜食を貫いていたんだとすれば、うっかりへんなものを食べないためにも食材の知識はかなりのものだと思う。もしかして、背景に過激な動物愛護の精神があるのかもしれない。あるいは、動物性の食材は毒だっていう異常な思想とか」

「なんでそう言える？」

岩楯が口を挟むと、赤堀は揺るぎない口調で言った。

「彼が現場で嘔吐したからだよ。あれは暴力を受けたからでも出血のショックからでもなくて、体に入った異物を必死に外へ出そうとした」

「先生、ちょっと待ってくれよ」

岩楯は、ひとまず手を上げて赤堀を遮った。

「あんたの言ってることが当たってたとして、食べ物にはほんの少しだけ動物由来の色素が入ってただけだ。たったそれだけのことで、いきなり親しい人間を滅多刺しにできると思うか？」

「なくはない」

ずっと黙ってみなの話に耳を傾けていた波多野が、急にかすれた声を出した。

「わたしも菜食主義について調べてみたが、カルト化したような団体が国内外にいくつも見つかったよ。一般的に言われるベジタリアンとは違って、ほとんど宗教と化している異常なものだ。特に、子どものころから偏った思想と食生活を強いられてきた者は、慢性的な栄養不良で思考も低下させる。嘔吐した理由が動物性を排除する行動だとすれば、明らかに常軌を逸しているな。我を忘れて凶行に及ぶこともあるんじゃないだろうか」

岩楯は腕組みして考え込んだ。何をおいても盲信している、核となる価値観を汚されたと感じたということか。そして信頼を裏切られたと逆上して行き着くところまで行ってしまった……。

突拍子もないこの説が当たっているのであれば、犯人は自分で指を切り落として現場を工作したことになる。大がかりだが、納得できる部分も多いことは確かだった。遺体のない現場に、なぜ指だけを残さなければならなかったのか。そのいちばんの疑問に答えが出る。加害者が被害者にすり替わるためだ。

岩楯はさらに頭を巡らせた。あれほど荒れた事件現場では、自分が残した証拠をすべて消すことは不可能だとだれもが考えるはずだろう。しかも計画していたわけでもなく、我を忘れた末の凶行ならなおさらだ。だから、まだ血圧のある状態の夫妻の指を切断し、最後に自分の指を切り落として現場を複雑化させた。

一見するとこの程度で逃げおおせることは不可能に見えるが、指紋やＤＮＡの登録情報がなければそこから足がつくことはないと言える。何より被害者側の立ち位置を確保しておけば、万が一、身元が判明しても手配書によって警察に追い込まれることはない。しかし、パニック状態のなかで、そこまで見越すことができるだろうか。自身の指を切り落とすなど、相当の覚悟がなければできない。

半信半疑で考えあぐねているとき、ずっと険しい面持ちで帳面と相対していた鰐川が、急に顔を上げて発言した。

「広澤先生は、この事件は初めての犯行ではないとプロファイルされました。二十三年前の事件との類似性も指摘されていますが、突発的な犯行かもしれないということや、何より年齢的にその予測は矛盾しています。広澤先生が割り出した被疑者の年齢は、二十から三十の間ですから」

「そうですね」

広澤はなんの感情も見せずに頷いた。そして淡々と話しはじめる。

「プロファイルは、筋を通さなければならないものではないとわたしは考えています。現場や残された情報から、より鮮明に浮かび上がってくるものをピックアップしている。何かの矛盾があれば、それこそが大きな手がかりなんですよ。今回の場合は年齢です」

「なるほど。その矛盾の意味を考えて、せっせと筋を通してまわるのが警察の仕事だとお考えですか」

巧みに質問をかわす広澤に岩楯が嫌味混じりに言うと、彼女は静かに微笑んだ。

「プロファイルが当たるとかハズれるとか、その解釈がそもそも間違っているんですよ」

「いや、いや。ハズしてもいい前提だったら、プロファイルはそこらの与太話《よたばなし》と一緒でしょうに」

「岩楯さん。的中させることに意味はないという話です。結果ではなく犯人像を絞り込んでいく過程。そこに重要なことは全部詰まっているんですよ。当たりハズれは、犯人が捕まった後にしか検証できない事後作業なわけですし」

広澤は、岩楯に反論する間を与えないまま先を続けた。

「失礼を承知で言ってしまえば、身内を重視しすぎる警察は視野が狭い。それは、赤堀さんの登場でわかっていると思いますけどね。それぞれの特質を理解しないまま、時代の流れだからといって、新しいものをただ取り入れるのは馬鹿げたことなんです」

本当に失礼極まりない。久しぶりに血圧がじわりと上がるのを感じたが、それを遮るように素っ頓狂な声が部屋に響いた。

「あー、岩楯刑事。怒っちゃダメだよ。警察の悪口じゃないからね。女性が輝ける社会とか、そういうのもひっくるめて言ってんだからね。社会風刺だからね。ああでも、警察が性格悪いってとこはその通りだからね」

「先生、やかましいって。だれもそこまで言ってないんだよ」

急にしゃしゃり出てきた赤堀に手をひと振りした。

「広澤先生はなかなか攻撃的ですね。人を怒らせる才能があるようだ。プロファイラーの印象がまた変わりましたよ」

「印象？　警察は、わたしたち部外者を右から左へ流れる書類ぐらいにしか思っていないじゃないですか。たとえば法医昆虫学が成果を上げても、現場が変わればその都度評価はリセットされる。常にゼロからのスタートなんて、ブラック企業以下の暴挙ですよ。これが身内重視でなくてなんなんですか」

「まあ、まあ、広澤さん。警察もそういう人ばっかじゃないんですよ。岩楯刑事とかワニさんには、ホントに助けられてんの。わたしもひとりじゃやってこれなかったんだって」

「ええ、それがわかるから言ったんです。わたしも保身に走る人間ですから、本当のわからずやの前ではにこにこしてるだけですよ」

プロファイラーはきっぱりと言い、場違いにも清々しく笑った。内面がまったく読めないぶん、毒が強烈すぎる。元心理学科教授であり臨床心理士でもあり、複数の華々しい肩書きをもつ女は人の感情を揺さぶる術《すべ》を熟知しているらしい。

「広澤先生は敵を作るのがうまい。その裏返しで、おそらく味方を作るのもうまいはずだということにしておきますよ、今日のところは」

「そういう癖のある連中が、ここにつれて来られたわけだ」

さっきから、無心にゼリービーンズを口に運んでいる波多野が砕けた調子で言った。

「捜査分析支援センターなんぞと銘打って厄介払いしたはずが、今では事件の真相にいちばん近いところを突いてるんじゃないのか？　天下の警察を差し置いてだ」

まったく、言動も人間性も含めて面倒を寄せ集めたような部署としか言いようがない。しかし、堂々と言い切れる裏には確かな知識と自信がある。岩楯は、この手の人間が嫌いではなかった。いや、以前は敬遠して寄りつかなかったのだが、赤堀の出現で考え方を変えざるを得なくなったというのが正直なところだろう。

「ともかく、ここでの話は一度持ち帰りますよ。先生方の説は、死体遺棄の件にはまったく触れていない。そこがいちばんの肝なんでね」

広澤の講義をまだ聞きたそうな鰐川を連れ、岩楯は隔離された新部署を後にした。

4

七月十八日の火曜日。

自助サークルの仕切り役である沼井が、オーナーを務めるコンビニの裏手で煙草をふかしているのが見えた。鮮やかな黄緑色の制服を羽織り、陽灼けした浅黒い顔には不平不満が色濃く浮かんでいる。断酒やモーツァルトを熱っぽく語っていたあの日の面影はどこにもない。オールバックに固めた髪とぎょろりとした目が生々しく光り、これでもかというほどの胡散臭《うさんくさ》さを振りまいていた。

「確かあの男は、サークルで煙草は害だと言ってたはずだが」

岩楯がつぶやくと、鰐川は小さく頷いた。

「喫煙は周囲にも毒を撒き散らす、殺人行為、もってのほか。すべて沼井氏の言葉です。ちなみに、ＳＮＳ関連はほとんどにアカウントをもっていて、自分語りやポエム、教訓、政治批判、世直し論などを日々実名で発信しています。どれも還暦間近の男とは思えないような陳腐な内容です」

「おまえさんも情け容赦なく追い込むな」

岩楯は苦笑いをした。鰐川は聴取した者を必ずネット検索しており、そこから本来の人となりを想像して、聞き取った内容と照らし合わせをして吟味《ぎんみ》している。洞察力のなさを情報で穴埋めしていると当人は語っているが、岩楯の見過ごしを見事に補ってくれる緻密な男だった。確かに、プロファイラー向きではある。

積み上げられた段ボールや台車を避けながら奥へ進むと、二人の刑事に気づいた沼井が笑顔とも驚きともつかない不思議な表情を作った。指に挟んでいる吸い止しを空き缶に押し込み、リサイクルと書かれたゴミ箱に勢いよく放っている。

「お仕事中にすみません。自宅にお電話したら、こちらだと伺ったもので」

「いえいえ。刑事さんこそお疲れさまですね。今日も暑くてたまらないでしょう。ひと雨くればいいんですが」

沼井は額に手を当てて太陽に目を細め、気忙しい笑い声を上げた。アクの強さはあいかわらずだが、先日に感じたほどのうぬぼれはない。男は状況を把握しようと刑事二人を素早く窺い、事務所へどうぞと鉄筋の建物へ手を向けた。

防犯カメラのモニターが並ぶ狭苦しい事務所に通され、パイプ椅子に座ると同時に岩楯は切り出した。

「先日、自助サークルを見学させていただいた件で、少しお話をお伺いしたいんです」

「ええ、なんでしょう」

沼井は椅子をきしませて座り、過剰なほど居住まいを正した。

「あの場にいたのは、アルコール依存に苦しむ方々とそのご家族ですよね。依存症を克服するには、自助団体は欠かすことのできないものだと聞いています」

「その通りです。病院に入院したからといって酒を断てるわけではない。いちばん大事なのは退院したあとなんですよ。またアルコールに溺れないためにも仲間が必要なんです。同じ目標をもつ同志ですね」

沼井はよく光る突出気味の目を合わせてきた。

「苦しみを分かち合う心。それが光となって、暗闇を照らす道しるべになるわけです」

「なるほど。ちなみに沼井さんご自身は、いつアルコール依存症を克服されたんでしょう」

岩楯の質問に、沼井はたちまち口ごもった。が、すぐ浅黒い顔に圧のある笑みを浮かべた。

「もう十五年ほど前になりますね。その前の十年間は死を覚悟するほどの苦しみで、自分でも生きていられるのが不思議なほどでした。だからこそ、彼らの叫びのような苦しみがわかるんです」

「そうなんですか？　とすると沼井さんがこのコンビニをオープンさせたのは、生死の狭間で苦しんでいた時期になりますが」

確認のために鰐川へ目をやると、相棒は帳面をめくって「開業は十八年前です」とにべもなくつけ加えた。沼井は再び口をつぐみ、胸ポケットから手帳を出して意味もなく何かを書きつけ、また戻して言い逃れる時間稼ぎをしている。岩楯はしばらく男をほったらかしてやきもきさせ、反論がないことを見てから口を開いた。

「まあ、そのあたりは沼井さんの事情もあるでしょうし、我々はとやかく言う立場ではないですね。ただ、あなたがアルコール依存症だったのかどうか。それだけは教えていただきたい」

「そ、それこそあなた方には関係ない個人的なことだと思いますよ」

「沼井さん。必要だと思えば、もちろん警察は個人的なことも聞きます。そもそもあなたは、事件被害者の遠山夫妻と接点がある。今の時点で、関係ないことなんて何もないんですよ」

岩楯は、出会った当初からこの男の話を何ひとつも信用していなかった。苦しむ参加者を受け入れるというより見物していると言ったほうが正しいだろうし、救済者という自分の立場に酔っているようにしか見えない。おそらく遠山夫妻は、この男が主催する似非《えせ》断酒会に危機感を覚えていたのではないだろうか。盲信している参加者に目を覚まさせるために、自宅へ呼んで説得していた線を考えている。

岩楯は、落ち着きなく脚を組み替えている沼井にまた同じ質問をした。

「あなたはアルコール依存症だったんですか」

「そうだったと思いますよ」

沼井は一転してふてぶてしく答えた。

「診断がついていないというだけで、当時は間違いなく依存症の域だったし、相当苦しんだのは事実ですからね」

「いや、いや。診断がついていないとはどういうことですかね」

「とても医者に行けるような状態ではなかったということですよ。表に出られないぐらい、ひどかったんですから」

まだ続けるつもりらしい。岩楯は話を押し進めた。

「あなたは先日のサークルで、抗酒剤を飲んでいたと言っていたはずです。アルコール依存と診断されていない人間に、どこのだれがその薬を処方したんですか」

沼井は即座に目を泳がせ、新たなうそをひねり出そうと躍起になっている。人にもらったと言いかけた男を遮り、岩楯はうんざりしてため息をついた。

「あなたはアルコール依存症になったこともないし、禁断症状で苦しんだこともない。それなのに、サークルの参加者にはうそをついている。そうですよね？」

「刑事さんは、何か勘違いをされているようだ。わたしがやっているのは、あくまでも民間のサークルなんですよ。資格なんて必要ないんです」

「ええ、だからなんです？」

岩楯の飄々《ひょうひょう》とした切り返しに口をへの字に曲げ、男はじれったそうに身じろぎをしてから急に話を変えてきた。

「だいたい、アルコール依存症だった過去がなければ、サークルを起ち上げることは禁止されているんですか？　ええ？　どうなんです？」

「だれもそんなことは言ってないですよ」

「いいや、言っているも同然でしょう。法に触れているわけでもないのに、警察に説教される筋合いはありませんね。サークルの運営はうまくいっていて、参加者もみずから進んで出席している。救われたと言ってるんです。周りに聞いてみてくださいよ、わたしがどれだけ彼らに心を砕いているかを」

沼井は鼻息も荒く言い切った。

なんとも幼稚で恥知らずな性分だ。呆れ返っている岩楯の隣では、鰐川が熟年男の逆ギレの醜悪さを無表情のまま記録している。この男の性根を入れ直すのは到底不可能だろうが、行きがかり上、釘を刺しておかなければならなかった。

岩楯は、興奮のあまり顔を赤黒く染めている沼井に告げた。

「あなたは、サークルでモーツァルトの自作CDを売ったり、コンビニで仕入れたそこらの水を高く売ったりしてるみたいですね。こないだ参加者に聞きましたよ」

「そこらの水じゃなくて、音楽を聴かせて分子構造を変化させた水ですよ！」

「意味不明です」

すぐさまそう断じた岩楯に目を剝き、男は怒りをあらわにした。

「商売人が物を売って何が悪い！」

「おたくがやってるのは完全に霊感商法ですよ。人の不安を煽って、根拠のないものを法外な値段で売りつける。今後、損害賠償を請求されるかもしれないし、あなたがアルコール依存と偽って参加者を騙していたとなれば、詐欺罪が適用されるかもしれない。そして申告漏れの税務調査、消費者庁からの業務停止命令なんかもあり得ますね。そうなると、この店も危ういかもしれません」

「な、何を言ってるんだ！　うちの店は遠山の事件になんの関係もないだろう！　警察は善良な市民を脅すのか！」

沼井はこめかみに血管を浮き上がらせ、唾《つば》を飛ばしながら捲し立てた。

「こんなのは弱い者いじめだろうが！」

「弱い者いじめはあなたのほうです」

岩楯は一切の感情をこめずに言い放った。

「必死に立ち直ろうとしている人間を、ただ自分を引き立たせるための道具にしている。虚栄心も手段を選ばなくなったら終わりだ。沼井さん、あなたは遠山さんにも似たようなことを言われたはずだ。リスクをあまりにも軽視していると」

「しょ、商売にリスクはつきものだろう！」

「あなたのリスクを言ってるんじゃない。自分の無責任な言動が、彼らにどんな影響を与えるのか考えたことがあるんですか。あたりまえだが小手先で人は救えない。あなたにはなんの覚悟も見えないんですよ」

岩楯は手加減なしに断言した。自分の出る幕ではないし、警官としても行きすぎた行為なのは承知している。しかし、このままではそう遠くない将来に、まずい状況が訪れることだけは想像がついた。家族会と称して、いびつな形で子どもを巻き込んでいるのは問題だろう。沼井も含めた大人たちがそこを履き違えており、事の重大性をわかっていない。

土気色《つちけ》になった顔に脂汗《あぶらあせ》を浮かべている沼井は、怒りを通り越して混乱を極めているように見えた。無反応のまま帳面にペンを走らせている鰐川の存在も不安らしく、ちらちらと目をやっては何をそれほど書いているのか確かめようとしている。

「まあ、今日お伺いしたのは、こんな話をするためじゃないんですよ」

岩楯が唐突に話を変えると、さまざまなプレッシャーに耐えられなくなったらしい沼井が充血した目を合わせてきた。

「もちろん、警察が来る理由は遠山のことでしょう？　もしかして、わたしを疑ってるんですか？」

「疑われるようなことがあったと」

岩楯が間髪を容れずに切り返した。沼井は苦々しい面持ちをして、二本のシワの入った眉間に力をこめた。

「疑うのはあんたらの勝手だが、わたしは犯人じゃない。確かに遠山とはそりが合わなかった。出会った初日に、サークルを解散しろと言われましたからね」

「聞かなくてもわかるような気がしますが、理由は？」

沼井は苛々と貧乏揺すりをして、また浅黒い顔を手でこすった。

「今さっき刑事さんが言ってたようなことですよ。この集まりは自助サークルの意味を成していないし、むしろ回復の害になると言われたんです。初日にですよ？　まったく、無礼にもほどがある」

「そうは言っても、遠山夫妻は一年も通っていたじゃないですか」

「監視のためですよ」

沼井は吐き捨てた。

「参加者の体《てい》で、わたしのやることなすことを監視して記録していた。あれは夫婦そろって病気です。苦しんでいる者に対して、間違いを真っ向から指摘したりね。ひどいもんですよ、思いやりが微塵もない」

「それをしなければならないほど、あなたのやり方に危機感をもっていたということでしょう」

岩楯の言葉に同意し、隣で鰐川も大きく頷いた。

「そこまでサークルの立て直しに熱心だった遠山さんは、なぜ一年で辞めたんですか」

「それは先日も言いましたよ。飽きたからです」

「納得できる答えではないですね。彼は依存症から抜け出す難しさを身をもって知っている。理由は別にあるはずですよ」

「なんと言われようと、それが理由なんだからしょうがない。あんた方は、遠山を聖人か何かだと思ってるんですか。まったく見当違いもいいところだ」

ぞんざいに言い捨てた沼井に、岩楯は目で話の先を促した。

「遠山こそ、虚栄心まみれの勘違い男だよ。あの男は人の上からものを言うことが大好きで、自分の思い通りに人を動かして満足する。だからころころと居場所を変えるんです。みんなに嫌われるからね。あの妻も腑抜け同然で気の毒なもんだ。夫に対してイエスしか言わないように教育されている。ああいう独裁政治を、亭主関白って言うのかね」

沼井はさも軽蔑したように鼻を鳴らした。

「あんた方は方々で訊き込みをやってるから承知してるだろうが、そのなかであの夫婦のことを尊敬していると言った者がひとりでもいましたか？　好ましいエピソードが出てきましたか？　それが答えなんですよ。浅ましさに自覚がないぶん、いちばんたちが悪い人間だ。まあ、わたしはそのへんの自覚がありますからね」

開き直りも甚だしく、ただただ不愉快な男だった。しかし、ここまで遠山の人間性に踏み込んだ話は初めてだとも言える。周囲をいくら聞き込んでも、人間関係や趣味はおろか気配がまるで摑めない霞《かすみ》のような男だ。表面はなかなかの美男子との印象を与えているものの、実際のところが何ひとつわからなかった。沼井の証言が正しいのなら、あちこちのサークルやボランティアを渡り歩いて賛同者を集め、自宅に呼んでいた可能性もあるのかもしれない。アルコール依存関連に限ったことではなく、自分に救いを求める者を探し歩いていたとか……。

岩楯は、もはや堂々と煙草を吸いはじめた沼井に問うた。

「おたくのサークルで、遠山さんと一緒に会を辞めた人間を教えてください」

「ずいぶんな自信ですけど、そんな人はいませんよ。参加者に聞けばわかることです。遠山は、持論でさんざん会を振りまわしておきながら、なんの挨拶もなく身勝手に辞めていった。みんな怒ってましたよ」

沼井はせせら笑いながら、煙を天井に向けて吐き出した。

「では、ほかのサークルはどうです？　遠山さんは、別の会にも出入りしていたんですよね？　参加者経由で、さまざまな団体を渡り歩いていた」

「そうだとは思いますが、行った先々をわたしが知るわけないでしょう」

「アルコール依存には関係のないサークルにも出入りしていると聞いたことは？　たとえば、菜食主義者が集う会とか」

岩楯がそう言った瞬間、沼井は心当たりのあるような顔をした。短くなった煙草の火を灰皿で揉み消し、オールバックの髪を手で梳《す》いた。

「出入りしていたかどうかは知りませんが、うちの参加者のなかにベジタリアンがいますよ。こないだも来ていて、あんた方も話を聞いていました」

「名前を教えてください」

間を置かずに問うと、沼井は訝しげな面持ちのまま名前を口にした。

赤堀ら捜査分析支援センターが予測した菜食主義というキーワードは、突飛すぎて捜査本部ではめっぽう評判が悪い。身元不明男性が犯人ではないかという説にいたっては、会議で笑いが起こるほどさんざんな結果に終わっていた。すべてが当て推量で根拠に乏しく、説得できるだけのものがないのだから当然だ。今のところは岩楯も半信半疑の域を出ていないが、赤堀らが出してきた説で大方の説明がつくとは思っていた。しかし、遺体をどこへ持ち去ったのか……という疑問は依然として残っている。

岩楯は、まったく悪びれない沼井に時間を取らせたことを詫び、会のあり方について再び言及してから外へ出た。常軌を逸した自助サークルを解散させる手立てはなく、あの男には警察の存在を意識させるぐらいしかできることはない。

それから二人はベジタリアンだという参加者宅を訪ね、菜食主義者のサークルに遠山夫妻が何度か顔を出していたという情報をようやく摑むことができた。

5

呼び鈴を鳴らしてすぐに顔を出した女は、化粧気のないシワだらけの顔をしていた。歳の頃は七十過ぎぐらいかと当たりをつけたが、五十七歳と聞かされて岩楯は思わず二度見した。痩せて頬がこけ、頭頂部が薄くなったショートカットの髪は漂白されたように白い。しなびたオレンジを思わせる赤みがかった肌には、大小さまざまな形のシミが散らばっている。恰好もあまりかまわないようで、襟ぐりの伸びたTシャツに、ただ布を巻きつけたようなスカート姿だ。なのに口紅だけが浮き上がるほど真っ赤に引かれ、不思議というより不気味な印象を受けた。

宗方君江《むなかたきみえ》は口角の上がった完璧な形の笑顔を作り、腰に手を当てて岩楯と鰐川を気の済むまで見まわした。

「あなた方は、事件の捜査でこんなところまで来たわけですね」

「ええ。突然お邪魔してすみません」

「かまわないですよ。うちの扉はだれにでも開かれている。いつでも話を聞くし、向き合う用意はできています。なんの心配もいりませんからね」

はきはきとした口調で刑事二人に目を這わせ、初対面なのに親愛の情のようなものまで示してくる。まるで宗教家の口ぶりだ。すばらしすぎる笑顔は威圧的に感じるし、一気に距離を詰めてくる姿勢が非常に気詰まりでもある。しかし、こういう押しの強さに安心感を抱く者もいるだろう。沼井の自助サークルの参加者が何を求めてここへ通っているのか、すでにわかったような気がした。

君江は家に上がるよう促し、玄関脇にある広々としたリビングに二人の刑事を招き入れる。板張りの明るい部屋の中央にはカウンター式のキッチンがあり、磨き込まれたシンクやガスレンジが鈍い銀色に光っていた。菜食主義者と聞いて不自由で原始的な暮らしを想像していたのだが、そういうものではないらしい。驚くほど近代的で空調も心地よく整えられている。とても居心地のいい空間だった。

「このまま雑誌に載ってもおかしくないですね」

岩楯は素直な感想を口にし、大理石のテーブルにある野菜や果物の盛られたカゴへ目をやった。どう見積もっても、そのへんのスーパーで売られているものではない。どれも色ツヤや大きさが見事で、岩楯が一生、手に取ることはないだろう値段なのは間違いないと思われた。ステンレスの花瓶に生けられている真っ赤なバラや白ユリにいたっては、一般家庭に飾られる類のものではないだろう。模造品かと見まごうばかりの大輪だった。

金のかかったモダンな空間を無遠慮に検分していると、君江はカウンターをまわり込んでメタリックな冷蔵庫を開けた。中からクリスタルらしきピッチャーを取り出している。色からして中身は麦茶なのだろうが、普段使いにするには豪勢すぎる見た目だった。

「なんというか、きれいすぎて生活感がないですね。ここで教室を開いておられるんですか？」

「そう、この場所で料理を教えています。言ってみれば聖域、わたしの生命線ですね。生活空間はもっぱら二階ですよ。自宅と教室で台所を分けないと、作った加工品をネットで売れない決まりがあるのでね」

君江は戸口の方へ目をやった。レンガのはめ込まれた壁には、食品衛生責任者と菓子製造業の許可証がかけられている。

「初めは、料理教室だけだったので資格は必要なかったんです。でも、ぜひネット販売してくださいって生徒にお願いされてね。四十過ぎてから資格と許可を取ったんですよ。わたしは思い立ったら即行動の人間だから」

「そうですか。ネットのほうは好評のようですね」

「ああ、もう見てくれたんですね。おかげさまで、半年待ちなんてものもあるし作るのが追いつかないほど流行《はや》ってますよ。現代人はみんな、食に危機感をもっている。それが偽りのない真実だと証明されました。あなたたちもそう思いませんか？」

君江はまばたきもせずにじっと目を覗き込んできた。即座に振り払いたくなるほど、粘《ねば》りつくようなくどい視線だ。

鰐川がネットで検索したものを見たが、一斤七千円なる食パンや数千円もする焼き菓子など、信じられないような値段の加工品が飛ぶように売れているのは事実だった。すべて動物性の材料を排除したものなのだが、菜食という概念がここまで世の中に浸透していることを初めて知って驚いている。岩楯の周りではひとりも見かけないものの、決して特殊ではないらしい。

君江はよく光る目で刑事二人を往復し、仕切り直すように過度な笑顔を作った。

「いろんなことがうまくいっています。ただし、決して楽ではないんですよ。生きることそのものに、たいへんなエネルギーを使いますからね」

「まあ、何をやるでも楽なことはないでしょう」

そう言いながら相槌を打ったが、岩楯の淡白な反応が好みではないらしく、君江はほんの少しだけ笑顔を曇らせた。

「この家もお店みたいな洒落た雰囲気にしておかないと、今時の若い人はついてきてくれないんですよ。ネット販売のほうも、包装紙とか手書きのカードとかおまけとか、まず見た目がよくないと人は集まらない。本来のすばらしさに気づいてもらうまで、ひどい遠まわりを余儀なくされるんです。難しい時代ですよ」

「それも含めて、宗方さんは成功しているように見えますが」

「きっと、運を引き寄せる力があるからですね」

彼女は真っ赤に塗られた唇を動かし、迷いなく即答した。

「菜食で人生は変えられる。今のわたしがあるのは、突き詰めれば全部ここに行き着くんですよ。否定派も多いのは承知してますけど、実際に変わったのは事実です。この先、ひとりでも多くの人を幸せに導いてあげることを目標にしているんですよ」

「なるほど。料理教室を始めてどのぐらいですか？」

岩楯は特別反応を見せずに話を進めた。思想は個人の自由だし、今が幸せだと感じているならばそれでよい。君江は話が嚙み合わない男だと思っているようで、岩楯の内面を推《お》し量るように見まわしてから先を続けた。

「教室を開いてもう二十年になります。植物性の食材だけで、栄養バランスがよくておいしい料理を考えて教えているんですよ。健康志向も手伝って、これが結構好評でね。来年には料理の本を出すことが決まりました」

　彼女は喋りながらシンプルなグラスに麦茶を注《つ》ぎ、刑事二人の前に置いた。岩楯は再び室内へ目をやり、いささか踏み込んだ質問をした。

「失礼ですが、料理教室とネット販売だけで生計を立てているんですかね。内装も含めてかなり経費がかかっていると思ったんですが」

「基本は教室の収入がほとんどです。ネットは売れていると言っても、かなり経費がかかるので実利は微妙ですよ。わたしひとりでは量産ができないですしね。貯金を切り崩して、贅沢をしないでやっとの生活です。実情は厳しいですよ」

　仕事の内容から見てそうだろうとは思うが、彼女からは金の苦労がまったく見えてこない。都内の一軒家を維持しながら、趣味の延長線上にある料理教室だけで二十年……。資産があるなら別だが、生活にかなりの余裕が感じられた。

　君江は、関係のない質問ばかりする刑事を眺めてみずから本題に踏み込んだ。

「それで、あなたたちが聞きたいのは遠山さんのことですよね」

「ええ、そうです。昔、ここへ通われていたと聞いたもので」

　彼女は、貼りつけられていた笑顔を引っ込めて頷いた。

「本当にお気の毒に。テレビのニュースで見ました。なんでこんなことになってしまったんでしょうね」

「遠山さん夫婦とは親しかったんですか」

彼女は赤い唇を結んで首を横に振った。

「向こうがわたしを拒絶しているようでしたよ。なんていうか、監視されているみたいに感じることがよくありました。それに遠山さんご夫婦は、ちょっとおかしな通い方をされていたんです。正直、わたしもずっと忘れていたんですけどね。生徒に事件を教えられてやっと思い出したほどで」

君江は振り返って後ろの引き出しを開け、何冊かを貼り合せたような分厚いノートを取り出した。赤い縁の丸い老眼鏡をかけて、ゆっくりした動作でページをめくる。

「ずいぶん古い話です。初めて来られたのは二〇〇八年。ずっとうちに通っている生徒からの紹介で、四年間はいらっしゃっていましたよ」

「宗方さんを敬遠しているのに四年間……ずいぶん長いですね」

「そうなんです。だけど、四年といっても遠山さんは年に二回来るか来ないかみたいな感じだったんですよ。うちの教室は出入りが激しいほうですが、こんな人はほかにいませんね」

九年前の話だ。ほかのサークルを掛け持ちしていた可能性が高いが、講師の君江との不和がありながら、ここへ四年間も通う必要性を遠山は感じていたことになる。あの軽薄な沼井が仕切る自助サークルでさえ、一年で辞めているのだ。それ以上に、君江に引っかかりを感じていたものと思われる。

岩楯は、老眼鏡を外している君江に頷きかけた。

「確かに妙な通い方かもしれませんね。年にたった二回を四年間続けるとは」

「やっぱりそう思いますよね。でも、うちは月謝制じゃなくてその都度料金をいただく形だから、都合がつくときだけ来たのかもしれませんよ。気まぐれに思い出したときとか、体がうちの料理を欲しているときとか」

遠山にここを紹介したのが、沼井の断酒サークルに通っている人間で、インターネットが害だと主張していた高校生の娘がいる家族だった。彼らは菜食主体ではあるが、たまには外食で肉料理を食べる程度の緩いベジタリアンである。

鰐川は君江から記録帳を借り、遠山夫妻が訪れた日時を書き写している。それを横目に見ながら、岩楯は質問を続けた。

「人に紹介されて、荻窪からわざわざ練馬《ねりま》にあるここへやってきたということは、遠山さんも菜食主義だったということですか」

「いえ、そうではなかったですよ。でも、そうしていきたいと思ったのかもしれません。彼はアルコール依存症だったでしょう？」

「ご存じだったんですか」

「ええ、生徒から聞きました」

君江は眉間にシワを寄せて、磨かれて光り輝いている蛇口をじっと見た。

「何か苦しみのきっかけがあって、菜食に目覚める人は多いんですよ。自分を変えたいとかリセットしたい気持ちなのかもしれない。もしかして、動物性のものは不浄だという考えが、ずっと心のどこかにあったのかもしれません。あるいは、動物愛護の精神ですね」

「宗方さんご自身もそうなんですか？」

岩栖が話を振ると、君江はおどけたように笑ってカウンターに寄りかかった。

「まあ、わたしも確かにいろんなことがありました。離婚とか子育てとか仕事とか人間関係とか、鬱《うつ》っぽくなって毎日が怖くてしょうがない時期もありましたよ。そんなときに菜食生活の本を読んでね。なんとなく、体の中から変われるような気がしたんです。溜まった澱《おり》を排出したかった。要は、追い詰められていたんですよ」

君江は腕組みをしながら一気に喋った。今までの取り繕《つくろ》った風情が一変し、ひどく苦しげで悲しさも垣間見える。思い出したくもないつらい経験を経ているらしい。彼女はぺたんとした白髪をかき上げ、岩楯と目を合わせた。

「あなたたちは、人を疑うのが仕事だからたいへんですね。悪いものがどんどん溜まりそうだけど、それをどうやって排出しているんですか」

「それは暗に勧誘してますか？　菜食主義になれと」

岩楯が軽口を叩くと、君江は一瞬だけきょとんとしてからいきなり声を上げて大笑いした。突然の変わりように岩楯は驚いたが、今見せている表情は実に自然で魅力があった。意識しているのかどうかはわからないが、優しげな断定口調や不意を突くような気持ちの発露は、ある種の人間の心を掴む技量となるだろう。隣でメモをとっている鰐川の帳面を見やると、「宗教家や詐欺師によくある物腰」と抜け目なく意見が補足されている。だが、彼女にその手の意図はあるのだろうか。

君江は長々と笑いの尾を引き、涙のにじんだ目許をぬぐった。

「わたしは勧誘なんてしませんよ。世の中には感情的な動物愛護者とか菜食主義者がいるけど、うちはそういう思想とは無関係です。基本的に、科学的根拠のないものを人には勧めないことにしていますから」

「でも、宗方さんは完全菜食を生徒に勧めてるんですよね。肉や魚は体に毒だと」

「そんなことはありません。ベジタリアンじゃなくても習いに来る方は多いですからね。わたしは、自主的に気づくことが大事だと思ってるんです。現にここへ来るほとんどの人は、自ら菜食に変わっていきますよ」

「そりゃあ、そういう話を聞かされていれば影響もされるでしょう」

「違います。あなたは何か大きな誤解をされているようですね」

君江は真っ赤な唇を引き上げて笑い、押しの強い視線を岩楯にぶつけた。

「純粋に、菜食がおいしいから変わっていくんですよ。北風と太陽みたいなもので、強制されたものに人は反抗するようにできている。だから、料理を作って黙って目の前に置くだけでいいんです。なにせ、ひよこ豆とくるみを使ったハンバーグなんて、高級ホテルのステーキよりもずっと味も質も上ですからね。それに加えて体と心にプラスに作用する。動物性を排除した食事は、悪いところがひとつもないと思いませんか？」

そういう語り口を啓発というのではないだろうか。当人はてんで無頓着だが、彼女は科学的根拠どころか精神論ばかりだ。生徒にはどう接しているのかはわからないものの、カルト一歩手前程度の危うさは間違いなく孕《はら》んでいた。一般的に見られる菜食の概念からは外れている。

岩楯は、出された麦茶に口をつけてから本題に戻した。

「遠山さんですが、何かおかしな点はありませんでしたか。たとえば、だれかと揉めているようだとか、悩み事をこぼしたとか」

　君江は筋の浮き出した細い腕を組み、神妙な面持ちで首をひねった。

「あまり覚えていないのが正直なところなんですよ。あのご夫婦、特に旦那さんのほうは、いつもにこやかで社交的に見えましたけど、自分から積極的に話題を提供するような感じじゃなかったと思います」

「聞き役に徹するみたいなものですかね」

「そうですね……。なんていうか、人から悩みとか秘密を引き出すのがうまいと思った記憶があります。狙いを定めるとでも言うんでしょうかね。的をひとりに絞ってほかは一切かまわない姿勢が、どことなくいやな感じがしたんですよ。そういう意味でも、遠山さんはわたしとは合わないと思っていたのかもしれません」

　君江はさらに考えながら話を続けた。

「わたしは奥さんが少し心配でしたよ。旦那さんの陰で、自分を封じ込めて生きているように見えたから。いつもお二人で行動しているようだったけど、決して楽しそうではなかった。ごめんなさい、被害者の方をこんなふうに言って」

「かまいませんよ。聞いた話によれば、遠山さんはよく宗方さんのお子さんの相手をしていたとか」

そう言ったとたん、君江の雰囲気が微妙に変わったのが見て取れた。あいかわらず、どぎついまでの笑顔をたたえてはいるが、それ以上踏み込むなという気配がわずかににじんでいる。岩楯は様子を窺いながら、慎重にその領域に分け入った。

「ちなみに、お子さんは今おいくつなんですか」

なぜあえて入ってくるのか、なんの関係もないだろう、警官とはなんていやらしい仕事なんだ……。君江の笑顔の裏には、そのぐらいの苛立ちが潜んでいそうである。あっさり答えて流すだろうと思っていたが、彼女は天井で回転しているシーリングファンを眺めながら口を開いた。

「息子は今二十七歳ですよ。隠してもしょうがないので言いますが、空想癖がある子でね。昔から体も弱かったから、ほとんど学校にも行かない引きこもりだったんですよ」

「そうだったんですか。今、お仕事は？」

「したりしなかったりですね。アルバイトもなかなか長続きしないみたいで」

「それで、お子さんは遠山夫妻になついていたわけですか。九年前ということは、当時息子さんは十八歳ですね」

君江はしばらく天井を仰いで岩楯に視線を戻した。

「確か、遠山さんには子どもがいませんでしたよね？」

「ええ、そうです」

「だから子どもに興味があったんじゃないですか。うちの子は引きこもりだけど人恋しくて、よく教室を覗きにきたりしていたんですよ。出来上がった料理を一緒に食べたりね。その程度のことだと思いますよ」

「そうですか。ちなみに、息子さんとは同居ですよね？」

再び彼女は曖昧な顔をした。君江にとって心配の種は息子らしい。

「一緒に住んでいます。でも、ふらっと出ていったり急に帰ってきたり、ずっと落ち着かない生き方をしてるんですよ。当人も悩んでるんだと思います。本当に親は無力ですよね。今日は朝から出ていて、今はいませんよ」

完全なる引きこもりではなく、社会とかかわりをもちたいという意識はあるらしい。ゆえに、今度は現実に直面した悩みを抱えて苦しんでいるのかもしれない。

帳面にペンを走らせている鰐川ももちろん考えているだろうが、この息子が最近まで遠山夫妻と交流していた可能性はなくはない。満足に学校にも通えなかった子どもが、親以外の者に気にかけてもらった記憶はその後も鮮明に残るはずだ。遠山夫妻は沼井のサークルを糾弾していたように、自分の過去から導き出した論理で、苦しむ者を再出発させる方法を考えていた。良し悪しは別にして、その行動力はアルコール依存者にだけではなく、多方面へ向けられていたのがわかりつつある。

岩楯は、不安の色を濃くしている君江に立ち入った質問をした。

「息子さんは菜食主義者ですか」

「なぜそんなことを聞くんですか」と君江はかぶせ気味に訊き返した。

「すみませんが、知っておかなければならないんです。いや、わたしが知る必要性を感じている……と言ったほうが正しいかもしれません」

君江は岩楯の内面を探るように目を据え、やがて疲れた顔をした。

「親が菜食思想なら、子どももおのずとそうなるでしょう。もちろん、うちもそうです」

「わかりました。それで宗方さん、息子さんとお会いしたいんですが、今どこにいるかご存じないですか」

「存じません。あなたたちは、うちの子が遠山さんご夫婦を手にかけたと思っているんですか？」

岩楯は否定も言い訳もしなかった。わからないのだ。しかし、積み上げてきたさまざまな事実が、自分たちを今この場所まで導いた。そして思いがけず、赤堀の推測やプロファイルと重なり合う人間に行き着いている。

彼女は戸惑いや不快感をないまぜにし、それを必死に抑え込んでいる。

「息子が今、どこにいるのかは本当にわかりません。生活を切り詰めているから、ケータイも持たせてないんです。向こうもいい大人なんだから、干渉されたくないでしょうし」

「では、質問を変えます。六月の初め、息子さんは怪我をして家に帰ってきませんでしたか。左手の大怪我です」

「大怪我？　どういうことですか。そんなことはありませんよ」

「じゃあ、月初めに息子さんは家にいましたか」

「ええ、いましたよ。毎月頭はほとんど連日で教室を開いています。教室が終わったあと、息子と夕食を摂るのが恒例なんですよ。いつも教室がある日は、材料の残りを使うからちょっと豪勢になる。息子もそれがわかっているから、そういうときだけちゃっかり家にいるんですよ。毎回のことです」

何かを隠しているような素振りはないが、刑事に息子を疑われた母親にしては妙に落ち着いてはいないか。しかも軽犯罪ではなく、世を騒がせる凶悪事件の関与を仄《ほの》めかされたのだ。普通ならばとても冷静ではいられまい。隣では鰐川が、君江をじっと見つめている。岩楯は、できる限り先入観を捨てて率直さを心がけた。

「宗方さん、息子さんの部屋を見せていただけませんか」

君江は眉根を寄せて好戦的にあごを上げた。初めて見せる本気の敵意だ。が、断固として拒否するのだろうと思っていた矢先、彼女は急に噴き出して声を上げて笑った。予想外すぎて、またもや二人の刑事は驚いた。

「本当に、あなたたちの仕事はたいへんですね。こうやって人からあからさまな敵意や悪意を向けられる。それをこの先もずっと続けていくんだから、わたしだったらとても耐えられないですよ。全身に毒がまわる、苦しくてたまらない」

彼女はキッチンカウンターから出て扉のほうへ手を向けた。部屋を見せてくれるようだ。岩楯は鰐川に目配せし、転んだら折れそうなほど細い君江のあとについていく。寸詰まりの階段を上がってすぐ右手のドアを開けると、漫画本で埋め尽くされた狭い空間があった。家具はベッドと勉強机、それに書棚だけで、そこに入りきらない漫画や雑誌の類が壁に沿ってきっちりと積み重ねられている。すさまじい圧迫感だった。

「漫画が大好きなんですよ。床が抜けやしないか、いつもはらはらしているんです」

「確かに、重量が心配なほどですね」

岩楯は戸口から部屋の中を見まわした。漫画の数は相当なものだが、乱雑さはなくむしろ整然とした印象だ。一階のキッチンスペースと玄関周りだけリフォームされているようで、二階は時代がかった木造家屋の薄暗さがあった。古い型のノートパソコンが机に置かれ、大量の漫画を除けば物は少ない。

君江の了解を得てほかの二部屋もざっと見せてもらったが、息子はおろか、おかしな点は何も見当たらない。質素に暮らしている母子の家だった。岩楯は、ベッドの上掛けをめくり、敷き布団の下に手を挿し込んで探りを入れた。そして毅然《きぜん》とした表情を浮かべている彼女に礼を述べて階段を降りた。

息子の部屋にあるDNAを調べれば、知りたい答えはたちどころに出る。しかし、今の曖昧な状況で令状の請求は不可能だ。当人が不在では、任意での採取に持ち込むこともできない。まあ、シロであれクロであれ、断られるのが関の山だが。

岩楯は、憮然《ぶぜん》としたネコが店番をしている煙草屋を目ざとく見つけ、奥まった喫煙所で二本ばかり煙草を灰にしてから急いで車に乗り込んだ。冷房の効いた車内では、鰐川が帳面を開いて細々と何かを書き足している。岩楯はホルダーからペットボトルを抜き、ぬるくなった水を呷った。

「どこか怪しげではありますね」

相棒は角ばった黒縁のメガネを中指で押し上げた。

「息子は宗方大和《やまと》、二十七歳。マエはありませんでした。というより、ほとんどなんの情報もない人物です」

「基本は引きこもりだからな。写真も子どものころのものしかない。左手小指欠損で治療にきた患者のリスト。今んとこ、こっちの情報もなしだ」

「とにかく、捜査本部はこの件についてまったく納得していません。身元不明男性が菜食主義ではないかという広澤先生の推測は、単なる状況からのこじつけだと怒りを加速させていましたし」

「それに加えて、赤堀の爆弾発言。『指の持ち主が犯人の可能性』って報告書を空気を読まずに挙げてきたからな。そりゃあ、根拠が虫と状況証拠の寄せ集めでしかないんだから、だれだって怒りたくもなる」

岩楯はペットボトルをホルダーに戻した。

「だがこうやって、遠山と菜食主義者の接点が実際に出てきた。捜査分析支援センターの連中がいなけりゃ、だれもベジタリアンなんて考えもしなかっただろ」

「本当ですね。自分も、無意識にアルコール依存関連に絞っていたようなところがありましたから。でも、あの宗方君江という人物はちょっとズレています」

「ちょっとどころじゃない。菜食サークルではなく、もうカルトに近い感じだな。おそらく、生徒にはかなり極端な思想を説いていると思う」

「ええ。言葉や態度の端々からそれは感じました」

鰐川はサイドブレーキを下ろして、車を忍びやかに発進させた。

「一度署に戻りますか？」

「ああ。まず料理教室に通っている生徒を当たる。放浪息子と話をしなけりゃならんが、状況によっては張り込みが必要になるぞ」

「了解しました」

相棒はナビを確認して混んでいる目白《めじろ》通りを避け、青梅街道へハンドルを切った。

6

「あー、これはずいぶん増えちゃったねえ」

赤堀は、温泉宿の名前が印刷された白いタオルでほっかむりし、遠山宅の裏手にある私道を覗き込んでいた。いつにも増して、変質者のかどで職務質問されるであろう出で立ちだ。羽織っているダンガリーシャツにはペンキがべたべたとつき、いったいどこで何をやっている人間なのかはだれにもわからないはずだった。使い込まれた捕虫網の柄で雑草をかきわけるたび、オレンジ色の細長い虫があちこちについているのが目に入る。

ほんの数日の間に雑草の勢いが激しくなっているのとは対照的に、裏手にある貝塚家のマリーゴールドはすべて干からびて雁首《がんくび》を垂れていた。夫人の逮捕で町の恐怖政治は終わりを迎えたわけだが、今ではあからさまな嘲《あざけ》りの対象になっている。外飼いだった犬が家の中に入れられている姿がなんとも悲しげだ。あれほど色鮮やかだった庭も枯れるにまかせており、遠山家と貝塚家が競うようにして町に荒《すさ》んだ空気を放っていた。

岩楯は、立ったりしゃがんだりと忙しい赤堀に声をかけた。

「先生、急で悪かったな。こないだ現場に入った鑑識が毒虫にやられて、そこらに殺虫剤を大量に撒いたらしいんだよ。で、倍返しされて今このありさまだ」

「薬剤散布についての注意事項を回覧していたんですが、署内に浸透していなかったようなんです。すみません」

鰐川がつけ加えると、赤堀はターンでもするようにくるりと振り返った。虫による傷もだいぶよくなり、あとはかさぶたが取れるのを待つばかりというところまできている。秀でた額に前髪が貼りつき、鼻の頭では汗の玉が光っていた。

「まあ、鑑識さんを責められないよ。ここ、やけど虫のほかにムカデも増えてる超危険地帯だからね。これはもう、一回業者に入ってもらわないとダメだと思う」

「で、頼みの大吉くんは今沖縄にいるんだって？」

「そうなんだよ。ちょうど夏休みを取ってるとこでさ。八月はスズメバチなんかの駆除で稼ぎどきだから、いつも今ぐらいに休むんだよね。沖縄でダイビングやってるよ。毎日、写真が何十枚も送られてくる」

赤堀は首許のタオルを巻き直した。

「でもほら、大吉が警察からの依頼を断ったら、当然よそに仕事がまわるでしょ。そうなると、やっと信頼関係ができたのにもう次は声がかかんないかもしれないからね。だから、焦ってわたしに泣きついてきたわけ。なんとか場をつないでくれってさ」

「場をつなぐって、宴会じゃないんだぞ」

岩楯はすかさず釘を刺した。

「あんたは本業でもないのに大丈夫なのか？　とはいっても、事件現場にそこらの業者を入れるわけにもいかないが」
「うん。駆除じゃなくて、周りに広がらない程度に応急処置するだけだからね。あと
は週末に帰ってくる大吉にまかせるよ」

赤堀は親指を立て、ほっかむりという間の抜けた恰好で爽やかに笑った。それにくらべて岩楯と鰐川は、紺色の作業着姿で先ほどからぴりぴりと神経を尖らせている。昆虫学者と同じく首にタオルを巻いて軍手をはめ、安全靴の隙間もガムテープで塞ぐ念の入れようだ。首にぶら下げているゴーグルも、不備がないかどうかあらかじめ点検したほどだった。毒虫にやられた赤堀の惨状を見ているだけに、暢気《のんき》に構えてはいられない。

だいたい、いつものこととはいえ、赤堀絡みの厄介な仕事は、あたりまえのように岩楯にまわされるのがどう考えても納得いかない。それに加えて今日は害虫駆除とくる。いくらなんでも、通常業務の範囲を超えていた。赤堀とは長い付き合いで扱いには慣れているというのが駆り出された主な理由のようだが、慣れるわけがないだろうと宣言してやりたかった。ウジだのハエだのアリだのの大群に囲まれてみれば、だれも二度とそんな口は叩けまい。法医昆虫学におもしろ味があるのは間違いないとして

も、赤堀との行動は普段の倍以上の体力気力を消耗する。

「赤堀先生、家の中にもかなり虫が侵入しているようです。鑑識がやられたのも、外ではなく現場になった座敷ですよ」

　鰐川が帳面を確認しながら言うと、赤堀が大きく頷いた。

「こういう古い家は、虫が入り込む隙間がいっぱいあるからね。とりあえず、家の侵入経路をエアゾールで塞いでからこの私道にかかることにするよ。外から始めて散らばっちゃったら面倒だから」

　そう説明した赤堀は、猛暑日の炎天下で黙りこくっている岩楯に向き直った。

「それに岩楯刑事。クモはもうみんな脱出してるから安心だよ。クモの巣がやけど虫だらけになっちゃって、あの子たちもいい加減うんざりしてたはずだからね。もうこの場所では狩りができなくなった。嬉しい？」

「何も嬉しくないんだよ。とにかく、さっさとやって引き揚げるぞ。まったく、なんかの手当をつけてもらいたいぐらいだ」

　悪態をつきながら靴カバーを着け、三人は勝手口から家の中に入った。湿気と埃っぽさでむせかえるほどだが、外よりはずいぶん涼しく感じられる。赤堀は大ぶりのスプレー剤をかまえて廊下を先頭切って進み、床や壁を見まわしながら虫の有無を確認した。

建てつけの悪い玄関戸の隙間に薬剤を吹きつけ、劣化したぼろぼろの壁に虫が入り込んでいないかどうかを慎重に探っている。

「こういう昭和の古い繊維壁は、柔らかくてあったかいからいろんな虫が入り込むんだよね。地震で入ったようなひび割れもあるし、恰好の巣になるんだよ」

赤堀は、喋りながらペンライトを壁の亀裂に這わせている。やけど虫の姿は見えないが、壁はもとより柱や梁《はり》にも小さな虫喰い穴の開いている箇所があちこちに見受けられた。赤堀は中腰のまま移動し、下駄箱の下をペンライトで照らしている。そこからゆっくりと明かりをずらしていき、三和土の継ぎ目を検分しながら口を開いた。

「こないだも言ったけど、やけど虫がやたらに増えたのは、貝塚さんが殺虫剤を使いすぎて、昆虫相のバランスが崩れたことが原因のひとつだとは思う。そのせいでエサになるハダニとかアブラムシが大発生したけど、今は庭の草花がほとんど枯れてるからね。その子たちはさっさと解散したはずなんだ。パーティーはもう終わったから」

「じゃあ、エサもないのに毒虫だけあんなに増え続けてるってことか？」

「そういうことになる。たぶん、別の魅力的なエサを見つけてるんだよ。栄養価が高くておいしくて簡単に手に入って、で、ちょっとやそっとじゃなくならないぐらい、うじゃうじゃと湧き出してくるタイプのエサね」

「気色悪い言い方だな」

岩楯の眉間にはみるみるシワが寄った。すると鰐川が、柱を指差して昆虫学者に顔を向けた。

「もしかして、そのエサというのはシロアリでは？　小さな穴が家のあちこちにありますし、木の粉のようなものが落ちているのが気になったんですが」

なかなか鋭い指摘に、赤堀は相好《そうごう》を崩して小刻みに頷いた。

「さすがワニさん。いつものことだけどホントによく見てるよね。この家は、かなり深刻なレベルでシロアリに入られてるんだよ」

赤堀に褒められ、鰐川は額の汗をぬぐいながらにっこりした。

「やけど虫がシロアリを捕食する事例は聞いたことないけど、あり得ない話じゃない。そうなると、今後シロアリも含めた大がかりな駆除が必要になってくるよ。徹底しないと、やけど虫がこの家を巣にして冬を越すことになる。そしてまた春先に大量に羽化するね」

ますます専門業者以外に、どうすることもできない仕事だろう。赤堀は膝をついて三和土の四隅にスプレーをかけ、もう一度玄関周りを確認してから立ち上がって座敷に入っていった。

今日も変わらず、事件の凄惨さを突きつけてくるような現場だ。岩楯は以前よりもどす黒く染まっている壁に目を走らせた。時間が経つほどに、最初は感じなかったさまざまな情念が浮き上がってきているような気がする。捜査で遠山夫妻の行動を知り、人間性の部分に触れはじめているからだろう。理由はどうあれ弱者に手を差し伸べようとしていた夫婦は、この場所でどんな最期《さいご》を迎えたのか。普段は封じているその手の感傷が、今日はやけに騒ぎ出してしようがない。

赤堀は壁に沿って座敷を見ていったが、急につんのめるように足を止めてその場にしゃがみ込んだ。隣の部屋とのちょうど境で、摩耗した敷居に顔を近づけペンライトを走らせている。

「いたのか？」

二人の刑事が近づくと、赤堀は下に目を向けたままこっくりと頷いた。敷居と二枚の畳がはめ込まれているT字をしたわずかな隙間から、オレンジ色の細長い虫がひっきりなしに出入りしている。見れば、畳の黒いへりに沿ってぽつぽつと列になっていた。

「踏まないように注意して」

やけど虫の列を四つん這いになって確認し、赤堀はポケットから赤いシールを出して畳に貼りつけた。侵入経路に当たりをつけているらしい。やけど虫を見つけてはその作業を各所でおこない、しばらくしてからもといた場所に戻ってきた。

「床下から上がってきてるのは間違いない。こないだも妙に縁の下に入ってるなとは思ったんだよ。もしかして、地下シロアリが作った蟻道《ぎどう》にやけど虫が侵入してるのかも」

「蟻道？　なんだよそれは」

「シロアリが餌場《えさば》へ行くためのトンネルだよ。シロアリは光と乾燥を嫌うから、土の中から家の木材までの安全な道を確保する。土とか食べ残したエサなんかで上手に固めてトンネルを作るんだよね。そこを行き来して、家じゅうの木をすかすかに空洞化させるの」

「ちょっと待った。まさかこの柱ん中に空洞ができていて、そこにシロアリと毒虫が詰まってるかもしれないのか」

岩楯は、古ぼけた傷だらけの柱をぞっとする思いで見つめた。鰐川は唇の端を引きつらせながらも、帳面に何やらを図解している。中央に虫らしきものがぎっしり詰まった柱の断面だとわかったときには、足許から悪寒《おかん》が走り抜けて舌打ちが漏れた。

「鰐川、その図はいったいなんのために描いてんだよ」

岩楯がげんなりしながら言うと、赤堀も帳面を覗き込んで目をぱちくりさせた。

「ワニさん、すごく絵がうまいんだね。それ、太巻きみたいじゃん」

「あんたはいちいち食いもんに喩えんな。鰐川も自分で描いてて気色悪くないのか」

「いえ、どんな場面でも現状を記録しなければなりませんから」

「それは現状記録じゃなくて想像図だろうが。おまえさんの帳面はファンタジーも入れていいのかよ」

こめかみを伝う汗を肩口に押しつけながら、岩楯はひとりで騒がしく捲し立てた。

「とにかく今日は応急処置でいいんだろ？　先生はもたもたしてないでさっさと殺虫剤を撒けって。あんたの後輩が戻ってくる週末まで、とりあえずもたせりゃいいんだから」

「そうなんだけど、これはちょっと問題なんだよなあ」

赤堀は腕組みして口を尖らせた。

「やけど虫がシロアリ退治をしてくれるのはいいけど、もう家が完全に巣穴にされちゃうよ。中で死んだらそれこそ家を弱らせるし」

「だから、そのあたりはあんたの後輩に考えさせろ。そのための専門家だろうが。それに鰐川、おまえはいつまで図を描いてんだよ」

「もう、騒がしいなあ」

赤堀は振り返って岩楯に迷惑顔を向けた。

「ひとまず縁の下を見て、薬を撒くポイントを考えさせて。やみくもに撒いて、この子たちが一斉に飛び出してきたらまずいでしょ」

血だらけの事件現場に降り注ぐシロアリとやけど虫を想像し、岩楯の眉間のシワはますます深くなった。

「とりあえず岩楯刑事、この二枚の畳を上げてもらってもいい？　外から匍匐《ほふく》前進で床下に潜るのはさすがに危険だから、上から確認してポイントを決めるよ」

「それはいいが、畳の裏側が毒虫だらけなんてことはないだろうな」

岩楯は過度に警戒した。クモ以外は恐怖症など発動しないはずだが、このやけど虫の縞《しま》模様がやけにやつの脚を思い起こさせる。ひたすら知らぬふりをしてきた事実が頭のなかでつながってしまい、岩楯は大きく身震いをした。赤堀が負った傷のひどさを実際に見ているし、何よりこの女は再び無茶をして怪我をしかねない。昆虫学者にとって怪我は日常茶飯事なのだろうが、それを目の当《ま》たりにする周りのほうにダメージがあった。

ひとりで異常なほど気を揉んでいる岩楯に気づいたようで、昆虫学者は振り返っておもむろに腕をぽんと叩いた。気が抜けるほど明るく笑いかけてくる。

「大丈夫だよ、岩楯刑事。何があってもわたしがついてるから」

それの何が大丈夫なのか。即座にそう言いかけたが、揺らぎのないまっすぐな目をした彼女を見て岩楯は口をつぐんだ。仕事に対する意志など適当だと言い切った冷然たる赤堀と、目の前にいる温容な女がうまくつながらないときがある。要するに、自分の作り上げた彼女のイメージから出てほしくはないのだろう。今までのような関係ではいられない……という言葉が、こういう瞬間に蘇《よみがえ》ってくるのは不意打ちだった。

赤堀は、道具箱の中から使い込まれたマイナスドライバーを取り出した。

「二十三年前に、竹の塚の橋爪さんちでやけど虫が発生した件とも、なんとなくつながりが見えてきたね。あそこも古い家で、シロアリが入ってる可能性がある。もともとやけど虫の餌場だったのかもしれないし」

「では、毒虫の発生は事件に関係してはいないということでしょうか」

鰐川の質問に、赤堀は首を横に振った。

「まったくの無関係ではないだろうね。やけど虫は雑食だけど肉食の傾向が強いし、腐った野菜とか肉に惹き寄せられる面がある。もともと血だらけの事件現場は大好きなんだよ」

　どこまでも不愉快な虫だった。

　赤堀はマイナスドライバーを畳のへりに押し込み、テコの原理で端を浮き上がらせる。鰐川がすかさず隙間に手を入れ、畳を一枚上げて壁に立てかけた。案の定、畳の裏にはオレンジ色の忌々《いまいま》しい虫どもが這いまわっている。赤堀は小刻みにスプレーを噴射し、岩楯は隣の畳を持ち上げた。

　あらわになった床板には、畳のへりから伝ったと思われる血痕が筋状になって染み込んでいた。そこかしこでやけど虫が蠢いているのが目障《めざわ》りでしようがないが、恐れていたほどの数ではなく、むしろ少ない印象だった。岩楯は流れる汗を袖でぬぐいながら畳を移動させ、赤堀は床板に上がって薬剤をまんべんなく散布した。

　その作業を黙々と続けているとき、昆虫学者が急にびくりと肩を震わせた。唇を引き結んで立ち上がり、なぜか宙を見上げたまま動きを止めた。束になった前髪からは汗がしずくとなって落ち、後れ毛が上気した頬に幾筋も貼りついている。にこやかさを消し去り、神経を研ぎ澄ましているような表情だ。何事だと口を開こうとした岩楯に向け、赤堀は人差し指を立てて口許に押しつけた。そのまま動かず、じっと一点だけを見つめ続けている。

「これ、二人とも聞こえてる？」

昆虫学者は、剝き出しの床板に立ち尽くしたまま極端に声を潜めた。まるで意味がわからず、二人の刑事はどちらともなく顔を見合わせた。岩楯も動きを止めて耳をそばだててみたが、表で狂ったように鳴いているクマゼミの声がすべてをかき消している。赤堀が何をそれほど気にしているのかがわからなかった。しかし、そのまま聴覚に意識を集中させたとき、セミに混じって不安定な音がまぎれていることがわかってきた。低い笛の音のような、何かのサイレンのような……。

岩楯ははっとして顔を撥ね上げた。

「まさか犬か？」

そう言ったとたんに、目を剝いた鰐川が座敷を一足飛びに出ていった。勝手口から外へ飛び出し、瞬く間に血相変えて駆け込んでくる。

「遠吠えです！　貝塚家の犬が、家の中で遠吠えしています！」

岩楯は素早く赤堀を振り返った。彼女は怯えたようなまなざしで足許に目をやり、すすけた古い床板をあらためて踏み締めた。これといった音はしないし、板が極端にたわむこともない。しかし岩楯は、犬は人には聞き取れない周波数を感知している、と言った赤堀の言葉を思い出していた。

昆虫学者は床板に突っ立ったまま蒼褪めた顔を上げた。

「と、隣の子は床板を踏んだときに出る音に反応してる。間違いない。だから、現場検証があった昼間にも遠吠えしたんだよ。だ、だって、警察は血まみれの畳を押収した。今みたいに板を踏みながら畳を上げた」

「待ってください。じゃあ、六月一日の夜中に犬が遠吠えしたのも、だれかが畳を上げて床板を踏んだから……」

鰐川が言い終わらないうちに、岩楯は重いテーブルをどかして次々に畳を上げていった。無造作に敷かれていた古新聞紙を手荒に取り払い、隙間の空いている床板を片っ端から力まかせに剝がしていく。すると、床板を支えるための根太《ねだ》と呼ばれる木材の一部がなく、地面まで四角くぽっかりと穴が開いていることがわかった。この家は普通ではない構造をしている。それを見た赤堀は大きく目を見開いた。

「これ、わたしの実家と一緒だ……あとから水締めの施工をしたから、横に渡ってる木材を切ったんだよ」

「水締め？」

「湿気がひどくなったから、え、縁の下にあった井戸を締め固めたの」

「井戸ですって？」

鰐川は声をうわずらせた。岩楯は無言のまま床下に降り、一面に敷かれた砂利を乱暴に足で蹴散らした。とたんに砂利の隙間からオレンジ色のやけど虫がわらわらと這い出し、土台の石や束柱《つかばしら》を伝って一斉に移動しはじめる。

「い、岩楯刑事、井戸があるとしても固めの工事がされてるはず。床下に井戸がある家は、ほとんどの場合、水が上がってこないように埋めるものだよ」

「ああ。でも、穴に土を入れれば沈下する。長い時間をかけて隙間ができるはずだ。もう先生もわかってるだろ。毒虫どもが増えたのはこのせいだ。井戸の中にガイ者がいる」

言っている自分も信じられなかった。徹底的に現場検証がおこなわれ、微物の類は髪の毛一本ですらも取り残しはないはずだ。庭や道路からも痕跡を探し、当然、捜査員は床下にも目を通したはずだろう。しかし、縁の下に潜って厚い砂利の層を避けるまではしていない。現場の床下に、何十年も前の古井戸があることなど知るよしもなかった。

そのとき、意を決したように鰐川も床下に降りて、やけど虫だらけのなかで砂利をどけはじめた。相棒もこの事態が間違いであってほしいと願っていることがわかった。汗と埃にまみれて無心に砂利をなぎ払っていると、ほどなくして円形のコンクリートが突然姿を現した。それはまぎれもなく井戸を封じている蓋《ふた》だった。

岩楯は流れる汗を振り払い、痛いほど奥歯を嚙み締めた。異常なほど心拍数が上がっているし、鰐川は肩が上下するほど荒い息を吐き出している。この下に遠山夫妻がいる。もう疑いようがない。それなのに、腐敗臭がまるで感じられないのはなぜなのか。連日、茹《う》だるような真夏だというのに……。

狭い場所に膝をついてコンクリートの蓋を真横にずらそうとしたとき、頭の上で赤堀が声を張り上げた。

「待って！　二人とも、今すぐにゴーグルとマスクを着けて！　それを開ける前にだよ！」

自身は水中メガネを装着して、殺気立った視線を投げてくる。岩楯と鰐川は首に下げていたゴーグルを着け、キャップを深くかぶり直してマスクで口を覆った。そして相棒に目配せし、二人で一気に頑丈な蓋を横にずらした。

次の瞬間、井戸の底から霞のようなものが湧き上がってきて刑事二人は反射的に仰け反った。おびただしいほどのやけど虫が一斉に舞い上がり、辺りをオレンジ色に染めながら三人を取り囲む。耳障りな羽音が四方八方から押し寄せて、身動きが取れずに今にも錯乱状態に陥りそうだった。マスクに大量の毒虫が貼りつき、まともに息を吸うこともできない。鰐川が声を上げて体についた虫を振り払おうともがいたが、赤堀が鋭い声で警告を発した。

「鰐川刑事、払わないで！　大丈夫だから落ち着きなさい！　虫に触っちゃダメ！」

上から霧のように薬剤をスプレー散布し、昆虫学者はやけど虫をなんとか誘導して騒ぎを収めようとしている。見れば、動きまわっている赤堀の全身には細長い毒虫がびっしりとたかり、治りかけの傷の上にも何匹も這っていた。

「先生！　とりあえず表に出ろ！　一旦引くぞ！」

ひとりでどうにかできる数ではなく、この状況は動きまわる赤堀への被害が大きすぎる。しかし昆虫学者は毅然として目を合わせてきた。

「今は動かないほうがいい！　騒ぐとやけど虫を刺激する！　大丈夫だからわたしにまかせなって！」

「大丈夫じゃない！　それ以上、ひどい顔になりたいのか！」

岩楯が虫の嵐の中でわめくと、上から見下ろしていた赤堀が急に噴き出し、数知れぬ毒虫どもをひっさげてげらげらと笑い声を上げた。

「岩楯警部補、わたしを舐めるのもいい加減にしなよ」

「なんだと？」

「虫に関しては全部わたしの指示に従ってもらうし、例外は一切認めない。ひどい顔になろうがなんだろうが、そんなのは関係ないんだよ。いい？　これは命令だからね。今はだれもこの場所を動くことは許さない」

この野郎と思い、虫だらけのなかでひとしきり赤堀と睨み合った。腹立たしいほど強情な女だが、これが彼女の昆虫学者としての意地だ。立場が変われば、自分も最善の道を選択するのはわかり切っていた。安易な気遣いは無用だった。

彼女は岩楯から目を背け、薬剤を使って乱舞するやけど虫の勢いを確実に削いでいった。それにしたがって周りの状況が明らかになってくる。岩楯は埋め立てられた古井戸の縁に屈み、気持ちを落ち着かせてから腹を決めて真っ暗な底を覗いた。

浅い。底まで一メートルもないだろう。井戸の中にも、白っぽい砂利が散らばっているのが見える。汗みずくの鰐川がポケットから懐中電灯を取り出し、微かに震える指先でスイッチを入れた。そして井戸の底へ向けたとき、見えたものがよく理解できなかった。

砂利の隙間から、ピンク色の花柄が覗いている。二人の刑事は、懐中電灯の光に浮かび上がったものにじっと目を凝らした。どうやら毛布らしい。まるで繭《まゆ》のように幾《いく》重《え》にも巻きつけられ、井戸の直径にすっぽりとはまり込んでいる。ほとんど隙間もないほどだった。

岩楯は毛布を凝視し、ひっきりなしに毒虫が出入りしている場所へ手を伸ばした。重ねられた毛布のわずかな隙間が虫の通り道であり、遺体までつながっているのだろう。目に入ろうとする汗を肩になすりつけ、岩楯は腕を伸ばして毛布の隙間を力ずくで押し開いた。そこへ鰐川が懐中電灯の光を当てたとき、潰れて変形したような顔が現れて心臓が縮み上がった。

被害者が厚手のビニール袋に密閉され、歪んだ唇がだらしなく半開きになっている。鰐川は懐中電灯を取り落としそうになり、握り締める手に力をこめ直している。そこでようやくわずかな腐敗臭を感知し、岩楯は思い切り舌打ちをした。

「ふざけやがって！」

声を荒らげ、一メートル四方ほどの空間で立ち上がった。

「屋敷はさんざん検分したのにホトケは現場の真下だ！　警察犬が家の前で繰り返し吠えたのは、座敷に飛び散った血の臭いで嗅覚が狂ったせいじゃない！　ホトケの場所を教えてたんじゃねえか！　最初からここにいたってのに、俺らはどこで何をやってたんだよ！」

頭に血がのぼって罵声《ばせい》を張り上げている上司に、鍔川は「応援を要請してきます」と低く告げて座敷を飛び出していく。おそるおそる井戸を覗き込んだ赤堀は思わずあっと声を上げ、よろめきながら後ずさった。

「い、遺体が入ってるそのビニール袋、押入れの棚にあったやつだよ。布団を圧縮してしまうためのもの。す、すごく厚手で、密閉度が高くて……」

すべての鍵は目につくところにあったというわけか。荒々しく息を吐き出し、とにかく落ち着けと自分に言い聞かせた。虫が這いずっている井戸の中をあらためて確認する。

何重にもなったビニール袋に詰められ、毛布の隙間から顔を覗かせているのは遠山正和だ。もはやにこやかな二枚目の面影はない。赤黒く膨張した顔がひどく怒っているようで今にも怒鳴り出しそうだ。

岩楯は、包みの奥を見ようと不自然な体勢で懐中電灯を遺体に近づけた。検証前に遺体を引き出さないほうがいいだろう。が、すぐあることに気づくと同時に背筋に寒気が走った。

「明らかにホトケが少ない……」

岩楯は唖然として語尾をかき消した。

奥はよく見えないが、くるんだ毛布の大きさや井戸の深さからして三人が入っているとは思えない。本当に、身元不明の男がこれをやったのか？　自身の指を切り落とし、ひとりで現場を偽装したのか？　自分たち警察は、そんなことにも気づけなかったのか？　岩楯は信じられない思いだった。虫伝いに出した赤堀の推測が、またひとつ立証されようとしている。被害者のポジションを確保した工作を、あまりにも素直に受け入れてしまっていた。思えば初めからおかしなことばかりだったというのに。

込み上げる怒りを噛み殺しているところへ鰐川が戻り、すぐに応援が到着する旨《むね》を口にした。すると、顔の傷が目に見えて増えている赤堀が泣きそうな声を出した。

「あ、厚手のビニールで何重にも覆われて、それをまた毛布できつくくるんでるから、腐敗はかなり遅れてる。床下の井戸に入れてコンクリートの蓋をして砂利を載せて、これだけ関所が多いと、多少穴があってもハエは到達できないよ。だ、だからわたしも気がつくのが遅れてしまった……やけど虫がずっと前から教えてくれていたのに。ごめん」

「先生が謝ることじゃない。完全にホシにしてやられた。それにしても、ハエどもでも不可能なことがあったんだな」

岩楯が自嘲気味に言うと、昆虫学者は苦しげに頷いた。

「遺体が何かで覆われていれば、昆虫活動はストップする。たとえシーツ一枚だったとしても、かなりの遅れが出るんだよ。でも、大発生したやけど虫だけは違った。シロアリを追って床下に入ったとき、井戸の中身にも勘づいたんだと思う」

この毒虫がこれだけ増えなければ、遠山の遺体は今も発見されずに現場の真下にあり続けた。駆除の目的がない限り、床板を剝がすことはなかったはずだ。こんなときだというのに、岩楯は自然の摂理なるものが頭に浮かんでいた。法医昆虫学は、やはり警察捜査の抜けを補塡《ほてん》してまわる分野だと確信した。赤堀は床下に気づけなかったことを悔いているが、結局はいちばん最初に岩楯をそこへ導いている。

そのとき、彼女は急に顔を上げて岩楯の腕をぎゅっと摑んだ。わずかに唇を震わせ、音を立てて息を吸い込んでいる。

「なんだ、どうした」

「に、二十三年前にやけど虫が大発生した竹の塚の橋爪さんち。あの家も、ここと同じような造りの平屋だった」

とたんに鰐川は手荒にメガネを押し上げ、だれにともなく言葉を出した。

「まさか、あの家の床下にも井戸が……」

岩楯は何も答えずに、汗で曇っているゴーグルを外して暑苦しいマスクを取り去った。

橋爪と遠山の事件は無視できないほど似通っている。だとしても、本当に同一犯の仕業なのか？　岩楯は遠山夫妻のいる井戸のほうへ目を向けた。事件の間隔が開きすぎているうえに、さんざん調べても橋爪と遠山の関係性は何も見えてこない。何より、橋爪は事件後もあの家に住み続けているのだ。いくらなんでも、床下に妻ともうひとりがいることを、二十三年もの間気づかないことがあるだろうか。

しかし……岩楯は止まらない汗を袖口でぬぐった。橋爪自身が事件に関与していれば別だ。

袋詰めにされた遺体と虫の這いずる最悪の空間で、三人は考えを巡らせたまましばらく押し黙った。座敷のやけど虫はそこらじゅうに散見しているが、今となってはほとんどが死骸だ。飛んでいるものもまばらで、一時的な鎮静に成功している。

そうしているうちに、けたたましいサイレンがいくつも聞こえてきた。周囲の犬たちの遠吠えと混じり合い、さっきから感じている不吉な気配を膨らませていく。岩楯は到着した捜査員に状況を説明した。みなの第一声はあり得ないというもので、自分たち同様にショックを隠せないでいる。赤堀はやけど虫の死骸には素手で触らないようにと彼らに念を押し、遺体を引き揚げたあとの現場検証は、虫を完全に駆除したあとでなければ不可能だと強くつけ加えた。

そして三人は、何を言うでもなく捜査車両に足を向けた。今すぐに確認しなければならない。

第五章　救済とエゴイズム

1

竹の塚にあるクヌギの神木は、今日も雄大で生き物たちの拠《よ》り所となっていた。おびただしいほどのセミはもちろん、ホトトギスが涼しげな声を上げ、アゲハは暗緑色の沈んだ景色に色を差している。そんな趣深い場所にあっても、橋爪家はあいかわらず殺風景ですすけていた。刈り取られた雑草が庭のあちこちで干からび、玄関までの乾いた土には無数のアリが巣食っている。今さっき遠山家で主人のむごたらしい亡骸《なきがら》を見たせいか、この家にもただならぬ気配があると考えてしまう。一度頭を切り替えようとむりやり心を鎮めにかかり、岩楯は門柱の前に突っ立っている赤堀を見下ろした。

やけど虫にやられた傷が手のつけようがないほど広がり、軍手をしていたはずの手の甲や首筋にも新たな痕が痛々しく刻まれている。まるでジャングルからたったひとりで生還したようなありさまだ。しかも当然のようにここまでついてきており、それを黙認してしまった岩楯も完全なる規定違反だった。

「先生、あんたのことだからわかってるんだろうが、すぐ医者に診《み》せなくて大丈夫なんだよな？　顔の傷が尋常じゃないが」

岩楯が眉根を寄せると、赤堀は飄々と答えた。

「こないだの薬もまだ残ってるし、医者に行ってもまた同じやつを出されて帰されるだけだからね。時間の無駄だよ」

「よく平然としてられんな。鏡ぐらい見たんだろ？」

「見たよ。でも、今がひどくたって一週間ぐらいで治るんだから問題ないでしょ。なんせまだまだ若いからさ」

にんまりと勝気な笑みを浮かべている昆虫学者は、この程度ではまったく動じる気配がない。男も女も関係なく、普通ならば大騒ぎになるほどの見た目だ。先ほどまで見せていた痛恨の念は完全に封じ込めており、次は絶対に見誤らないと気構えていた。

蒸し暑い市道で首筋の汗をぬぐっているとき、ようやく鰐川が小走りで合流した。すぐさま帳面を開いて黒縁のメガネを押し上げる。

「お待たせしました。班の者と連絡が取れました。ベジタリアン料理教室の宗方氏ですが、息子はまだ家に戻っていませんね。昨夜も部屋の電気は点かなかったそうです」

「今はあの母親がひとりか？」

「いえ、今現在、五人ほど生徒が来ています。全員女性。それで、今後の張り込みはどうしましょう」

「続けてくれ。あとで交代の者を向かわせる」

了解しました、と言った鰐川はすぐにスマートフォンを耳に当てて先方に指示を伝えた。そして三人は橋爪家の敷地に足を進ませる。先日とは違い、座敷の雨戸がすべて閉め切られているところを見ると、またオンラインゲームで昼夜逆転の生活をしているのかもしれない。

玄関までの短い道の途中で、鰐川はたびたび首を傾けて縁の下を窺った。

「床下に井戸は見えませんね」

今度は素早く屈み、左右へ目を走らせてから立ち上がった。

「遠山宅と同じく、井戸の口が地面すれすれの造りなのかもしれません」

「あるいは単なる俺らの思い込みで、井戸なんかどこにもないか」

岩楯は容赦なく肌を灼いてくる陽射しの中を進み、玄関戸に手をかけた。当然のように鍵がかけられている。

「こんにちは、ごめんください」

岩楯は格子戸の外で声をかけた。起きるまでに時間がかかりそうだと思っていたが、やかましいセミの声を縫《ぬ》って「はあい」という間延びした声が屋内から聞こえてきた。ほどなくして玄関戸の向こう側に人影が現れ、建てつけの悪い戸がつっかえながら開かれた。

「突然ですみません、警視庁の岩楯です」

よれよれのランニングを着た橋爪は、家の前に並んでいる奇妙な三人を見て動きを止めた。薄汚れた作業着姿の刑事二人と、前にも増して傷だらけの昆虫学者。いったい何事だという視線を岩楯に送ってよこしたが、とりあえず会釈だけしてやりすごした。男はひどい猫背のままのろのろと一歩踏み出している。

「犯人が見つかったんですか？」

もはや、これが刑事との合言葉になっていた。岩楯はすぐに返した。

「そのことで、今日はちょっとお話をお伺いしたいんですよ」

「そうですか。ええと……」

橋爪はどこか事務的に答え、家に入れることにためらいを見せている。しかし立ち話はできないと察したようで、玄関脇の座敷へどうぞと手を向けた。先に部屋に入って雨戸をけたたましく開けはじめる。

三和土で安全靴を脱いだ瞬間に、残党のやけど虫が這い出してきて岩楯はたじろいだが、鰐川が間髪を容れずに踏み潰してなぜか頷きかけてきた。赤堀との付き合いのなかで虫どもには耐性ができたらしく、そのうえ上司を虫から守る使命感に駆られているようだ。

靴下のゴミを落として家に上がると、客間の窓際には、取り込まれた洗濯物がきちんとたたまれて並んでいた。いたって何気ない日常の光景だが、よれよれのランニングを着た橋爪が、洗濯物にアイロンをかけている姿が想像できなかった。そのぐらい、たたまれた衣類やタオルが場違いなほど美しく整っている。

岩楯の視線に気がついた橋爪は、苦笑いしながら口を開いた。

「すみませんね、満足に片付けもしていなくて」

「いえ、いつも整頓されているので感心していたんですよ。自分は、掃除も洗濯もほとんどの家事が苦手なもので」

「わたしも苦手ですよ。必要に迫られてやってるだけです」

そんなはずはないだろう。岩楯は男を見つめた。いつ訪れても埃ひとつなく、掃除が趣味なのかと思うほど完璧だ。この家の清潔さは謙遜する次元にはない。橋爪はエアコンのスイッチを入れ、テーブルに手をつきながらゆっくりと向かい側に座った。

岩楯は、依然として顔色がすぐれない骨張った男を目で追った。度重なる刑事の訪問に、そっけないながらも快く応対して焦りや怯えのようなものを見せたことがない。事件によって家族がちりぢりになったことを悲嘆していた節はあるが、今は無為に生を消化しているわびしさだけが際立っていた。どこか読めない男なのは間違いないが、やはり、妻を殺して遺体を葬《ほうむ》り去るような非情さは感じられなかった。

岩楯は率直に切り出した。

「橋爪さん。つかぬことをお伺いしますが、お宅に井戸はありますか？」

男は尖ったあごを前に出してきょとんとし、鰐川と赤堀にも視線を送った。

「井戸ですか……。昔、わたしが子どものころは、クヌギの木の辺りに共同の井戸がありましたね。今は残ってないですが」

「橋爪さんの土地に、今現在、井戸はありませんか」

岩楯は表情を変えずに重ねて問うた。彼はわずかに戸惑いを見せはしたものの、地肌の透けている白髪頭を左右に振った。

「うちに井戸はありません。わたしの生まれる前はどうだかわかりませんが、この辺りは割合早くに上下水道が行き渡ったのでね」

「間違いないですね？」

執拗な念押しにも、「ええ」と答えて橋爪は顔色ひとつ変えなかった。

鰐川はメモをとりながら橋爪を注意深く窺っているが、これといって何も見つけられないでいるらしい。そもそも、この男には事件当時に偽装しようがないほど完璧なアリバイがあった。事件の性質上、夫である橋爪は被疑者並みに調べられたのは間違いなく、そのうえでシロと断定されている。が、共犯がいた場合はどうだろうか。岩楯はここまでの道すがら、繰り返しそれを考えている。この場所で発見された血痕は、妻と一緒にいた身元不明の人物のものだけだ。遠山家同様に、捜査の裏をかく偽装工作がおこなわれたのだとしたら……。

岩楯は反応を見るため、核心に触れることにした。

「橋爪さん、実は西荻窪で起きた事件の被害者が発見されました」

「発見された？」

「はい。ここと同じような平屋の日本家屋で、その床下には埋められた古井戸があったんですよ。その中で遺体が発見されたんです」

橋爪はぶるっと体を震わせ、初めて驚きを見せた。伸びかけの無精ヒゲを長々と触り、落ち着きなく目を動かしている。岩楯は先を続けた。

「ご存じのように、西荻窪の事件は、二十三年前にこの場所で起きた手口によく似ています。いや、似ているどころかほぼ同じなんですよ。わたしは同一犯の可能性も捨てきれないと思っています」

「ど、同一犯と言われても、わたしは遠山さんという被害者の方を知らないんです。共通の知人もいなかったと思いますし」

「奥さんと一緒に行方不明になっている身元のわからない女性ですが、心当たりは？」

橋爪は白いぼさぼさの眉尻を下げ、ため息混じりにかぶりを振った。

「当時、妻の交友関係はかなり調べられたと思いますよ。でも、結局わからずじまいだった。妻を恨んでいるような人間もいないようでした。何もわからなかったんです」

警察はさんざん調べたのに、何を今さらと言わんばかりだ。橋爪は、わずかに顔を赤くしながら語気を強めた。

「うちの会社の従業員とか、取引先まで警察は調べていましたよ。わたしは仕事人間でしたから、妻がだれと何をやっていたのか知らなかったんです。友達は多かったと思いますが、だれひとりとして知らないんですよ。妻が消えて、初めてその事実を突きつけられました。本当に、情けない話です」

橋爪は顔をしかめ、吐き捨てるように言った。

確かに、防犯カメラや通信記録からも不審な人物はひとりも挙がらず、顔見知りの人間も、みな信頼できるだけのアリバイがあった。だからこそ、ゆきずりの強盗という線に落ち着いたのだ。自分たちが追っている遠山の事件と同じだった。

岩楯は、橋爪が何かを隠していないかどうかを真剣に見極めた。この男に共犯者がいたとしても、遠山事件との接点がわからない。橋爪が妻を殺して得られるものとはなんだろうか。岩楯は目まぐるしく考えた。まずは女性関係が浮かぶが、事件後に再婚したわけでもなく、妻の保険金が莫大に入ったわけでもない。ひとり娘も養子に出して、孤独に生きる道を選んでいる。仕事人間だった男が軌道に乗っていた会社すらも手放し、妻を失って得られたものはほとんど何もないはずだ。手許にはこの古びた家しか残っていない。

橋爪は、やり場のない憤りを岩楯に向けていた。この気弱そうな男が、だれかに悪意を向けている場面がまるっきり想像できなかった。

糸口が何も見つからず、岩楯は唐突に質問を変えた。

「橋爪さんは菜食主義者ですかね」

「菜食？」と男は不審がるような声を出した。「いや、違いますよ。刺身やら牛丼やらが大好きだし、むしろ野菜が嫌いで栄養が偏ってね。このままではいかんと思ってるんです」

言われてみればそうだった。先日に見た台所には、ごく一般的なレトルト食品が並べられていたではないか。岩楯は、心のなかで注意散漫な自分に毒づいた。考えれば考えるほど深みにはまっていくような気がしている。手っ取り早くケリがつくのは、床下を確認させてもらうことだが……。

考えあぐねて言葉に詰まったとき、勢いよく玄関戸を開ける音と甲高い声がした。

「お父さん！　時間ないからここ置いとくよ！　もう、ホントこんなんじゃダメだから、ちゃんと病院行ってよね！　今すぐ行って！　ねえ、いるんでしょ！」

そう言いながら、座敷の襖がいきなり開かれた。娘の詩織は靴を履いたまま、上がり框に膝をついている。振り返った岩楯とはたと目が合い、ショートカットの彼女は驚いたようにぽかんと口を開けた。

「あ、すみません……靴がいっぱいあると思ったらお客さんだったんですね。いえ、お客さんというか刑事さん」

「おじゃましてます」

岩楯が会釈をすると、詩織も慌てて頭を下げた。そして隣にいる赤堀を見たとたん、ぎょっとしたように目を大きく見開いた。

「あの、顔にひどい傷がいっぱい……大丈夫ですか」

「ああ、お気になさらず。これ、すごく痛そうに見えるけど実はそうでもないんですよ。今のところは」

赤堀は場違いな笑顔で答えている。詩織は不安げに昆虫学者の顔を見まわしていたが、ひと息ついてから父親に目をくれた。

「これ、言われたものは買ってきたけど、もういい加減に病院に行って。市販の薬なんて気休めみたいなものなんだよ」

「ああ、わかったからもう仕事に戻りなさい。今、大事な話をしてるんだから」

橋爪は娘を追い払うように手を振り、刑事たちの顔を素早く窺っている。初めて見せる慌てた様子に、岩楯はおや……と思った。先日、娘のことを話したときは、これといった感情が見えずに心配になったものだが、今は心を乱しているのが手に取るようにわかる。親子関係を見られた気恥ずかしさではないと思われた。

岩楯は、娘が置いたドラッグストアの袋を見ながら橋爪に問うた。

「どこか具合でも悪いんですか？」

「いや、ちょっと怪我してしまって」

わずかに口ごもっている父親を見やり、詩織は呆れたように首を横に振った。

「ちょっとの怪我じゃないみたいなんですよ。治りが悪くて、ここのところいろんな薬を頼まれて買ってきてるんです。この暑いのに、傷を放置してたら化膿するでしょう？　それなのに、医者にも行ってないんですよ」

「詩織、もうわかったから。今日は必ず行くよ」

橋爪は娘のぼやきを遮り、重い腰を上げて玄関へ向かった。病院へ行くほどひどい怪我をしているような素振りはなかったし、娘に弱い父親というには、ごまかしようのない緊張感が漂っている。父親が戸口に置かれた袋を取り上げるなり、詩織は伸び上がって耳打ちをした。

「お父さん、お客さんにお茶ぐらい出しなよ」

「うん」と返事をしながら橋爪はちらりと後ろを振り返った。娘が来てから、驚くほど挙動不審でうわついている。

「じゃあ、わたし行くね」

病院へ行くように再び念を押した詩織は、座敷に向けて会釈をしてから忙しなく出ていった。娘と父親のやり取りを見つめていた赤堀は、切ないような懐かしむような、摑みどころのない表情を浮かべている。そして何を思ったのか急に立ち上がり、台所へ向かう橋爪を追いかけた。

「橋爪さん、おかまいなく。でも、お茶をいただけるんならお手伝いしますよ」

「ああ、ええと、すみませんね」

男はありがたた迷惑を声ににじませ、台所へ入っていった。

「どこを怪我されたんですか」

台所から赤堀の声が流れてくる。

「脚ですよ。庭の草刈りをやっていたら、鎌《かま》でかすってしまってね」

「それは雑菌が入ったらたいへんですよ。よろしければ消毒しますけど」

「いや、いや、大丈夫です。医者に行ってきますよ。わたしより、あなたは自分の顔の傷を心配したほうがいいですね」

至極もっともなことを言われている。赤堀はひとりでべらべらと喋り、何がおもしろいのか笑いながら給仕を手伝っている。しばらくして台所から疲れた様子の橋爪が顔を出し、すぐあとに続いてお盆を持った赤堀が姿を現した。

その瞬間、昆虫学者が目に見えるほど体を震わせて、座敷の戸口で急ブレーキをかけたように立ち止まった。廊下の奥へ目を向け、お盆を抱えたまま顔を強張らせている。

2

赤堀は傷だらけの顔を横に向けたまま口を開いた。

「あの、橋爪さん……」

「奥の部屋にだれかいます？」

「ええ？」と反問した橋爪は思いがけずに声が裏返り、咄嗟に何度も咳払いをしている。赤堀は橋爪に視線を戻して、おっかなびっくり言った。

「今、奥の暗い部屋からだれかが覗いた気がしたんだけど……すごく白い顔が」

場に一瞬だけ静寂が訪れ、すぐに外で鳴くセミの声が主導権を取り戻した。薄気味悪いことこのうえないが、橋爪だけは真顔のまま棒立ちになっている。

「大丈夫ですか」

岩楯が突っ立っている男を見上げると、橋爪は筋張った喉をごくりと鳴らして過剰なほど何度も首を縦に振った。

「だ、だいじょうぶです、ちょっと驚いてしまって。なんだか怖いなあ」

わずかだが明るい声を出して笑ったところを、岩楯は初めて目の当たりにした。同時に、強烈な違和感が全身を駆け抜けていった。

「橋爪さん、奥の部屋にはだれもいないんですよね？」

「ええ、いませんよ。やめてくださいい刑事さんまで。古い家だし本当に怖いから」

視線をさまよわせて口許をほころばせ、橋爪はテーブルに手をつきながらもといた場所に座った。しかし指先が震えているのを見て、岩楯は入れ替わりに腰を上げた。

「すみませんが、部屋を見せてもらいます。まさかとは思いますが、だれかが侵入していたらたいへんですから」

「いや、大丈夫です。本当にだれもいませんよ。部屋はゴミだらけで汚れているし、とても人さまに見せられるような状態では」

「潔癖なほどのきれい好きに見えますが、なぜ奥座敷だけゴミだらけなんです？」

とてつもなくいやな予感が背筋を這いまわっている。口ごもっていた橋爪が顔を上げたとき、戸口を見て驚きのあまり目を丸くした。

「あ！　ちょっと、あなた！」

お盆を持ったまま廊下の奥へ足を向けようとしている赤堀を追い、橋爪はよろめきながらも敏速に立ち上がった。

「そっちへ行かないで！　困るんですよ！」

橋爪が、今までに聞いたこともないような大声を張り上げている。岩楯と鰐川も立ち上がりかけたそのとき、今度は派手に瀬戸物が割れるような音に続いて赤堀の声が反響し、二人の刑事は橋爪を押しのけて廊下へ躍り出た。しかし、状況があまりにも一変しており、見たものを理解するのに時間を要するほどだった。

陽の光が入らない真っ暗な廊下の奥で、何者かが赤堀を羽交い締めにしている。人間か？　そんな馬鹿な考えが頭をよぎるほど蒼白くて生気がない。極度に痩せていて上背があり、骨の浮いた棒きれのような細い腕を赤堀に絡ませていた。手には錆の浮いた鎌が握られ、だらりと脇に落としている。

「だれだおまえ」

岩楯は抑揚なくそう言った。暗闇に浮かぶ能面のような白い顔に目を据える。背後では鰐川が息を呑み込み、応援要請をしようとポケットからスマートフォンを引き出した。しかし、岩楯が手を上げてすぐにそれを制した。

今、この男を刺激しないほうがいい。岩楯は亡霊のようにたたずむ人間から目を離さなかった。見るからに正気を欠いている。岩楯は頬骨の張り出した小さな顔には白髪混じりの髪がまとわりつき、若いのか年老いているのか、それすら想像させないほど憔悴《しょうすい》しきっていた。赤堀にまわした左手には何重にも包帯が巻かれ、右手にぶら下げている鎌の刃先を微かに震わせている。

そこへ橋爪が転がるように飛び出してきて、驚愕のあまり口をぱくぱくと動かした。

「な、何をやってるんだ！　その人を放しなさい！　や、大和！　落ち着くんだよ！」

「大和？」

岩楯が反芻すると、鰐川が驚いたような面持ちで即座に返してきた。

「まさか宗方大和？　今、行方を追っている料理教室の息子かと思われます」

なぜそんなやつがここにいる。赤堀は体に巻きついている男の腕を摑み、必死に引き剝がそうともがいている。岩楯は彼女に動くなと目で伝え、割れた茶器が散らばった廊下に一歩踏み出した。

「とにかく話を聞くから、彼女を放せ。きみは宗方大和くんか？」

男は震える息を細く吐き出し、見開かれた血走った目をしきりに動かしている。この男が宗方君江の息子だとすれば、年齢は二十七歳だったはずだ。しかし、目の前の男に若さの輝きは皆無で、ひどくよどんだ瞳をしている。風体《ふうてい》にいたっては、まるで病床に着いている痩せ細った老人だった。手に巻かれた包帯には、うっすらと血がにじんでいた。

「その左手はどうした」

岩楯が感情を見せずに問うと、大和は一瞬だけ包帯の巻かれた手に目をやった。

「さっさと医者に行って治療しないと、左手ごと失うことになるぞ。俺が何を言ってるのかわかるよな」

大和はわずかに息を上げ、そわそわとしながら岩楯を睨みつけた。

みずからの小指を切り落とし、事件の被害者をよそおって捜査網をすり抜けた男。状況から死体遺棄を疑わないであろう警察捜査を逆手に取って、遠山夫妻の遺体を床下に残した悪巧者《あくこうしゃ》だ。もっとも、完全犯罪をもくろんだわけではなく、すべては自分が逃げきるための時間稼ぎにすぎなかったはずだ。その恐れ知らずで大胆な偽装工作に、捜査陣はまんまと振りまわされていたとは。

男は赤堀の体に手をまわしたまま、岩楯と無言の睨み合いを続けていた。しかし先ほどから落ち着きがなく、目の前の刑事よりも羽交い締めにしている赤堀をやけに気にしている。忙しなく岩楯と赤堀に視線を走らせていたが、やがて低くてか細い声を出した。

「着てるものは、ぜ、全部植物性か？」

「え？　なんて言ったの？」

赤堀が振り返って反問すると、男はじれったそうに声を絞り出した。

「動物性の何かを身につけているか？」

大和は赤堀に触れることに恐怖心を見せ、まわした腕を微妙に浮かせている。その普通ではない状況を目の当たりにして、岩楯は歪んだ菜食原理主義というものを瞬く間に理解した。ケーキに含まれた蚕沙《さんさ》という動物由来の色素に憤慨し、遠山夫妻を滅多刺しにしたという赤堀の説には懐疑的だった。しかし目の前の男には、それが殺意に直結する素振りが確かにある。動物性のものへの拒否感がすさまじい。

赤堀は肩越しに振り返ってじっと大和の顔を見つめ、動物性のものは持っていないと静かに言葉に出した。そのとき、何を思ったのか橋爪が急に前に飛び出そうとしてたちまち鰐川に拘束された。今まで一度も見せたことのない激しさで、刑事から逃れようと身をよじらせている。鰐川が脇の下に腕を入れて背後からがっちりと動きを封じたとき、橋爪は人が変わったかのような重みのある声を出した。

「大和、とにかくその人を放しなさい。もう、どうにもならないところまできたんだよ。一回、冷静になろう。おまえはまだやり直せる。助けてくれる人もいるんだ」

岩楯はちらりと後ろを振り返った。橋爪は毅然としており、目の前の男を抑えることができるという自信の一端を見せている。

橋爪は、大きく息を吸い込んで腹の底から声を張った。

「大丈夫だ。必ずやり直せる」

「やり直せる？」

大和は、絶え間なく赤堀を気にしながらかすれた声を発した。外で鳴くセミの声に消されてしまいそうなほど小さかった。

「何言ってんの。助けてくれる人はもういない。し、信じてた人に裏切られたんだ。あり得ないほどひどいことをされた。やり直せるわけがない。もう全部が終わってる」

「それは何回も言っただろう？　いろんな不幸が重なった結果だ。助けてくれる人はいる。おまえは悪くないんだ」

「わ、悪くないわけがない」

男は身じろぎを繰り返し、赤堀を意識しながら声を出した。

「人を殺して僕の人生は完全に終わった。もうこの世にいる意味もなくなった。あ、あんたはおかしすぎる。いったいこれの何が大丈夫なんだよ」

大和の苦悩が聞こえていないかのように、橋爪はマニュアルにありそうな説得を続けた。

「よく聞きなさい。おまえはまだ大丈夫なんだ。落ち着いてじっくり話そう」

「もう黙ってくれ！　頭の中が余計に混乱する！」

大和は急に大声を上げたせいで咳き込んだ。この青年とどういう関係なのかは知らないが、岩楯は次の説得に移ろうとしている橋爪に目を据えて黙らせた。とたんに大和は、赤堀を手荒に引き寄せて身構えた。

岩楯は痩せぎすの青年とあらためて目を合わせ、初めに感じた印象を次々に書き換えていった。橋爪との短いやり取りや偏執《へんしつ》的な挙動から、この男がたったひとりで殺人現場を工作したとは思えなくなったからだ。発せられた言葉はどれも途方に暮れる幼い子どものようでもあり、感情をまるっきり制御できていない。対して、あの現場は冷徹で計算高くなければ作り得ず、目の前の大和との乖離《かいり》がありすぎる。まさか、主犯は橋爪なのか？

後先が考えられないほど混乱している大和に、岩楯は淡々と声をかけた。

「おまえはどうしたいんだ」

男は何かを言おうとしたが、口をぎゅっとつぐんで赤堀にしがみついた。しかしすぐにはっとして、中途半端にまた突き放す。どうしても赤堀と接触していることが耐えられないらしく、身につけている服や髪に目を這わせては、触れてもよいのかどうかを執拗に確認しているようだった。彼女はそんな大和を振り返って、小声でしきりに何かを諭していた。

この状況を長引かせたとして、説得に耳を傾ける余地はあるだろうか。岩楯はいたましささえにじませる大和を窺った。弱々しく怯えているとはいえ、突発的に何をしでかしてもおかしくないのは遠山の現場を見ればわかることだ。その前になんとかしなければならない。

強引に接近するべきかどうかを真剣に見極めようとしているとき、また橋爪が神経を逆撫でするような声を張り上げた。

「大和、おまえは悪くないんだぞ！」

「そんなわけあるかよ。あんたはちょっと黙ってくれ」

呪文のように殺人者を肯定する橋爪を睨みつけ、岩楯はじりじりと大和との距離を詰めにかかった。大股であと三歩踏み出せば届く。男と目を合わせたまま無言の駆け引きを続け、落ち着きを意識しながら言い渡した。

「いいか、よく聞け。おまえは悪くないわけがない。承知してるだろうが、大丈夫でもない。だが、この世にいる意味はある。生きてやったことの重さを嚙み締めろ」

裏がない岩楯の言葉に、大和は身震いをした。

「現実を受け入れて、自分の口でちゃんと説明するんだ。もう逃げるなよ」

「む、無理です。僕にはもう、なんの希望もないんです……」

大和は急に涙をこぼしてTシャツの袖でぬぐった。突然の素直さに、岩楯は緊張が途切れて肩すかしを食らった気持ちになった。ますます、あの凄惨な現場を作った当人とは思えない。見知らぬ刑事に対して敵意を抱くでもなく、自身ではどうにもできない部分に翻弄《ほんろう》されているだけだ。不覚にも岩楯は、残酷な殺人者を不憫《ふびん》だと思っていた。

岩楯は気持ちを落ち着けるように大きく息を吸い、あらためて大和に問うた。

「なんで遠山を殺したんだ」

青年は唇を嚙んで苦しそうにし、錆びた鎌の柄をぎゅっと握り締めた。

「だ、だって、笑いながらひどいことをして……」

「ひどいこと？」

大和は思い出しただけでも息苦しくなるようで、しばらく肩を上下させながら荒い呼吸を繰り返した。

「お、おまえが今食べたケーキには、動物性の材料が使われている……。し、知らなければ平気で食べられるんだから、もう異常な菜食はやめられるだろう。これはショック療法だ。もうおかしな思想を捨てろ。このままでは、しょ、将来就職もできないし結婚もできないぞ……一人前になれないぞ、まともに生きていけないぞ」

「それを遠山が言ったのか？」

大和は泣きながら何度も首を縦に振った。岩楯は舌打ちが抑えられなかった。大和の暮らしぶりがほとんどカルトだったとしても、精神の支柱になっている思想を軽んじていいはずがない。単なる好き嫌いとはわけが違うのだから、安直な荒療治でどうにかなるものでもないことに、遠山は思い至らなかったというのか。訊き込みで得た彼らの情報を次々に思い出し、岩楯はどうしようもなく苦い気持ちが込み上げた。結局遠山夫妻は苦しむ者の集まりを見つけてはずかずかと入っていき、中途半端に投げ出して煙《けむ》たがられていただけではないか。

大和は遠山夫妻を殺したことよりも、自分を汚されたことに激しく怒り、そして絶望している。赤堀は打ちひしがれている青年の腕をぽんぽんと叩き、静かに口を開いた。

「きみの希望は何？」

突然の質問に男は少しだけ考える間を取り、聞き取れないぐらいの小声で言った。

「……困ってる人にかかわる仕事をすること」

「そっか。でもそれ、これからだってできることだよ」

男は顔をしかめて激しくかぶりを振った。

「で、できない。できる気がしない。自分のことも満足にできないのに、人をどうこうできるわけがない。人殺しの僕には、もうなんの希望もない」

「まずきみは現実を見て。今はそれをするときだよ。それに、希望はいろんな形に姿を変えるから、これからだってじゅうぶんに見つけられる」

大和はあくまでも首を横に振って、わずかでも赤堀を解放する気配を見せない。岩楯は、心が荒んだ男から目を離さなかった。こういうゼロか百かの人間は、人を巻き込んで不幸な道を走りがちだ。感情があふれたときは簡単に自分を見失うし、理性的な手段をはなから選ぼうとはしない。しかしそれは、大和の育った環境が人生に大きな影を落としているからだった。彼だけでは、どうにもできないところまできてしまっている。赤堀は話せばわかると考えているようだが、岩楯はまったくそう思ってはいなかった。感情のスイッチが切り替わったとき、大和には自分を抑える術がない。

そのとき、岩楯の後ろでスマートフォンが着信音を鳴らしはじめた。鰐川の電話だ。長々とベルが鳴ってからぷつりと途切れ、今度は岩楯のポケットの中の電話が振動しはじめる。遠山宅の現場からの報告だろうか。そろそろ遺体が引き揚げられたころだ。岩楯の胸ポケットで振動音が消えると、再びセミの声が耳につきはじめた。

「とにかく、その鎌をこっちへよこせ。いつまでもそのままではいられないだろう。人質を取っても、おまえの状況が悪くなるだけだ」

「こ、これ以上、悪い状況なんてない」

「わかってんだったら、さっさと彼女を放せ。おまえの話はそれから聞く」

大和は身じろぎを繰り返して岩楯と目を合わせ、半ば抱え込んでいる赤堀に目を落とした。その瞬間、目の色がさっと激変したのがわかって岩楯は身構えた。男は過呼吸になりそうなほど荒い息を吐きはじめ、目に見えて全身を強張らせている。

「うそつき。う、うそつきだ……」

赤堀が振り返るよりも先に、大和は包帯の巻かれた手で彼女の左腕を鷲摑みにした。

「と、時計！」

「え？　時計が何？」

「ベルトが革だ！　動物性だろ！　あ、あんたは動物性のものを持ってないって言ったろう！　なんでうそつくんだよ！」

「ま、待って。ごめん、忘れてた。すぐに外すから」

赤堀は急いで時計に手をやったが、大和は無造作にそれを振り払って怒りを爆発させようとしている。まずい。岩楯はもはや後先を考えずに突っ込んでいった。が、真っ暗な奥座敷から影のような何かが飛び出してきて心臓が縮み上がった。いったい何が起きた？　一瞬、頭が空白に支配されて思考が途切れそうになった。いきなり姿を現した者は鎌を持った大和の腕を摑み、白髪だらけの長い髪を振り乱しているではないか。

岩楯は混乱のなかで目を凝らし、そして啞然とした。

「うそだろ……遠山亜佐子か？」

鰐川が背後でおかしな声を上げ、張り詰めていた場の空気が断ち切られた。そのとき、大和は右腕にしがみついている貧相な女を乱暴に突き飛ばした。体勢を崩した亜佐子は廊下でたたらを踏み、すぐ目の前にいた岩楯に真正面からぶつかってくる。舌打ちしながら亜佐子をどかしたときには、人相が激変している大和が錆だらけの鎌を頭の上まで振り上げているところだった。

岩楯と鰐川が同時に怒鳴り声を上げた。橋爪と亜佐子が絶叫した。しかし、湾曲した茶色い刃は止まることなく、空を切って赤堀の胸のあたりに沈められた。

赤い色がぱっと飛び散り、岩楯の目の前で煙のようにゆっくりと漂った。手を伸ばす間もなかった。亜佐子が金切り声を上げ続け、岩楯の頭の中をひっかきまわした。目の前では、男が立て続けに鎌を高々と上げている。赤堀が胸を押さえて膝をついたのと同時に岩楯は飛び出した。もう、何も考えてはいなかった。彼女の背中に向けて振り下ろされた刃を、すんでのところで左腕で受け止めた。

すさまじい衝撃と痛み……。しかしそのままの勢いで男に頭突きをくらわせ、よろめいたところを力まかせに蹴り飛ばす。大和は吹っ飛ばされて盛大にひっくり返り、岩楯は鎌を持った右手を思い切り踏みつけた。

岩楯の腕からは熱い血が流れ出している。緊張と恐怖で息が上がり、小刻みに全身が震えていた。

「赤堀！」

ようやく声を絞り出したところに鰐川が滑り込んできて、大和の腕をひねり上げて後ろ手にがっちりと手錠をかける。岩楯はうずくまっている赤堀の肩に手をやり、上体をやや起こした。とたんに、おびただしいほどの赤がどっと床にぶちまけられて広がり、岩楯の全身の血の気が一度に引いたような気がした。

「鰐川！　救急車！　早く！」

岩楯は声を張り上げた。しかし鰐川の冷静さは完全に崩壊し、聞いたこともないような声で叫びまくっていた。

「赤堀先生！　しっかりしてください！　赤堀先生！」

「鰐川！　さっさと救急車を呼べ！」

岩楯は半ば泣いている鰐川を怒鳴りつけた。

赤堀は首のあたりまで鮮やかな紅に染まり、白くなった顔には汗がにじんでいる。どう見ても命にかかわる出血量だ。どうすればいい、どうすれば助けられる？　手のつけようがないほどひどい状況のなかで、岩楯はなんとか止血をしようとした。そのとき、赤堀が大きく息を吸い込みながらかすれた声を出した。

「こ……」

「いいから喋るな」

最後の言葉を託すつもりなら、そんなものを聞く気はない。岩楯は唇を噛み締めた。

「……岩楯刑事」

赤堀は見るに堪えないほど真っ赤に染まったダンガリーシャツの胸ポケットに手をやり、尖った何かを取り出した。よく見れば、それは真っ二つに割れた平たい瓶だった。

「コ、コチニール色素」

「は？」

「これ、カイガラムシから採ったから、証拠品として鑑識さんに渡してもらおうと思ったの。ポケットに入れてたの忘れてた……」

「これは血じゃないのか？」

語尾にかぶせながら問うと、赤堀はこくりと頷いた。岩楯はその場に崩れ落ちそうだった。真っ青になった鰐川は、耳に当てていたスマートフォンを取り落として本格的に泣きはじめている。

「怪我は？」

赤堀は虫から抽出した色素で真っ赤になった胸のあたりを触り、首を横に振った。

「大丈夫みたい。あの鎌、錆びててぼろぼろだったから」

岩楯もまともに刃を受けた腕に目を向けたが、蒼い痣になった程度ですでに出血は止まっている。今になって全身から汗が噴き出し、背中に幾筋も流れ落ちていくのがわかった。岩楯は顔を袖でぬぐい、狭い廊下にたたずんでいる人間を順繰りに見ていった。力尽きたように呆然と横たわる大和と、苦しげにうなだれている橋爪、そしてどこか吹っ切れたような顔をしている女だ。

「あんたは遠山亜佐子だよな」

岩楯が目を合わせて念を押すと、彼女は出し抜けに正座して手をつき、頭を深々と下げた。

「申し訳ありません、お手数をおかけしました」

焦りや恐怖の見えない、場違いなほどかしこまった様子に岩楯はたじろいだ。不気味なほど自然体すぎる。そこにはなんらかの意志があった。応援要請をしはじめた鰐川の声を耳に入れながら、岩楯はまるで死の淵から蘇ったような女からしばらく目が離せなかった。

3

救急隊員に腕の手当てをしてもらったあと、岩楯は捜査車両に詰めていた。隣には消沈した様子の橋爪が収まり、助手席では鰐川が帳面を広げている。先ほどから橋爪は、岩楯の問いにすべて無言を貫いていた。黙秘というより、ほかに気を取られてまるで集中ができない状態だ。しかし、それも相棒のスマートフォンが着信音を響かせるまでだった。橋爪は怯えた表情を浮かべてがばっと顔を撥ね上げた。

鰐川は耳に当てたスマートフォンに相槌だけを返し、通話を終了して後部座席を振り返った。

「たった今、橋爪宅の床下から白骨化した遺体が発見されたそうです」

隣に座る男は両手を握り締めて体を強張らせ、顔からはみるみる血の気が引いていく。岩楯は今しばらく橋爪に考える時間を与え、状況が飲み込めたのを見てから口を開いた。

「さて、橋爪さん。順序立てて話しましょう。まず、おたくの床下から発見された遺体はだれですか」

彼は目をぎゅっとつむって歯を食いしばっていたが、やがて心を決したようにかすれた声を出した。

「……妻です。わ、わたしが殺しました」

「二十三年前に行方不明になっていた奥さんで間違いないですね？」

橋爪は首が落ちそうなほどがっくりと頷いた。

「当時、あなたには完璧なアリバイがあった。そのあたりはどう説明するんです？」

「ア、アリバイのことはよくわかりません。夜中に帰宅して、ちょっとしたことで妻と口論になりました。それでかっとして刺してしまったんです」

岩楯は、頰がこけた男の横顔を見つめてため息を吐き出した。腕の傷が熱をもちはじめ、ひっきりなしにじくじくと痛んでしようがない。

「橋爪さん、いいですか？　事件当日、あなたは会社の忘年会のあとにタクシーで家まで帰宅している。その五、六時間前に、奥さんの足の指が切断されたのは法医学的に裏付けられているんですよ。つまり、あなたが奥さんを刺したのなら、会社の従業員からタクシーの運転手まで、全員がうそをついて口裏を合わせていることになる」

男はシートの上で身じろぎをし、苦しげにシャツの裾を握った。この男が殺していないのは明らかだが、一切の罪をかぶる決意が仄《ほの》見える。

岩楯は、橋爪に考える時間を与えないまま先を続けた。

「二十三年前の事件と西荻窪で起きた遠山の事件。この二つは、あなたを介して完全につながった。なんせ、今回の被疑者を橋爪さんがかくまっていたんですからね。そのうえ、被害者だったはずの人間も生きていた。とりあえず、そのあたりのことは一旦置いておきます。橋爪さん、あなたは奥さんを殺しましたか？」

橋爪の血管の浮いた細い腕には、びっしりと鳥肌が立っている。助手席からじっと自分を窺っている鰐川に今初めて気づいたとでもいうように、男はいたたまれない様子で顔を背けた。大勢の捜査員が行き交う市道へ目を泳がせたが、今度はぶるっと体を震わせて頭を抱え込んでいる。事の大きさを目の当たりにし、怯えが走っているらしい。

そのとき、捜査員の間を縫うようにして、一直線に駆けてくる者が目に入った。埃っぽい空気を蹴散らし、警官に止められても全力で振り払っている。白いシャツに黒いタイトスカートを穿いた娘の詩織だった。汗を弾けさせて、悲痛な面持ちのまま迷うことなく車に近づいてきた。

「お父さん！」

声を上げた彼女は車の窓にどしんと手をついた。

「何があったの！　どういうことなの！　ねえ、お父さん！」

車のドアを開けようとしている詩織を、外にいた捜査員が慌てて制止した。そのまま捜査車両から引き離そうとしたが、詩織は振り返って「お父さん！」と悲鳴にも似た声を上げている。橋爪は唇を嚙み締めて耳を塞ぐような恰好をし、深いシワの刻まれた顔を岩楯に向けた。

「け、刑事さん。これだけは教えてください」

「なんですか」

「この事件が報道されて、テレビのリポーターみたいな連中が娘に近づくことはないでしょうか。橋爪の籍から抜けていても、そこまで調べて訪ねることはあるんでしょうか。む、娘の職場に行ったり寮に押しかけたり、罪のない人間の人生を潰すようなことをするんでしょうか。ねえ、刑事さん！　どうなんですか！」

橋爪は、岩楯の作業着を摑んで揺さぶった。娘に対する情の部分を、初めてあらわにしている。当時からこの事態を見据え、娘の籍を抜いて守ろうとしていたのか。それを愛情などとは呼びたくないが、「自分はいつどうなるかわからない」と言っていたうつろな橋爪を思い出し、岩楯はなんともいえず暗澹《あんたん》たる気持ちになった。

男は何も言わない刑事を責め立てるように見つめ、急に背を向けて別の車に乗せられた娘を必死に探しはじめた。しばらくおろおろと外を窺っていたが、どうにもできない不甲斐なさに憤って自身の膝を拳で叩いた。娘の顔を見たことで、心の中の糸が切れてしまったようだった。やがては座席にだらりと背中を投げ出し、車の天井を眺めながら低い声を発した。

「……わたしは妻を殺してはいません。あの日、帰ってきたら座敷で血まみれになっていたんです。その横では、大怪我をした女が半狂乱で泣いていました」

「女？」

岩楯が繰り返すと、橋爪は蒼白になった顔を向けてきた。

「君江です……宗方君江」

料理教室の女か。鰐川は眉間にシワを寄せ、ノートにペンを走らせた。

「もう三十年ぐらい前に、ある講演会で彼女と知り合いました。お互いにすぐ意気投合して、長いこと……ふ、不倫関係だったんです」

橋爪は恥じるように告白し、目頭を強く指で押した。

「当時のわたしは羽振りもよくて、人間的にもどうかしていました。会社もおもしろいように大きくなっていったし、完全に思い上がっていたんです。君江も結婚していましたが、互いに別れて一緒になろうと約束していました」

橋爪は細く息を吐き出した。

「でも、わたしは初めから妻と離婚する気はありませんでした。君江とは単なる遊びで、口では別れると言いながらも、ずるずると関係を引き延ばしていたんですよ」

「まあ、そこらでよく聞く話ですね」

岩楯が感情をこめずに言うと、橋爪は苦しげに頷いた。

「自分が最低の人間なのはわかっています。でも、君江は宣言通りに離婚してしまった。わ、わたしは追い込まれました。一刻も早く君江と別れなければ、家庭も会社も全部駄目になる。今まで苦労して築いてきたものが崩れてしまう。でも、彼女は本気だったんです。慰謝料を支払うと言っても聞いてくれなくて」

「ツケがまわってきただけでしょうに」

「そ、そうです。わたしは八方塞がりでした。いくら話し合っても平行線で、どうしようもなくなって、いっそ弁護士の先生にすべてをお願いしようとしていたんですよ。あれが起きたのはそんなときです」

橋爪は早口になり、急くように先を続けた。

「君江は、わたしに娘が生まれたことを知ってしまったんです。妻には愛情もなくて別れたいと口では言いながら、一年も前に子どもが生まれていた。それがきっかけになって君江は爆発しました。あの夜、自宅まで押しかけてきたんです。わたしとの関係を暴露して、妻に直接、離婚を迫ったんですよ」

手のつけようがないほどの修羅場だ。夫の留守中に愛人が押しかけてくるなど、妻にしてみれば不意打ちだしプライドも木っ端《こっぱ》微塵だろう。そこから先を想像するのは難しくなかった。興奮状態に陥った二人の女が揉み合い、君江が危害を加えたのだ。

橋爪はがっくりと頭を垂れ、膝の上で拳を固く握った。

「夜ふけに帰ったら座敷が血まみれでした。君江は妻の反撃に遭って、左足の指を二本失って、背中にも深い傷を負っていたんです。相当揉み合ったらしくて、二人ともひどい状態でした。君江は、殺す気なんてなかったんだと思います」

男はごくりと喉を鳴らした。

「それなのに、君江は妻の足の指も切り落としていて、泣きながら笑ってるんですよ。邪魔者は消えたから、これでようやく一緒になれるって。妻の遺体をどこかに埋めて、強盗が入ったように見せかければいいと。だ、だから、妻を床下の古井戸に隠したんです」

「ちょっと待った」

岩楯は悲劇的な話を遮った。

「あなたは宗方君江に愛情をもっていないし、手切れ金を渡しても別れたがっていた。妻を手にかけた女をかばいだてする必要はなかったはずだ。ましてや、殺人に加担してまで女を逃がした。なぜです？」

岩楯の追及に、橋爪は顔をこすり上げてぽつりと言った。

「大和は、わたしの息子なんですよ」

「なんだって？」

助手席で鰐川が帳面から顔を上げ、息を呑み込んだのがわかった。岩楯は言葉を失い、冴えない顔色の男を見つめた。ここで二つの事件は完全につながってくるのか……。

橋爪は刑事たちの顔をまともに見られないとでもいうように、うつむいたままぼそぼそと喋った。

「わたしは君江に愛情なんてなかった。でも、息子から母親を取り上げることはできなかった。だから、妻を遺棄したんです」

「あんたは何を言ってるんだ。その女は、一歳になったばかりの娘から母親を取り上げたんだぞ？」

岩楯は思わず声を荒らげたが、橋爪は小さく首を横に振っただけだった。

「娘には温厚で頼れる祖父母がいた。安心して託すことができる。でも、息子にはだれもいない。君江は天涯孤独の身で、別れた夫は早々に再婚しているんですよ。君江が逮捕されれば、大和が施設へいくことは確実だった」

「だからなんだ。施設よりも人殺しの母親のほうがましだと？」

「違う、違うんです。事はそんなに単純じゃない」

橋爪は苛ついている岩楯と目を合わせ、じれったそうに指をもじもじと動かした。

「君江は息子を完全菜食で育てていました。動物性の一切を悪だと教えて、身のまわりから徹底的に排除していたんです。刑事さんも見たでしょう？　極端すぎるそれは一種の洗脳と同じで、大和は動物性のものに触るのすら怖がるようになっていた。成長期に必要な栄養が足りなかっただろうし、思考にも影響が出たとわたしは思っています」

「それはもう虐待の域だ。それこそ、母親から引き離すべきだった」

「でも、当時は母親から離したら、息子は死んでしまうんじゃないかと思ったんですよ。まだ小さかった大和は母親にべったりで、信じられるのは母親の言葉と母親が用意するものだけ。それを急に奪ったら、まともになれたんでしょうか」

「そんな話をしてるんじゃない。息子の状態がどうあれ、異常性のある母親に委ねていいわけがないってことをあんたはわからないのか？　不幸が続くだけだろうが。ましてや人を殺してるんだぞ」

橋爪は眉根を寄せて縮こまり、額ににじんだ汗を手の甲でぬぐった。

二十三年前、この男がまともな対応をしていれば、連鎖している不幸は断ち切れたかもしれない。母親から離された大和には別の道が用意され、出口の見えない苦しみに蝕《むしば》まれることもなかったのではないか……。しかし、現実は非情だ。さまざまな人間を巻き込んで不幸は手に負えないほど大きくなっていった。

橋爪の言葉を黙々と書き取っている鰐川は、自制心を総動員して気を鎮めているように見えた。岩楯は今さら後悔に苛《さいな》まれている橋爪を眺め、抑揚なく質問を再開した。

「二十三年前、あなたは宗方君江と現場の偽装工作をした。床下の井戸に遺棄するというのは、もちろんあなたが主導しましたよね？」

橋爪は寒いとでもいうように、骨張った腕をこすり上げた。

「き、君江は、車でどこかへ運ぼうと言っていました。でも、わたしの家に続く市道は細くて車の乗り入れができません。この先にある駐車場まで妻を運ぶのは危険だと思いました。だから、わたししか知らない床下の井戸に隠したんです」

「だが、外へ運び出したような工作もした。初動捜査で警察犬が出ているが、例の神木と家の往復しかしなかった。車で運び去られたように見せるために、わざわざ道に血痕まで残したわけですよ。で、その応用を遠山の家でもやった」

橋爪はもはや顔を上げられず、うつむいたまま口を動かした。

「昔の家は、井戸を埋めてその上に建てているものも多い。つ、妻をビニール袋に入れて、何枚も重ねて、その上から毛布や布団で頑丈にくるみました。繭《まゆ》みたいに。け、警察が縁の下の砂利を掘って確かめない限り、そこに井戸があることを知るのはわたしだけです。古い間取り図にも載っていません」

「発生した虫だけが、井戸の存在を示していたと」

岩楯は言った。

「なぜ今まで、井戸から遺体をよそへ移さなかったんです？」

「つ、妻がかわいそうでそれはできなかった。死ぬまで一緒にいようと決めたんです。君江には、家にあった金をやりました。そうすれば強盗にも見せかけられる。再婚すれば警察に疑われるから、一生、別々に暮らすことに決めたんです」

「至れり尽くせりですね。警察を煙《けむ》に巻くことにも成功して、あとは静かに暮らしていれば迷宮入り。でも、あなたの息子が事件を起こした」

岩楯が語気を強めると、橋爪は痛みに耐えるように胸のあたりを手で押さえた。宗方君江の資金源は橋爪であり、おそらく今も生活の面倒をみているのだろうと思われる。

「大和は、遠山さん夫妻を慕っていた。あの二人は、母親との歪んだ関係性から息子を救い出そうとしていました。父親のわたしが思っていてもできなかったことなのに、なんの関係もないあの二人が真剣に向き合ってくれたんですよ。でも、遠山さんは大和の菜食主義を軽く考えていた。ただの偏食ぐらいに思っていた」

橋爪は初めて涙を見せ、手の甲で目許をごしごしとこすった。

「や、大和は、自分と同じような苦しみを背負った人を救いたいと言っていた。初めて夢ができたと喜んでいましたよ。ただ、どうしても母親の支配からは逃げられなかった。動物性のものは悪だと、それだけは変わらず言い続けていましたから」

常軌を逸する菜食思想が事件を生んでいる。しかし、遠山亜佐子の立ち位置がわからない。岩楯は率直に問うた。

「遠山亜佐子とはどういう関係ですか」

橋爪は首を横に振り、自分の手許をじっと見つめた。

「奥さんは、出されたケーキに動物性の材料が使われていることを知らなかった。遠山さんひとりが仕組んだことなんですよ。むしろ奥さんは、吐いて苦しんでいる大和を心配して旦那さんにたてついた。そのとき、彼女は殴られたようです。口出しするなと」

亜佐子は大和を尊重していたということか。それで結果的に夫の遺棄に手を貸し、自分も死んだように見せかけて逃亡した。

橋爪は憑かれたように話を続けた。

「六月一日に、君江に連絡が入ったと聞きました。遠山さんを殺してしまったと。大和は混乱していましたが、今から奥さんと警察へ行くと言ったそうです。でも、母親は必死でそれを止めました。遠山さんの家の床下に井戸があることを、大和から聞いて知っていたんですよ。わざと毒を食べさせたと怒り狂って、息子は悪くないの一点張りです。二人とも指を切断したときの出血がひどくて、わたしが夜中に迎えにいきました。神明通りから少し入ったところにある、古い神社まで」

橋爪は息を吐き出して再び口を開いた。

「そのすぐあとに、君江は大和の携帯電話を解約して証拠を消したんです」

「で、二十三年前の事件を再現させたのかよ、実の子どもと殺された夫の妻に」

岩楯が吐き捨てると、鰐川も小さく舌打ちをした。

「遠山の奥さんは、夫の支配から逃げ出したかったんですよ。自活できない自分は、いやでも夫と一緒にいるしかなかったと言っていました。夫に従って働くことも出かけることも禁じられて、ただ家にこもって家事だけをしていた意味のない四十年だったと。だから、新しい人生を手に入れたかったんです。染め物を習ったことで、彼女の世界は広がったんですよ」

「それとこれとは話が別だ。結局は大和も亜佐子も、あんたと宗方君江がいいように操っただけだろう。不幸から抜け出せるとそそのかして、殺人を正当化したんだ」

しかし、先ほど見た亜佐子の清々しさは偽りではなかった。殺人への加担は、夫への復讐もこめられているのだろうか。岩楯は、落ち着き払った亜佐子の顔を思い浮かべた。こんなことで自由になれると思っていたなら、愚かだし哀れだ。彼女は事件を通報するだけでよかった。それをしなかったいちばんの理由は、大和への感情移入。さんざん苦しんだ自分と重ねて、どうしても見捨てることができなかったのだろう。

橋爪はしんみりした調子で、最悪の告白を終わらせに入った。

「わ、わたしは君江に頼まれて二人をかくまいました。息子を連れて何度も出頭しようと思ったんです。でも、そうなれば二十三年前の事件も明るみに出てしまう。何も知らない娘を不幸にしてしまう……。初めてあなた方が訪ねてきた日から、怖くてわたしはどうにかなりそうでした。バレる要素はなかったはずだった。でも、ついに君江のところへも警察が行ったと聞いたとき、もう終わりかもしれないと覚悟してたんです」

心の底から腹立たしい男だった。同情できるところが見当たらない。結局、罪を背負った顔をしているだけで、いのいちばんに自分を許している卑怯者だ。宗方大和は、あらゆる意味において被害者でもあった。

岩楯は、数十年来の罪を自白して身軽になったような顔の橋爪に言いのけた。

「あんたは、本当に状況判断のできない人間だな。二十三年経っても、何も変わっちゃいない。子どもらを不幸にしないためにも、罪を認めることが必要だったんだ。娘のためだって？　ふざけたことをぬかすなよ」

橋爪は反論しようとシワの目立つ顔を上げたが、岩楯はひと言も喋らせなかった。

「今後、娘と息子を使って同情を惹くようなことはやめろ。間違っても、『おまえのためだった』なんて子どもらには言うなよ。あんたは何も反省しちゃいない。妻を遺棄したときから、自分だけ被害者の立場に居座ってんだよ」

ぼんやりとしていた目に怒りの火が灯《とも》ったのが見て取れたが、橋爪は再びうつむいて感情を押し殺した。岩楯は沸き立つ怒りを持て余し、鰐川に目配せして車の外に出た。

4

中野《なかの》にある警察病院は混んでおり、ロビーに並べられた長椅子は外来の患者であふれ返っていた。先ほどから喫煙所を探して歩きまわっていたのだが、看護師に全面禁煙になったと聞かされて疲労が上乗せされている。前回訪れたときにはかろうじてまだ灰皿が備えつけられていたのに、喫煙者の居場所は日に日に失われていた。理由は重々承知しているものの、禁煙に失敗した岩楯はもう煙草とともに生きる決心を固めている。

ニコチン切れと相まって、もう小一時間は待たされている状況に苛々が止まらない。落ち着きなく指を動かして壁に寄りかかっているとき、いきなり受付ロビーに素っ頓狂な声が響いて岩楯は肩を震わせた。会計や薬を待ちわびている患者たちが、一斉に声のしたほうに顔を向けている。

「おーい！　岩楯刑事！　すごい偶然だねえ！　こっち、こっち！」

見れば傷だらけの顔をした赤堀が、フロアの端で伸び上がりながら大きく手を振っている。岩楯はぞっとして周りへ目を走らせた。病院で、しかもみなが待ち時間で殺気立っているところで、行楽地のような陽気さを振りまいている女は迷惑千万だ。あちこちから咳払いが聞こえ、にがりきった面持ちの人間がこれみよがしなため息をついている。岩楯は外へ出ろと赤堀に身振りで示して踵を返したが、それを追いかけるような大声がまたフロアに反響した。

「だからこっちだって！　岩楯刑事！　聞こえてないの！　そっちじゃないよ！」

岩楯は渾身の舌打ちをした。即座に方向転換をし、一直線に赤堀のもとまで歩いてTシャツの後ろ襟首を鷲摑みにした。意思が通じないにもほどがある。無言のままエレベーターホールのほうまで引っ張っていって、そのまま人気のない廊下へ放り出した。

「いやあ、こんなとこで会うなんてびっくりした！　薬がなくなっちゃったからもらいにきたんだよ。ホントなら五分もかかんないのに、ずっと待たされててさあ。そしたらおっかない顔した岩楯刑事がいるじゃないの。なんか嬉しくなっちゃった」

「ひとつも嬉しくないんだよ。なんであんたは時と場所を考えられないんだ」

「なんでって、普通、知り合いがいたら声かけるでしょ」

今すぐ煙草を吸わせてくれ。岩楯は頭をかきむしり、昆虫学者を八つ当たり気味に睨みつけた。

「そんなことより、腕は大丈夫なの？」

赤堀は左腕に巻かれた包帯を凝視したが、岩楯は軽く手をひと振りした。

「縫合《ほうごう》も必要ないし、打撲だけでほとんどかすり傷だ。関係書類提出のために、診断書をもらいにきて足止めだよ。まったく」

「よかった。あのあと、ぜんぜん連絡がつかなかったから心配してたんだ」

「鰐川とは通じてただろ」

「そうだけど、やっぱこういうときは本人と話さないとね」

赤堀は珍しく下ろしている髪を耳にかけ、顔を覗き込みながら笑みを浮かべた。岩楯は廊下の奥にあるねずみ色の長椅子を指差し、二人は端まで歩いて腰かけた。

「宗方大和は、ひとまず治療するために入院したよ」

唐突にそう切り出すと、赤堀は「そっか」とだけ言った。

「栄養状態が悪くて、とにかく食えるもんがない。水もお茶も出処がわからないと口をつけないし、脱水症状も出てとても聴取ができるような状態じゃなかったからな」

「やっぱりそうなるよね。母親も異常性のある菜食主義だけど、あの人はそれをはるかに超えて、しかも歪んでしまっている。小さいころからの積み重ねと、そこにひどい思い込みが入ったのかな」

「菜食自体は別に否定しないが、嫌悪と恐怖を植えつけるやり方はどう考えても間違いだろう。ほとんどカルトだ。遠山正和は、それを見て救いたいと思ったんだな。まあ、やり方に問題がありすぎるが」

岩楯は硬い椅子の背もたれに寄りかかった。

遠山は弱者を救うということを生き甲斐にしていたが、それはほとんど自分のためだったのだろうと岩楯は思っている。老後の楽しみと言ってしまうのは意地が悪いものの、他人の人生に影響を及ぼすという行為に快感を覚えていた節があった。遠山もつらい経験を乗り越えたのは事実だし、そこからの学びも少なくはなかっただろう。しかし自分の目に適《かな》う者を選び出し、まるでゲームのように再生へと導いていった。自助サークルの沼井もぼやいていたように、自分に自信をもちすぎている。

しばらくぼんやりと非常灯を眺めていた赤堀は、岩楯と同じように椅子にもたれながら口を開いた。

「ある種の強者になって初めて、弱さについて語る余裕が出てくると思うんだよね。本当に助けを求めてるときは、毎日がせいいっぱいで声にはできないことが多いと思うし、声を上げても小さくて通らない。遠山さんが趣味とか娯楽で弱者救済をしていたとしても、目を向けてもらえたら嬉しいもんだよ。確かに軽率ではあるけどね」

「そうか」

岩楯はひと言だけで返事をした。赤堀が言うように、人助けというのは強者と弱者が入り混じる複雑な構造をしており、受け取る側には手を差し伸べる者が考える以上の影響がある。しかしリスクという点を、遠山夫妻はまるで考えていなかったようだ。すべて自分たちが正しいという前提で動いていた。

「助けてほしい人が、助けてって言える社会は理想だよね。でも実際は、自分に助けが必要なのかどうかもわからないから厄介なんだよ。なんか、声を出すのも引け目を感じるしさ。とにかく、大和には心を取り戻してほしい。やったことの罪を認めて、自分の人生と向き合えるだけの力が戻ってほしいよ」

赤堀は、すっと目を細めながら言った。

彼女は、過去に助けを必要とする暮らしに身を置いていた。それがどれほどのものなのか想像するのは難しいが、赤堀の言動の源は間違いなくそこにある。言葉の通り、ある種の強者になって世の中を見通そうとしているように感じるのだ。しかも虫どもを味方につけて……。岩楯は含み笑いを漏らした。赤堀にしかできない完璧な生存戦略としかいいようがない。

辺りには消毒薬の臭いが漂い、ひっきりなしに番号と名前をアナウンスする声が聞こえてくる。岩楯は、エレベーターから降りてくる入院患者を眺めながら口を開いた。

「宗方大和に関しては、刑罰のほかにおそらく治療のプログラムも組まれる。はっきり言って、それと更生はセットみたいなもんだ」

「彼の母親のほうは？」

「橋爪の妻殺しについては、正当防衛を主張。まあ実際、自分もかなりの大怪我をしてるからな。時間が経ちすぎてるのもあって、殺人罪での立件は難しいだろう。息子に現場工作を指示したのだけは認めたよ」

　もっとも、そこにほとんど罪悪を感じていないのが問題だった。息子の心を弄《もてあそ》んだ遠山を非難し、死んだのはやむを得なかった……というあまりにも軽々しい感想しかない。息子と同じく、署内では何も口にしない姿勢を見せている。

「罪悪感に関して言えば、遠山亜佐子もほとんどないように見える。逮捕されてんのに、どこかすっきりした顔をしててな。ただただ、大勢に手間暇をかけさせたことを詫びてる状態だよ」

「抑圧からの解放状態なんだろうね。でもきっと、後ろめたさはこれから出てくるんじゃないのかな」

「そうかもしれない。だが、貝塚夫人に血だらけの現場を見られたと気づいても、通報できるわけがないと踏んで遺棄を続行したような人間だ。まあ、なかなかしたたかで怖い女だと思うぞ」

赤堀はやりきれないとでもいうように首を横に振り、細く息を吐き出した。二人をかくまっていた橋爪によれば、亜佐子は甲斐甲斐しく家事をして大和を気遣っていたようだ。竹の塚の家が埃ひとつなくきれいに整っていたのは、彼女の習慣のひとつだった。

「それに橋爪の娘の詩織。彼女は気丈だな。母親を遺棄した父親を、絶対に許さないけど見捨てないと言い切っていた」

「強いね、羨ましいぐらいに……」

赤堀は自分と重ねているらしく、わずかに苦しげな顔をしている。そして、未だ過去に折り合いをつけられない自身を恥じてもいるようだった。赤堀の場合は、憎しみの陰で父親の愛情を渇望しているのだと岩楯は理解していた。その手のややこしい感情は、なかなか代替えが利かなくて埋めることは難しい。自分がいちばんよくわかっているだろうが。

しばらく神妙な面持ちで肺炎予防のポスターを見つめていた昆虫学者は、急にぽんと手を叩いて岩楯に丸顔を向けてきた。

「そうだ。忘れてた。広澤さんに伝言を頼まれてたんだった」

「伝言？　俺に？」

「その通り」

ことさら大きく頷き、赤堀はもったいぶった咳払いをした。

「『こないだは、いきなり失礼なことを言ってすみませんでした。警察は視野が狭くて無能だとか言ってすみませんでした。無礼を許してください』。以上」

「勝手に話を作るな。無能とまでは言ってないだろ」

岩楯は、すぐさま訂正した。

「だいたいあのプロファイラーも、よくあんたに伝言を頼もうって気になるな。いちばん適さない人選だぞ」

「失礼だね。わたしと広澤さんと波多野さんは、硬い絆《きずな》で結ばれたんだよ」

「だれもそんなこと聞いてないんだよ」

岩楯は、なぜいつも赤堀とは話がズレるのかを考えたが、すぐ意味がないと思い直して顔をこすり上げた。あのプロファイラーは冷静で優しげではあるものの、だれよりも言葉の端がきつくて短気だろうと思っている。心理学とともに生きているわりには、そのあたりの癖を直せずに人間くささを漂わせていた。

「今回のヤマに限って言えば、あのプロファイラーはほとんど外していなかった。二十三年前の事件と同一犯ってのも当たってるしな。親子二代に亙《わた》った母親主体の連続殺人だ。捜査本部は的中したと騒いでいるが、あの先生が言うように、当たりハズレだけに目を向けるのは確かにおかしな話かもしれん」

「そう、そう。もうさ、法医昆虫学と一緒なんだよ。なんかの齟齬を突き詰めていくと、いろんなものが見えてくるっていうね」

「先生のほうも冴えてたじゃないか」

素直な感想を述べると、赤堀は気恥ずかしそうに顔を赤らめて頭をかいた。

「いやあ、そんなに褒められると照れるな」

「別に褒めてはいない」

「みんなあの子たちのおかげだよ。今回はハエとウジが活躍できなかったぶん、やけど虫がひとりでがんばってくれたからさ」

「被害はウジの比じゃなかったけどな」

岩楯は、未だかさぶただらけの赤堀の顔を見まわした。今時、子どもでもここまでの傷は作らない。

そのとき、受付のほうで赤堀の名前が呼ばれて、昆虫学者は跳ねるようにぴょんと立ち上がった。

「じゃあね、岩楯刑事。一段落ついたらワニさんと広澤さんも誘って呑みにいこうよ。いいお店を見つけたんだ」

そう言いながら手を振り、くるりと翻って駆け出した。しかし途中で急停止し、振り返って弾けるような笑顔を見せた。久しぶりに見る心からの笑みだった。

「わたしきっと、岩楯刑事に相当救われてるんだよ。なんか今、そう思ったから言っとく。こういうの、すぐ忘れるからさ」

あいかわらず、感情面は行き当たりばったりだ。赤堀は大きく手を振って、またばたばたとやかましく走り去っていく。急にひとり置き去りにされ、岩楯は無意識にポケットから煙草を出してくわえた。そしてしばらく動きを止めてから箱に戻し、立ち上がって廊下を歩きはじめた。

○主な参考文献

「死体につく虫が犯人を告げる」マディソン・リー・ゴフ　著、垂水雄二　訳（草思社）
「虫屋のよろこび」ジーン・アダムズ　編、小西正泰　監訳（平凡社）
「解剖実習マニュアル」長戸康和　著（日本医事新報社）
「人の殺され方――さまざまな死とその結果」ホミサイド・ラボ　著（データハウス）
「現場の捜査実務」捜査実務研究会　編著（立花書房）
「犯罪捜査の心理学」越智啓太　著（化学同人）
「入門　犯罪心理学」原田隆之　著（ちくま新書）
「完璧な赤」エイミー・B・グリーンフィールド　著、佐藤桂　訳（早川書房）

本作品はフィクションであり、実在のいかなる組織・個人とも一切関わりありません。

解説——いったい凄惨な現場ではなにが起こったのだろう？

村上貴史（ミステリ書評家）

■ウジと肛門《こうもん》、そしてフン

不思議だなぁ——そう思うのである。

なにしろウジだ。ウジがうようよしているのである。

切断された指がウジまみれになっていたりもする。

自分がビーバーの肛門近くから採れる黄色っぽいクリーム状の分泌物《ぶんぴつぶつ》を口にしていたことに気付かされたりもする。カイコのフンにしても同様。

決して気持ちのいい光景ではないし、そんなものを頭に浮かべながらものを食べたくもない。

それなのに、そんな内容の小説をむさぼり読んでしまうのである。

川瀬七緒の《法医昆虫学捜査官》シリーズの第六弾、『紅のアンデッド』だ。

■夫と妻、そして来客

荻窪《おぎくぼ》の北側で事件が起きてから一ヵ月が経過したが、謎は深いままだった。殺人なのか傷害なのか強盗なのか、それすらわかっていない。捜査本部を設置し、真剣に捜査を進めているにもかかわらず、だ。死体が見つからないのが主たる理由だった。

死体こそ見当たらなかったものの、現場は明らかに凄惨だった。座敷には夥《おびただ》しいほどの血痕が飛び散り、争った形跡があり、しかも左手の小指が三つ転がっていたのだ——三人分だ。

その指が誰のものだったかは、それなりに特定されていた。この家に住む遠山正和《とおやままさかず》六十九歳とその妻の亜佐子《あさこ》六十五歳、そして来客のものである。来客の推定年齢は二十から四十の間だったが、指紋もDNAも登録はなく、素性は不明。そして、この三人が、それぞれ五〇〇ミリリットルから一〇〇〇ミリリットルもの血を流していた。重体必至の量である。

そうした情報は現場から得られたのだが、捜査は膠着《こうちゃく》状態に陥っていた。そんななか、岩楯祐也《いわだてゆうや》警部補と所轄の鰐川宗吾《わにかわそうご》というコンビが新たな情報を摑《つか》んだ。六月一日の夜中に遠山家の近くの飼い犬が遠吠えを始め、それを契機に近所中の犬たちも遠吠えを始めたというのである。六月一日の深夜――その日時は、指が切断された日時として解剖医が見立てた五月二十日前後ではなく、法医昆虫学者である赤堀涼子《あかほりりょうこ》の見立てた切断日時に極めて近いものであった……。

ミステリファンとしては、まず、このとびっきり奇妙な事件に心を躍らせるだろう。警察が一ヵ月を費やしても事件の構図さえ摑めないなんて、一体なにが起こったのか。そんな興味が読み手の心を強烈に刺激するのである。大量の血液と小指がそれぞれ三人分、そんな〝遺留品〟もまたインパクト大で、小説の序盤できっちりと読者を虜《とりこ》にする。

そしてこうした怪事件の模様を読者に伝えながら、著者は同時に、主要登場人物を読者に紹介していく。

まずは赤堀涼子。法医昆虫学者である。その肩書きから明らかなように、シリーズの第一弾から主役を務めてきた人物だ。死体に湧く虫の成長などから死後の経過や犯罪環境を暴いていくという法医昆虫学の専門家である。今回の事件でもまず、採取されたウジがすべて初齢後期で羽化殻《うかがら》がひとつも見つかっていないという事実から、六月一日の午後三時から四時という指の切断時刻を導いた。解剖医の見立てとは大きな隔たりがあったが、ウジの状態から、赤堀は自分の結論に自信を持っていた。だが、そんな赤堀にも気になることがあった。三本の左手小指の損傷具合が微妙に異なるのだ。何故《なぜ》異なるのか。法医昆虫学者以外は気にしないような謎だが、赤堀は見過ごせなかった。

謎めいた事件にウジの観察から光を照射し、その光でなければ見出せない真相を発見する。そんな赤堀の姿を著者は序盤で紹介するとともに、新たな謎を読者に提示するのである。なんと鮮やかな手際であることか。序盤にして読者に〝この著者を信頼し、安心して物語に身を委ねよう〟と確信させる手際である。

同様に著者はもう一人の主要人物も紹介する。岩楯祐也という、長身で強面《こわもて》の刑事である。彼もまたシリーズ第一作から主役を務めており、そしてまた本書の序盤でも早速活躍する。前述したとおり、遠山家の隣人を訪ね、過去に訪れていた刑事たちが引き出せなかった〝犬の遠吠え〟という証言や、さらに〝遠山宅の勝手口をこそこそ出入りする訪問客がいた〟という新たな証言を得るのである。それらの新証言にいたるまでの流れが実になめらかで、著者への信頼感は高まる一方だ。

そして、三十六歳の赤堀と四十歳の岩楯のコンビが、その他の仲間とともに、虫からのメッセージを信じて捜査本部の方針とは異なる方向に突っ走り、奇っ怪な事件の意外な真相に迫っていく姿を、読者は追いかけていくことになる。新発見に次ぐ新発見、予想外の展開（二十三年前の事件が浮かび上がってきたりする）、そして赤堀や岩楯に襲いかかる鎌《かま》——読者は夢中になってページをめくり続けてしまうのである。途中で大量のウジやブタの死骸に出遭おうとも、さらに猛烈な痛みとかゆみをもたらす有毒物質を体液に含む〝やけど虫〟の一群に出遭おうとも、読み進むペースが緩むことはない。そのそれぞれに意味があって登場しているからである。例えば、ウジにまみれたブタの死骸は、赤堀の法医昆虫学者としての決意の表れとして登場している。そこに崇高さを感じこそすれ、気味悪さなどを読み手が感じることはない。一事が万事そんな調子なのである。

そして到達する真相。虫たちが導いたこの真相は、想像だにしなかった真相であり、かつ、ズシリと胸に響く真相である。読者は、この惨劇の裏側で、自分なりにまっとうでいるつもりだが他者から見ると多少の歪みのある心が重なり合っていたことを知るのだ。また、〝他人のため、という自己満足〟や、〝自分の物差しで他者の心を測ってしまうこと〟が、時にとてつもない害悪として働くことを思い知らされもする。それらが自分の日頃の心とホンの紙一重のところに存在することを容易に自覚できるだけに、やたらと生々しく脳にしみこんでくるのである。

『紅のアンデッド』、そのタイトルにもしっかりと意味があり、最初から最後まで、余すところなく愉しませてくれるミステリである。

■岩楯と鰐川、そして捜査分析支援センター

さて、《法医昆虫学捜査官》シリーズの愛読者の方々にとっては、岩楯の相棒として鰐川宗吾が登場している点も見逃せないだろう。プロファイラー志望のこの三十一歳は、まず、シリーズ第一弾の『147ヘルツの警鐘　法医昆虫学捜査官（以下略）』（二〇一二年、文庫化に際して『法医昆虫学捜査官』と改題）で初登場し、その後、第三弾の『水底《みなぞこ》の棘《とげ》』（一四年）で再登場、そしてこの『紅のアンデッド』で三度目の登場を果たしたのである。本庁の岩楯と所轄の若手がコンビを組んで捜査にあたるというパターンを基本としているこのシリーズにおいて、鰐川宗吾は、現時点までの七作品のうち三作品に登場している人気者である。所轄の刑事ということで、三度も登場させるとなると同じ地域で事件が繰り返されることにならないかと思われる方もいようが、そこは川瀬七緒のこと、抜かりはない。鰐川は何故か短期間で異動させられているのである。『147ヘルツの警鐘』では西高島平署《にしたかしまだいら》、『水底の棘』では南《みなみ》

湾岸《わんがん》署、そして本書では西荻窪《にしおぎくぼ》署である。これだけ激しく異動しているのだが、作中ではさほど長い時間が経過しているわけではない（なにしろの第一弾から第七弾まで、いずれにおいても岩楯は四十歳として登場している）。にもかかわらず鰐川は三度の異動を経験しているのだが、それもまた読み手としては歓迎である。なにしろチャーミングなメモ魔なのだ。そうした〝愛されキャラ〟なせいか、異動続きの慌ただしい日々のなかでも彼は結婚に漕《こ》ぎ着けた。たいした輩《やから》である。

鰐川はプロファイラー志望だが、この『紅のアンデッド』には、本職のプロファイラーも登場している。広澤春美《ひろさわはるみ》だ。彼女のプロファイリングと赤堀の法医昆虫学が描く事件の構図が、捜査本部の想定する事件の構図と大きな隔たりがある点もなかなかに愉快なのだが、広澤と赤堀（と後述するもう一人）に関しては、より大きな注目点もある。「捜査分析支援センター」だ。犯罪心理学の専門家である広澤春美、法医昆虫学の専門家である赤堀涼子、そして、鑑定技術研究開発の専門家である波多野光晴《はたのみつはる》。この三人をメンバーとする組織が、正式に警視庁の組織として発足したのだ。この組織の一員としての赤堀を初めて描くのが、『紅のアンデッド』なのである。

〝不自由〟組織発足の結果として赤堀は警視庁の配下に置かれることになり、従来よりも〝不自由〟な行動を強いられることになる。犯行現場を訪れて生の昆虫たちを調べることもままならなくなってしまったのだ。広澤の見立てでは、捜査分析支援センターは、三つの専門知識を集約して新たな知見を得るといった警察組織からの期待の表れではなく、科捜研で運用率の低い部署を縮小してひとまとめにしたものであり、「追い出し部屋」のようなものだという。もともと赤堀にしても（それこそシリーズ第一弾から）捜査本部の主流派からは疎《うと》んじられていた存在であり、新組織という名のもとに、飼い殺しあるいは放逐《ほうちく》が企《たくら》まれたとしても不思議ではない。そんな赤堀を取り巻く環境の変化も、シリーズとしては重大な出来事である。赤堀にとって、逆風が吹き始めたのだ。とはいえ、そこは赤堀をはじめとする三人の〝異分子〟たちだ。なかよしこよしとして一つになるわけではないが、各自の経験や知識を活かした少数精鋭の専門家集団として機能してしまうのである。これもまた痛快だ。

さらにさらに、事件の重要な要素の一つに自分を重ねた赤堀が、岩楯に対して〝本音〟をついに吐露《とろ》する場面もあったりして、『紅のアンデッド』は、シリーズ読者にとっても読みどころ豊富なのである。念のため付記しておくと、もちろん単体で読んでも愉しく読めるように仕上がっているので、本書から入って前後に読み進んでいくのでも構わない。

■老婆と祖父、そして三人組

薄暗い座敷に黒っぽい服や着物を着た老婆たちが寄り集まり、鈴を鳴らしながら念仏を唱えている姿――子供の頃、祖父の家に遊びに行った川瀬七緒が見たのが、こうした光景だったという。この思い出が〝自分にしか書けないもの〟となり『よろずのことに気をつけよ』という二〇一一年の第五十七回江戸川乱歩賞受賞作に繫《つな》がったのである。そしてこの《法医昆虫学捜査官》シリーズもまた、祖父の影響下にある。生物の教師だった祖父が、やはり幼かった川瀬七緒を連れて山に入り、動物の死骸に湧いているウジを指して〝このウジを調べればいつ死んだかがわかる〟と教えてくれたことが記憶に残っていて、それがこのミステリに繫がったのだ（トマス・ハリス『羊たちの沈黙』の影響もあるという）。高校時代に〝昆虫学を学びたい〟と告げた孫に対し、〝食べていけないからやめておけ〟と諭《さと》して結果としてデザイナーへの道を拓《ひら》いた（川瀬七緒は小説家であると同時に服飾デザイナーでもある）ことを含め、川瀬七緒を知れば知るほど、その祖父も好きになってくるし、著者の小説における祖父の年代の人物の描き方にも興味が湧いてくる。

川瀬七緒は、『よろずのことに気をつけよ』でデビューした後、第二作として『1

４７ヘルツの警鐘』を発表し、以降、《法医昆虫学捜査官》シリーズをコンスタントに発表してきている。その一方でノンシリーズの作品もほぼ同様のペースで発表してきた。それらの作品のうち『賞金稼ぎスリーサム！』（一九年）については、『紅のアンデッド』の文庫刊行直前に『賞金稼ぎスリーサム！　二重拘束のアリア』という続篇が刊行された。《法医昆虫学捜査官》とはだいぶテイストの異なる新シリーズの誕生を喜ぶとともに、その誕生によって既存のシリーズ（つまりは《法医昆虫学捜査官》シリーズ）が、これからどう変化して進化していくかも興味深い。『賞金稼ぎスリーサム！』の中心には、元刑事／警察マニア／ハンターという三人組がおり、一方で《法医昆虫学捜査官》シリーズにも「捜査分析支援センター」の三人組がいる。相乗効果で双方の魅力が爆発的に成長していきそうな予感に、とにかくワクワクしている。

●本書は二〇一八年四月に、小社より刊行されました。
文庫化にあたり、一部を加筆・修正しました。

|著者|川瀬七緒　1970年、福島県生まれ。文化服装学院服装科・デザイン専攻科卒。服飾デザイン会社に就職し、子供服のデザイナーに。デザインのかたわら2007年から小説の創作活動に入り、'11年、『よろずのことに気をつけよ』で第57回江戸川乱歩賞を受賞して作家デビュー。ロングセラーとなった人気の「法医昆虫学捜査官」シリーズには、『147ヘルツの警鐘』（文庫化にあたり『法医昆虫学捜査官』に改題）『シンクロニシティ』『水底《みなぞこ》の棘《とげ》』『メビウスの守護者』『潮騒のアニマ』『紅のアンデッド』（本書）『スワロウテイルの消失点』の７作がある。そのほかにも『桃ノ木坂互助会』『女學生奇譚』『フォークロアの鍵』『テーラー伊三郎』『賞金稼ぎスリーサム！』『賞金稼ぎスリーサム！　二重拘束のアリア』など多彩な題材のミステリー、エンタメ作品がある。

紅《くれない》のアンデッド　法医昆虫学捜査官《ほういこんちゅうがくそうさかん》

川瀬七緒《かわせななお》

講談社文庫

定価はカバーに
表示してあります

2020年８月12日第１刷発行

発行者――渡瀬昌彦
発行所――株式会社　講談社
東京都文京区音羽2-12-21　〒112-8001
電話　出版（03）5395-3510
　　　販売（03）5395-5817
　　　業務（03）5395-3615

デザイン―菊地信義
本文データ制作―講談社デジタル製作
印刷―――豊国印刷株式会社
製本―――株式会社国宝社

Printed in Japan

ISBN978-4-06-520591-4

講談社文庫刊行の辞

二十一世紀の到来を目睫に望みながら、われわれはいま、人類史上かつて例を見ない巨大な転換期をむかえようとしている。

世界も、日本も、激動の予兆に対する期待とおののきを内に蔵して、未知の時代に歩み入ろうとしている。このときにあたり、創業の人野間清治の「ナショナル・エデュケイター」への志を現代に甦らせようと意図して、われわれはここに古今の文芸作品はいうまでもなく、ひろく人文・社会・自然の諸科学から東西の名著を網羅する、新しい綜合文庫の発刊を決意した。

激動の転換期はまた断絶の時代である。われわれは戦後二十五年間の出版文化のありかたへの深い反省をこめて、この断絶の時代にあえて人間的な持続を求めようとする。いたずらに浮薄な商業主義のあだ花を追い求めることなく、長期にわたって良書に生命をあたえようとつとめるところにしか、今後の出版文化の真の繁栄はあり得ないと信じるからである。

同時にわれわれはこの綜合文庫の刊行を通じて、人文・社会・自然の諸科学が、結局人間の学にほかならないことを立証しようと願っている。かつて知識とは、「汝自身を知る」ことにつきていた。現代社会の瑣末な情報の氾濫のなかから、力強い知識の源泉を掘り起し、技術文明のただなかに、生きた人間の姿を復活させること。それこそわれわれの切なる希求である。

われわれは権威に盲従せず、俗流に媚びることなく、渾然一体となって日本の「草の根」をかたちづくる若く新しい世代の人々に、心をこめてこの新しい綜合文庫をおくり届けたい。それは知識の泉であるとともに感受性のふるさとであり、もっとも有機的に組織され、社会に開かれた万人のための大学をめざしている。大方の支援と協力を衷心より切望してやまない。

一九七一年七月

野間省一

講談社文庫 最新刊

喜国雅彦
国樹由香
本格力
〈本棚探偵のミステリ・ブックガイド〉
今読みたい本格ミステリの名作をあの手この手でお薦めする、本格ミステリ大賞受賞作！

中村ふみ
永遠《とわ》の旅人　天地の理《ことわり》
天から堕ちた天令と天に焼かれそうな黒翼仙。元王様の、二人を救うための大勝負は……？

中脇初枝
神の島のこどもたち
奇蹟のように美しい南の島、沖永良部。そこに生きる人々と、もうひとつの戦争の物語。

本格ミステリ作家クラブ選・編
本格王2020
謎でゾクゾクしたいならこれを読め！　本格ミステリ作家クラブが選ぶ年間短編傑作選。

マイクル・コナリー
古沢嘉通　訳
汚名（上）（下）
手に汗握るアクション、ボッシュが潜入捜査！　汚名を灌ぐ再審法廷劇、スリル＆サスペンス。

リー・チャイルド
青木創　訳
葬られた勲章（上）（下）
残虐非道な女テロリストが、リーチャーの命を狙う。シリーズ屈指の傑作、待望の邦訳！

J・J・エイブラムス他　原作
レイ・カーソン　著
稲村広香　訳
スター・ウォーズ
〈スカイウォーカーの夜明け〉
映画では描かれなかったシーンが満載。壮大なるサーガの、真のクライマックスがここに！

さいとう・たかを
戸川猪佐武　原作
歴史劇画
大宰相
〈第十巻　中曽根康弘の野望〉
「青年将校」中曽根が念願の総理の座に。最高実力者・田中角栄は突然の病に倒れる。

講談社文庫　目録

鏑木　蓮　時　限
鏑木　蓮　真　友
鏑木　蓮　甘　い　罠
鏑木　蓮　京都西陣シェアハウス〈憎まれ天使・有村志穂〉
鏑木　蓮　炎　罪
川上未映子　そら頭はでかいです、世界がすこんと入ります
川上未映子　わたくし率 イン 歯ー、または世界
川上未映子　ヘ　ヴ　ン
川上未映子　すべて真夜中の恋人たち
川上未映子　愛　の　夢　と　か
川上弘美　ハヅキさんのこと
川上弘美　晴れたり曇ったり
川上弘美　大きな鳥にさらわれないよう
海堂　尊　外科医　須磨久善
海堂　尊　新装版 ブラックペアン1988
海堂　尊　ブレイズメス1990
海堂　尊　スリジエセンター1991
海堂　尊　死因不明社会2018
海堂　尊　極北クレイマー2008
海堂　尊　極北ラプソディ2009
海堂　尊　黄金地球儀2013
海道龍一朗　室町耽美抄　花　鏡
門井慶喜　パラドックス実践　雄弁学園の教師たち
門井慶喜　銀河鉄道の父
亀井　宏　佐助と幸村
梶　よう子　迷　子　石
梶　よう子　ふ　く　ろ　う
梶　よう子　ヨ　イ　豊《とよ》
梶　よう子　立身《りっしん》いたしたく候《そうろう》
梶　よう子　北斎まんだら
川瀬七緒　よろずのことに気をつけよ
川瀬七緒　法医昆虫学捜査官
川瀬七緒　シンクロニシティ〈法医昆虫学捜査官〉
川瀬七緒　水《みな》底《そこ》の棘《とげ》〈法医昆虫学捜査官〉
川瀬七緒　メビウスの守護者〈法医昆虫学捜査官〉
川瀬七緒　潮　騒　の　ア　ニ　マ〈法医昆虫学捜査官〉
川瀬七緒　フォークロアの鍵
風野真知雄　隠密　味見方同心(一)〈くじらの姿焼き騒動〉
風野真知雄　隠密　味見方同心(二)〈干し卵不思議味〉
風野真知雄　隠密　味見方同心(三)〈幸せの小福餅〉
風野真知雄　隠密　味見方同心(四)〈恐怖の流しそうめん〉
風野真知雄　隠密　味見方同心(五)〈フグの毒鍋〉
風野真知雄　隠密　味見方同心(六)〈鵺《ぬえ》の闇鍋〉
風野真知雄　隠密　味見方同心(七)〈絵巻寿司〉
風野真知雄　隠密　味見方同心(八)〈ふふふの麩〉
風野真知雄　隠密　味見方同心(九)〈殿さま漬け〉
風野真知雄　潜入　味見方同心(一)〈恋のぬるぬる膳〉
風野真知雄　潜入　味見方同心(二)〈陰膳だらけの宴《うたげ》〉
風野真知雄　昭　和　探　偵　1
風野真知雄　昭　和　探　偵　2
風野真知雄　昭　和　探　偵　3
風野真知雄　昭　和　探　偵　4
カレー沢　薫　負　け　る　技　術
カレー沢　薫　もっと負ける技術〈カレー沢薫の日常と退廃〉
カレー沢　薫　非　リ　ア　王
下野《かばた》康史　ポルシェより、フェラーリより、ロードバイクが好き〈熱狂と悦楽の自転車ライフ〉
野崎雅人
佐々原史緒　戦国BASARA3〈真田幸村の章／猿飛佐助の章〉

講談社文庫　目録

矢野　隆　戦国BASARA3
映島　巡　〈伊達政宗の章／片倉小十郎の章〉
タタッシンイチ　戦国BASARA3
鏡　征爾　〈長曾我部元親の章／毛利元就の章〉
タタッシンイチ　戦国BASARA3
梶　よう子　〈徳川家康の章／石田三成の章〉
風森章羽《しょう》　渦巻く回廊の鎮魂曲《レクイエム》〈霊媒探偵アーネスト〉
風森章羽　清らかな煉獄〈霊媒探偵アーネスト〉
加藤千恵　こぼれ落ちて季節は
神田　茜　しょっぱい夕陽
神林長平　だれの息子でもない
神楽坂　淳　うちの旦那が甘ちゃんで
神楽坂　淳　うちの旦那が甘ちゃんで　2
神楽坂　淳　うちの旦那が甘ちゃんで　3
神楽坂　淳　うちの旦那が甘ちゃんで　4
神楽坂　淳　うちの旦那が甘ちゃんで　5
神楽坂　淳　うちの旦那が甘ちゃんで　6
神楽坂　淳　うちの旦那が甘ちゃんで　7
神楽坂　淳　うちの旦那が甘ちゃんで　8
加藤元浩　捕まえたもん勝ち！〈七夕菊乃の捜査報告書〉
加藤元浩　量子人間《クオンタムマン》からの手紙〈捕まえたもん勝ち！〉
梶永正史　銃の啼《な》き声〈潔癖刑事・田島慎吾〉

川内有緒　晴れたら空に骨まいて
金田一春彦／安西愛子編　日本の唱歌　全三冊
岸本英夫　死を見つめる心〈ガンとたたかった十年間〉
北方謙三　汚名の広場
北方謙三　試みの地平線〈伝説復活編〉
北方謙三　抱影
菊地秀行　魔界医師メフィスト〈怪屋敷〉
北原亞以子　深川澪通り木戸番小屋
北原亞以子　新地橋〈深川澪通り木戸番小屋〉
北原亞以子　夜の明けるまで〈深川澪通り木戸番小屋〉
北原亞以子　澪つくし〈深川澪通り木戸番小屋〉
北原亞以子　たからもの〈深川澪通り木戸番小屋〉
北原亞以子　歳三からの伝言
桐野夏生　新装版　顔に降りかかる雨
桐野夏生　新装版　天使に見捨てられた夜
桐野夏生　新装版　ローズガーデン
桐野夏生　ＯＵＴ　(上)(下)
桐野夏生　ダーク　(上)(下)
桐野夏生　猿の見る夢

京極夏彦　文庫版　姑獲鳥《うぶめ》の夏
京極夏彦　文庫版　魍魎《もうりょう》の匣《はこ》
京極夏彦　文庫版　狂骨《きょうこつ》の夢《ゆめ》
京極夏彦　文庫版　鉄鼠《てっそ》の檻《おり》
京極夏彦　文庫版　絡新婦《じょろうぐも》の理《ことわり》
京極夏彦　文庫版　塗仏《ぬりぼとけ》の宴《うたげ》―宴の支度
京極夏彦　文庫版　塗仏の宴―宴の始末
京極夏彦　文庫版　百鬼夜行―陰
京極夏彦　文庫版　百器徒然袋―雨
京極夏彦　文庫版　百器徒然袋―風
京極夏彦　文庫版　今昔続百鬼―雲
京極夏彦　文庫版　陰摩羅鬼《おんもらき》の瑕《きず》
京極夏彦　文庫版　邪魅《じゃみ》の雫
京極夏彦　文庫版　死ねばいいのに
京極夏彦　文庫版　ルー＝ガルー〈忌避すべき狼〉
京極夏彦　文庫版　ルー＝ガルー2〈インクブス×スクブス　相容れぬ夢魔〉
京極夏彦　分冊文庫版　姑獲鳥《うぶめ》の夏　(上)(下)
京極夏彦　分冊文庫版　魍魎《もうりょう》の匣《はこ》　(上)(中)(下)
京極夏彦　分冊文庫版　狂骨《きょうこつ》の夢《ゆめ》　(上)(中)(下)

京極夏彦　分冊文庫版 鉄鼠《てっそ》の檻《おり》 全四巻
京極夏彦　分冊文庫版 絡新婦《じょろうぐも》の理《ことわり》 (一)(二)
京極夏彦　分冊文庫版 絡新婦《じょろうぐも》の理《ことわり》 (三)(四)
京極夏彦　分冊文庫版 塗仏《ぬりぼとけ》の宴《うたげ》 宴の支度《したく》 (上)(中)(下)
京極夏彦　分冊文庫版 塗仏《ぬりぼとけ》の宴《うたげ》 宴の始末《しまつ》 (上)(中)(下)
京極夏彦　分冊文庫版 陰摩羅鬼《おんもらき》の瑕《きず》 (上)(中)(下)
京極夏彦　分冊文庫版 邪魅《じゃみ》の雫 (上)(中)(下)
京極夏彦　分冊文庫版 ルー＝ガルー 〈忌避すべき狼〉(上)(下)
京極夏彦　分冊文庫版 ルー＝ガルー2 〈インクブス×スクブス 相容れぬ夢魔〉(上)(下)
京極夏彦・原作 志水アキ・漫画　コミック版 姑獲鳥《うぶめ》の夏 (上)(下)
京極夏彦・原作 志水アキ・漫画　コミック版 魍魎《もうりょう》の匣《はこ》 (上)(下)
京極夏彦・原作 志水アキ・漫画　コミック版 狂骨の夢 (上)(下)
北森　鴻　花の下にて春死なむ
北森　鴻　香菜里屋《カナリヤ》を知っていますか
北森　鴻　親不孝通りラプソディー
北村　薫　盤上の敵
北村　薫　紙魚家崩壊 〈九つの謎〉
北村　薫　野球の国のアリス
木内一裕　藁の楯
木内一裕　水の中の犬
木内一裕　アウト&アウト
木内一裕　キッド
木内一裕　デッドボール
木内一裕　神様の贈り物
木内一裕　喧嘩猿
木内一裕　バードドッグ
木内一裕　不愉快犯
木内一裕　嘘ですけど、なにか？
北山猛邦　『クロック城』殺人事件
北山猛邦　『瑠璃城』殺人事件
北山猛邦　『アリス・ミラー城』殺人事件
北山猛邦　『ギロチン城』殺人事件
北山猛邦　私たちが星座を盗んだ理由
北山猛邦　猫柳十一弦の後悔 〈不可能犯罪定数〉
北山猛邦　猫柳十一弦の失敗 〈探偵助手五箇条〉
北　康利　白洲次郎 占領を背負った男 (上)(下)
北　康利　福沢諭吉 国を支えて国を頼らず (上)(下)
貴志祐介　新世界より (上)(中)(下)
北原みのり　木嶋佳苗100日裁判傍聴記 〈佐藤優対談収録完全版〉
岸本佐知子 編訳　変《ヘン》愛《アイ》小説集
岸本佐知子 編　変愛小説集 日本作家編
木原浩勝　文庫版 現世《うつしよ》怪談(一) 主人の帰り
木原浩勝　文庫版 現世怪談(二) 白刃の盾
木原浩勝　増補改訂版 もう一つの「バルス」 〈宮崎駿と『天空の城ラピュタ』の時代〉
喜国雅彦 国樹由香　メフィストの漫画
清武英利　石つぶて 〈警視庁 二課刑事の残したもの〉
清武英利　しんがり 〈山一證券 最後の12人〉
喜多喜久　ビギナーズ・ラボ
黒岩重吾　新装版 古代史への旅
栗本　薫　新装版 絃《いと》の聖域
栗本　薫　新装版 ぼくらの時代
栗本　薫　新装版 優しい密室
栗本　薫　新装版 鬼面の研究
黒柳徹子　窓ぎわのトットちゃん 新組版
倉知　淳　新装版 星降り山荘の殺人
倉知　淳　シュークリーム・パニック
熊谷達也　浜の甚兵衛

2020年6月15日現在

はじめに

顔はまったくもって悩ましい存在です。

履歴書に貼り付けた証明写真の顔は、表情がこわばって暗い印象だし、友達が送ってくれた食事会の写真は顔が歪んでいる……こんな風に、自分が写った写真を見ると、がっかりしたり、恥ずかしい気分になったりすることがあります。今度は鏡をのぞくと、目の下のクマやシワばかりが目に留まり、若さが失われていく恐怖におののくことも。そう、いつだって自分の顔は気になるし、悩みの種なのです。

ただ、よく考えると不思議なことです。昔の人たちは、現代人ほどには、こんな悩みを抱えていなかったはずなのです。古代の青銅でできた鏡は、権力の象徴であり、宝物でしたから、そう簡単に拝むことはできなかったでしょう。庶民が鏡を持てるようになったのは、江戸時代になってからと言われています。それまではよほどのお金持ちでないかぎり、日常で鏡を愛用することは難しく、多くの人が自分の顔を今ほどよく知りえなかったはずです。たとえ「Aさんはとりわけ美人だな」と思っても、それは他のBさんやCさんとの比較であって、自分の顔と比べたものではないでしょう。ですから、「自分はAさんみたいに可愛くない」と今ほど卑下することはありません。「わたし」という自己意識の形成に、自分の顔のイメージや他者の顔との比較が影響しないのです。

一方、現代の私たちの自己意識には、過剰なまでに自分の顔のイメージがつきまといます。鏡の普及に続いて、カメラを手にした人々は、幼少期から老年期までの自分の顔の写真を、分厚い背表紙のアルバムに人生の証として大切に貼り付けました。そして、スマートフォンが登場するやいなや、あらゆる場所で自分の顔を撮りまくり、美しく修整した顔をSNSにアップするようにもなりました。テクノロジーの急速な発展がもたらした「自分の顔」を、私たちは取り憑かれたように追い求め、劣等感に苛《さいな》まれ、さまざまな行動に駆り立てられます。「自分の顔」に取り憑かれるのは、技術革新が生み出した現代病なのかもしれません。

そもそも、長い進化の歴史の中で、人は他者の顔を認識する能力を目覚ましく発達させてきました。例えば、大勢の人で混み合う駅の改札で、私たちはいとも簡単に待ち合わせの相手を見つけることができます。ですが、もし、改札口から出てくるのが人間以外の動物だとしたら（例えばサルなら）、どの顔も同じように見え、大勢の中から特定の1匹を見つけ出すのはとても難しいでしょう。このように、人の顔であれば、ごくわずかな違いでも見分ける能力が人間の脳にはそなわっているのです。第1章で詳述しますが、私たちが覚えることのできる顔の数は、なんと5000人にも及ぶそうです。さらに、他者の微細な顔の動きから素早く感情を読み取り、目の動きから意図を正確に推測できます。この優れた顔の認識能力こそが、人々の共同作業を促進し、地球を席捲《せっけん》する文明社会を築く礎となってきたのです。しかし、この他者の顔を認識するための機能が、鏡やカメラなどの普及によって「自分の顔」を認知するためにも使われるようになり、自己意識の領域までも侵食されてしまったのです。

私は認知神経科学者として、人の心の仕組みを大学で研究しており、その中で、人が顔を認識する仕組みや発達に関していろいろな研究を行ってきました。そんな私が、「自分の顔」の問題に興味を持ったきっかけは、10代の娘から教えてもらったスマートフォンのアプリです。ワンタッチで自分の顔がすべすべの肌と大きな瞳を持つ若い女性に変わることにすっかり興奮してしまいました。そこで、撮った写真を家族や友人に送ったのですが、その反応は冷ややかなものでした。その瞬間、若返った自分の顔に興奮していたのは自分だけだったことをまざまざと思い知らされたのです。と同時に、自分の顔は依存性の高い情報という観点から研究をすると面白いのではないか、と考えました。実際、世間では過剰な美容整形や顔写真の加工=盛りすぎで、第三者的に見れば、かなり不気味な顔を見かけることが増えてきています。

そしていざ研究をしてみると、やはり自分の顔は、かなり特別な情報として脳の中で処理されていることがわかってきました。詳しくは第3章で紹介しますが、顔写真の美加工に夢中になってしまうことも脳の仕組みが関与していそうなのです。

このように、人間にとって顔というものは、他者を理解するうえでも、そして自己を理解するうえでも、とても重要な意味を持っています。そのため、人間がどのような脳の仕組みで「他者」と「自分」の顔を認識しているのかを知ることは、視覚機能の範疇《はんちゅう》を超え、感情、社会性、自己意識がいかにして生成されるのかを理解することにつながります。また、鏡の中に自分の姿を発見する過程は、それらの複雑な機能がどのようなプロセスで発達していくのかを知る重要な手がかりを与えてくれます。さらに、バーチャル・リアリティや人工知能などの科学技術が急速に発展している中で、自分の顔の在り方は大きく変わってきています。それらは、私たちの自己意識や他者との関わりにどのような影響を及ぼすのでしょうか。自分の顔を取り巻く問題については、脳科学や心理学、進化や文明の歴史、社会学から工学まで、幅広い観点から理解していく必要があるのです。

このうち、本書では脳科学や心理学、それに人工知能などの情報科学に焦点を当てながら「顔」と「脳」の密接で精巧な関係を紹介し、その関係性が「わたし」という自己意識の形成にまで影響を与えることを見ていこうと思います。

まず第1章では、そもそも人間が顔をどのような仕組みで認識しているのかを、心理学や脳科学の知見に基づき明らかにします。第2章では、その能力を生後いつから身につけているのかという発達過程に迫るとともに、自分の顔を発見する過程もひも解いていきましょう。驚くべきことに、鏡の中に自分を見つけることは、恥じらいなど周りを意識した自己の拡張にもつながっていくのです。そして、第3章は本書のメインテーマとなります。なぜ人は自分の顔を美しく、そして魅力的に見せようとするのか、自分の顔に夢中になっていく（ときにのめり込んでしまう）脳の仕組みや自己の脳内表象について、筆者の研究を交えながら明らかにしていきます。また、続く第4章では、第一印象や感情の伝染など、顔の持つさまざまな役割を見ることで、「顔」が自己と他者を結びつけている存在であることを確かめます。そして、最終章では、コミュニケーションのオンライン化や人工知能の技術が進展する現代、そして未来において、自分の顔というものがどういう問題を抱え、どう進化していくのかについて考えていきます。

本書を読んで、「こんなに深遠な顔を持つ人間というのは、本当に面白い生き物だな」と思っていただけるとうれしいです。それでは、さっそく第1章に進みましょう。

もくじ

はじめに　3

第1章　顔を見る脳の仕組み　17

1. 見られるように進化した顔　18
人間は驚くほど「顔」を見ている／「目」の進化／「眉」に与えられた機能

2. 鏡の中の他人　25
顔の見分けがつかない症状／革命的な発見――ｆＭＲＩとは何か／物体のパターンを分類する

3. ひっくり返った顔　30
顔認識は正立がベース／顔の配置の情報が大切

4. 顔を認識する専門領域　32

後頭部で「顔」のパーツを見る／2人のノーベル賞研究者の功績／目と口の距離に反応する神経細胞／脳の底に横たわる神経ネットワーク／神経細胞の活動から「見ている顔」を推定

5. なんでも顔に見えてしまう 44

「人面魚」とパレイドリア／レビー小体型認知症

6. 見知らぬ顔と知っている顔 49

7. おばあさん細胞仮説 51

「あの人の顔」担当の細胞はあるのか／写真にも文字にも反応した細胞

8. 知っている顔の数は何人？ 53

9. 顔から心を読む 56

「心のシグナル」をつかむ脳／単純な図形にも「社会」を見出す

第1章のまとめ 61

第2章 自分の顔と出会うとき 63

1. 赤ちゃんの見ている世界 64
顔を見るのは生まれつき？／「倒立顔」より「正立顔」／赤ちゃんが見ている人物は
2. 顔を見つける生得的な神経機構 70
視覚情報の1割が通るルート／「ヘビニューロン」と「顔ニューロン」
3. 赤ちゃんは顔を見分ける達人 77
成長とともに失う能力／LとRの聞き分けと同じ——知覚狭窄
4. 鏡の中の自分への気づき 81
わが子を観察したダーウィン／鏡像自己認知の3段階／自分のまねをする〝友達〟
5. 鏡像自己認知ができる動物 88
6. 巨大な軸索を持つ神経細胞 91
特殊な形をしたフォン・エコノモ・ニューロン／超高速遠距離通信は何をもたらすのか
7. 恥じらいの感情 95

鏡の前で恥ずかしがるのは人間だけ／鏡像自己認知と恥じらいの発達
8. 時間を超えて存在する自己 99
アルバムを眺めるのは高度な能力／鍵を握るのは「エピソード記憶」？
9. アルツハイマー型認知症と自己意識 104
第2章のまとめ 109
コラム① 世界最古の鏡 110

第3章 自分の顔に夢中になる脳 113

1. 自分の顔はVIP扱い 114
〝自分の顔を探せ〟／潜在意識とサブリミナル刺激／鍵を握るドーパミン
2. 顔写真の加工にのめり込む現代人 122
自分の顔には「強めの美加工」／美加工写真とドーパミン報酬系

3. **依存を生み出す脳の仕組み** 128
ジキルとハイド／レバーを押し続けるラット／報酬系の仕組み／ドーパミンの役割／化粧や美加工に夢中になるのはなぜ？
4. **不気味の谷** 136
5. **さまざまな価値を表象する脳** 140
脳はどこで価値を表現する？／鉄の棒が頭を貫通――フィニアス・ゲージのケース
6. **自分の顔を知るメリットは何か** 145
7. **原始的な自己意識** 148
ミニマルセルフとは何か／「幽体離脱」体験での発見／0・7秒の遅延でも失われる
8. **社会的な自己とサリエンス・ネットワーク** 154
「サリエンス・ネットワーク」という領域／恥ずかしい写真／心臓のドキドキを感知する
9. **アイデンティティの座** 158
過去から未来までつながる「わたし」／デフォルト・モード・ネットワーク

10. 瓜二つの偽者の家族 162

第3章のまとめ 166

第4章 自己と他者をつなぐ顔 167

1. メラビアンの法則 168
2. 表情の普遍性 170
真の笑顔と偽の笑顔／表情は人類共通か
3. 表情で気分が変わる 176
4. 自分に似ている顔を信頼する 180
脳が信頼する他人の顔／「類似性の法則」と「相補性の法則」
5. 魅力的に感じる顔の特徴 185
6. 瞬きで会話の間を共有 190
何のために瞬きするのか／アンドロイド相手でも瞬きで同期

7. 自閉スペクトラム症と顔 195
自閉スペクトラム症と脳の顔認識／考えられる「2つの可能性」

第4章のまとめ 203

コラム② 困った顔をするイヌ 204

第5章 未来社会における顔 207

1. SNSの弊害 208
2. プロテウス効果 210
3. 偽物の顔 216
ディープフェイク動画／存在しない顔／敵対的生成ネットワークとは何か／続々登場する画像生成のモデル
4. 素顔と仮面 225

第5章のまとめ 234

おわりに　235
参考文献　247

第1章

顔を見る脳の仕組み

1　見られるように進化した顔

人間は驚くほど「顔」を見ている

人間とは、どこまでも顔が好きな生き物のようです。人の視線の軌跡を追うと、そのことをまざまざと感じることができます。

ロシアの心理学者アルフレッド・ヤーバスは、今から70年ほど前の1950年頃、人がどのように目を動かして物を見ているかを調べるための装置を開発していました。試行錯誤の末、ついに完成した装置は、コンタクトレンズのような透明の吸引カップの横に小さな鏡がついたものでした。これを眼球に密着させた状態で光を当て、鏡により反射した光の方向変化をカメラで記録することで、視線の軌跡を詳細に捉えることができたのです。[*1]

そして、この精巧な装置によって明らかとなった人の視線の動きは、驚くべきものでした。部屋に複数の人物がいる絵を見ているとき、人々の視線の大半は登場人物たちの顔を何度も往復していました。一方、部屋の家具や背景にはほとんど視線がいっていませんでした。次に、人の顔の写真を見せると、視線のほとんどは、両目と口の間を行き来しており、あとは顔の輪郭にそって視線が1周するだけでした（図1－1）。この研究から、私たちは絵全体を見ているつもりでも実は顔ばかり見ており、その中でも、特に目と口から情報を得ることに大半の時間を費やしているということがわかったのです。

　最近は、近赤外光カメラを使って、瞳孔の形状や角膜の反射光を計測することで、人がどこを見ているかを簡単に調べることができるようになりました。そこで、筆者らも映画やテレビ番組を見ているときの人々の視線を調べてみました。すると視聴者の視線は、登場人物を追いかけるように動いており、背後の風景にはまったくと言っていいほど向いていないのです。そして、やはり目と口のあたりに視線は集中していました。これまでの研究を合わせると、見ている時間のおよそ6割は目を、2割は口を見ることに費やしているようです。[*2、3]

　こんなにも人が目を好きこのんで見るのはなぜでしょうか。それは「目がものを言う」からです。ただそれはすべての霊長類が手にしたものではなく、人類の長い進化の歴史の中で獲得

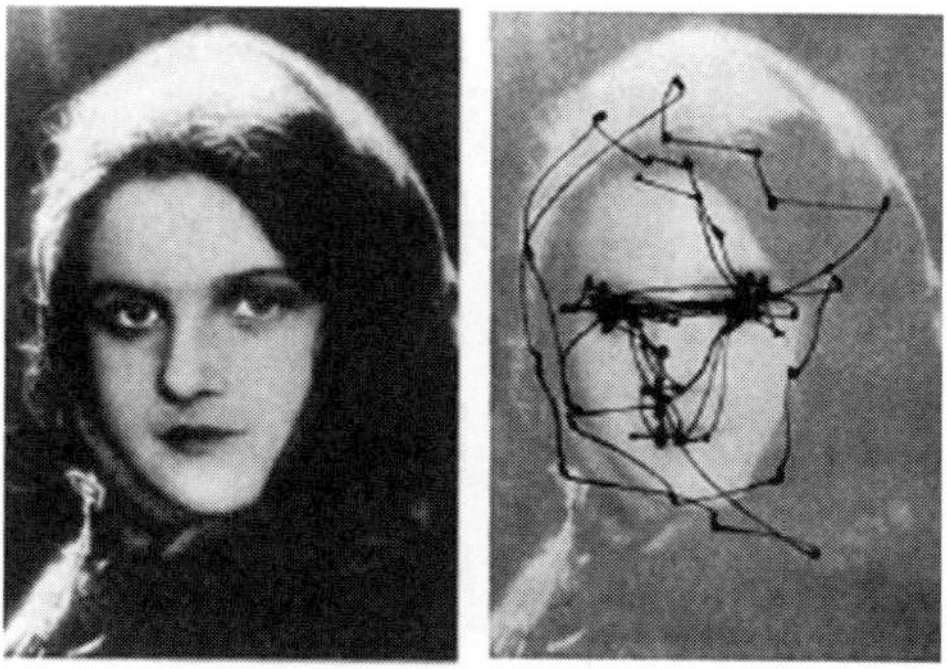

図 1-1　ヤーバスが提示した写真（左）と、それを見ているときの視線の軌跡（右）
Yarbus, A. L. *Eye movements and vision*（Plenum Press, 1967）より

されたものなのです。この本のテーマは「脳が顔をどのように見ているか」を、主に脳科学や心理学の観点から探求していくことですが、まずはその原点である「私たちの顔」の進化について少し触れておきましょう。

「目」の進化

人間の目がものを言うように進化した可能性を最初に報告したのは、霊長類を研究する日本人研究者たちです。[*4、5] 彼らは、目の縦横比や強膜（人でいう白目にあたる場所）の大きさをさまざまな霊長類で比較しました。すると、樹の上で生活している霊長類は目の形が円いのに対し（図1－2上）、地上で生活している霊長類は横に長く、強膜の露出面積が広いことがわかりました（図1－2中）。地上での生活は、敵や獲物がいないかを水平方向に幅広く見渡す必要があります。顔を動かすよりも、目だけ動かす方が使うエネルギーは少なくて済むため、まぶたの割れ目が横長に広がり、水平方向の広い視野を見ることができるようになったのだと考えられています。なかでも、人間の目は、断トツに横長で、強膜の露出面積も一番大きいのです（図1－2下）。

さらに、強膜が白いのも重要な特徴です。チンパンジーなど、ほかにも白い強膜を持つ霊長類の個体の事例報告はあるものの、多くの霊長類は、強膜が肌の色に近い茶色です。

そのため、黒目の位置がわからず、どこを見ているかが外からはわかりづらくなっています。そのおかげで、外敵や仲間からの不意打ちの攻撃を避けることができるのです。

一方、人間は横長の白目を持つために、自分が今どこを見ているのかが他者に伝わりやすくなっています。そのおかげで、自分が関心を向けている対象に他者の目や注意を導くことができるようになりました。このように、人間の目は、外部から動きがわかりやすくなる方向に進化したために、社会的なシグナルの交信という新たな役割を持つようになったのです。つまり、私たちが他者の目ばかり見てしまう癖は、他の霊長類とまったく違う適応戦略をとったことの表れと言えるのではないでしょうか。縄文時代の人々は集団で狩

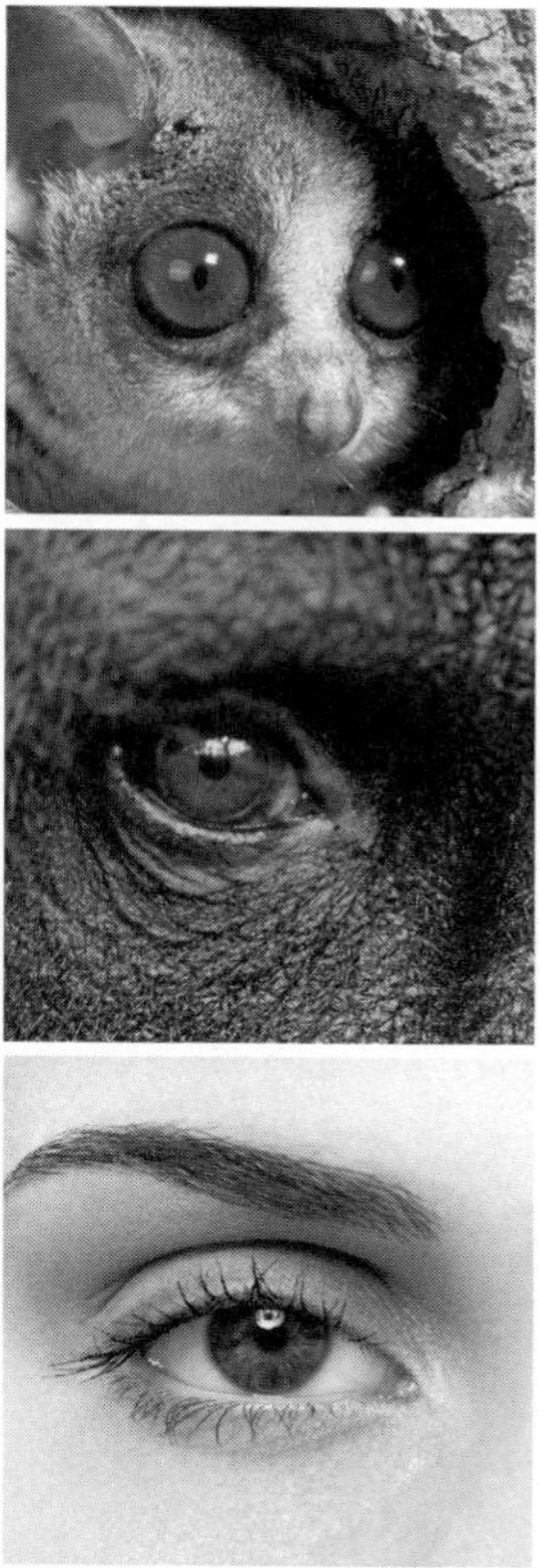

図 1-2　目の縦横比や強膜の違い
樹上生活するショウガラゴ（上）
（写真：Bluegreen Pictures/アフロ）
オランウータン（中）
（写真：Minden Pictures/アフロ）
人間（下）
（写真：Science Photo Library/アフロ）

りをするとき、獲物に気づかれてしまうので声で合図を出すことはできません。そんなとき、お互いの目を見ることで意思の疎通をして、襲うタイミングを見計らったのかもしれません。また、現代の人々は、会議中に目くばせして、誰が反対意見を言い出すかを見計らったりしますよね。このように、人間は他の霊長類にはない特殊な目を持つことによって、質の高い集団行動ができるようになり、文明社会をつくり出すことができたのです。

「眉」に与えられた機能

実は、目だけでなく、眉も進化の過程で大きく変化しました。

人間の祖先がどのような顔をしていたのかは、頭蓋の化石により調べることができます。1921年にアフリカ大陸南部にある都市カブウェ（Kabwe）の採掘場で、絶滅した旧人の頭蓋骨の化石が発見されました（図1－3）。骨の年代測定によると、今から30万年前のものと推定されています。この旧人の頭蓋骨をよく見ると目の上の骨が庇《ひさし》のように張り出しています。さらに、額はほとんどないことがわかります。しかし、この目の上の骨が出っ張ったところで、物を嚙み砕きやすくなるわけでも、目を動かしやすくなるわけでもなかったようです。[*6] そのため、鶏のトサカのように、出っ張った骨の上に眉毛が広がることで、何らかのシグナルを表すコミュニケーションの機能を果たしていた可能性があります。ただし、骨の形状から、その眉毛を動かすことは難しかったのではないかと考えられているようです。

一方、現代の私たちは脳の前頭部が大きく拡大したために額が前方に張り出し、その代わり、目の上の骨の出っ張りはほとんどありません。ただし、眉毛だけは残り、平たくなった顔の中でかえって目立つようになりました。しかも、骨が引っ込んだおかげで、眉を動かすことも簡単にできるようになりました。眉毛の役割は、一般的には汗が目に入るのを防ぐためと考えられていますが、それだけでなく、内に抱えるさまざまな感情を外に表すことができるようにもなったのです。おまけに、眉毛の形が人によってさまざまなので、顔を見分ける際にも役に立ちます。このように、人の眉毛も、目と同様に進化を通じて社会的なシグナルを発信する機能を持つようになったのです。

ところが、歴史を振り返ってみると、そんな大事な眉毛をすべて引き抜いてしまった人たちもいまし

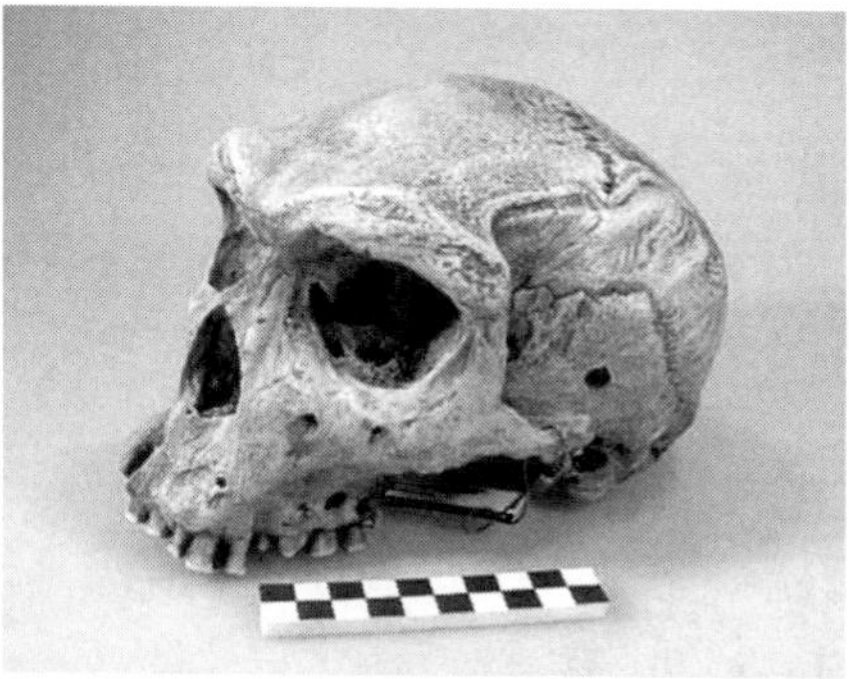
図 1-3　カブウェで発見された頭骨化石の複製
写真提供：岐阜県博物館

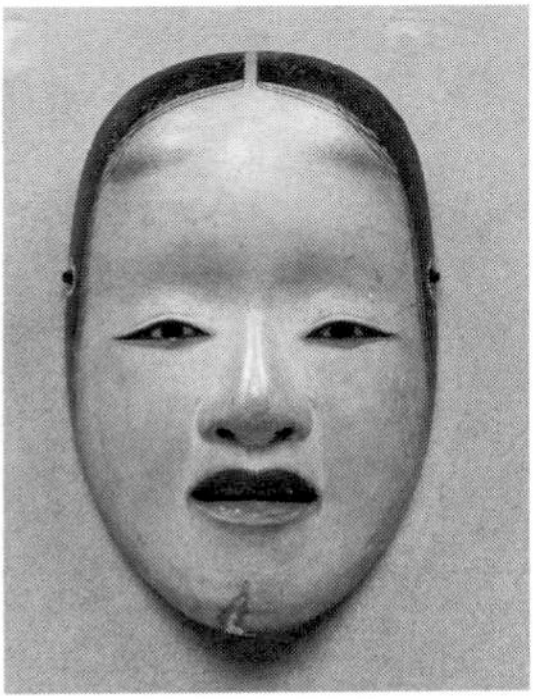

図1-4　「増阿弥作」と伝わる、「増女」という女性の面
出典：ColBase（https://colbase.nich.go.jp/collection_items/tnm/C-1891?locale=ja）

た。

平安時代の貴族たちの間では、顔の色が白ければ白いほどよいとされていました。そこで当時の上流階級の女性は、眉毛をすべて引き抜き、鉛白でつくられたおしろいを顔に厚く塗り込んで、その上から眉を描いたのです。室町時代になると、この眉の位置はより上の方に描かれるようになりました。室町時代の田楽師、増阿弥《ぞうあみ》が創作したと言われる女性の能面の眉の位置を見ると、当時の様子がよくわかります（図1－4）。現代の私たちからすると、なぜこんなに目から離れた場所に眉を描くのかと不思議に感じ、違和感を抱いてしまうくらいです。おそらく、額の上の方は眉を動かす表情筋の影響をほとんど受けないので、自分の感情を他者に読み取られにくくするためだったのではないでしょうか。喜怒哀楽を表に出さず、冷静沈着に見える方が上流階級のふるまいとして望ましいとされたのでしょう。眉をすべて剃る風習は、江戸時代の女性にも受け継がれていましたが、明治時代の西洋化に伴い徐々に廃れていきました。そして現代では、眉が再び感情を外部に表す役割を担うようになったわけです。

2　鏡の中の他人

顔の見分けがつかない症状

さて、少し余談が過ぎましたが、ここまで人間の顔は、進化によって社会的なシグナルの発信という機能を持つようになったことを紹介してきました。人はお互いの顔を見て、まなざしや細やかな表情を通してコミュニケーションを育み、文明を築いてきたわけです。「目は口ほどに物を言う」「顔に書いてある」など、顔に関することわざや慣用句が多いわけはそこにあるのでしょう。では、ここからが本章の主題になります。そんなコミュニケーションツールとしての顔を持つ私たち人間は、顔を見ているとき、脳を使ってどんな風にそれを認識し、どんな情報を得ているのでしょうか。まずはある患者のケースを見ていきましょう。

今から20年以上前、大阪駅近くにある大きな病院を、60代の男性が困惑した顔で訪れました。２日前から突然、妻の顔を見ても、鏡に映る自分の顔を見ても、見知らぬ人に見えるようになったというのです。また、有名人の写真を見せられても誰なのかわからず、新しい顔も覚えられなくなってしまったそうです。しかし、それ以外の視覚機能にはまった

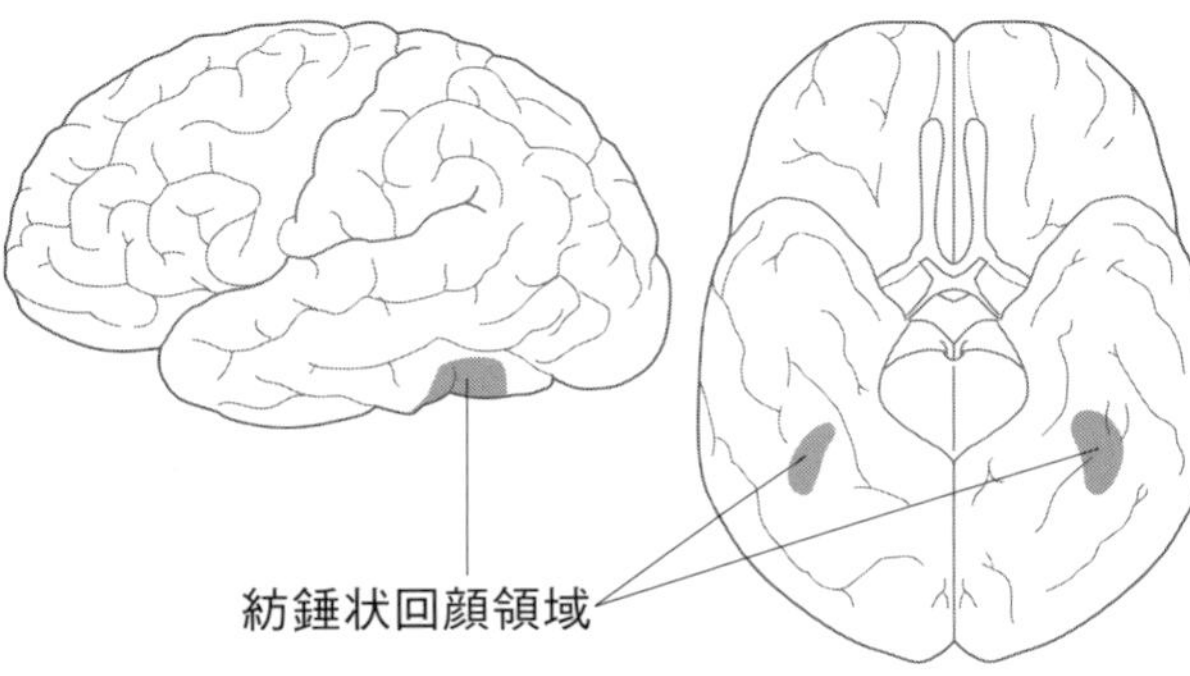

図 1-5　紡錘状回の顔に特化した領域の場所

左図は側面、右図は底側から見た脳。紡錘状回の顔に特化した領域は紡錘状回顔領域(FFA)と言う。男性は右側の紡錘状回に出血があった。

く異常はありません。また、顔を見ても誰だかわからないけれども、声を聞けば、知り合いの誰だかわかるというのです。

そこで、担当の医師が男性の脳を調べると、右の紡錘《ぼうすい》状《じょう》回《かい》という場所に脳出血があることがわかりました。この紡錘状回は、大脳の表面に広がる大脳皮質という薄い層の底にあたる部分を指します。その一部の領域にだけ脳出血があったのです（図１－５）。

脳出血をすると、大抵の場合は脳の広い領域がダメージを受けます。そのため、顔の見分けがつかない症状（相《そう》貌《ぼう》失《しつ》認《にん》と言います）を起こす人は、それ以外の視覚機能にも問題が生じていたりします。しかし、この男性の脳出血は、ごく限られた場所に生じたため、相貌失認だけが起きて、他の視覚や記憶はまったく問題なく機能していました。この珍しい症例から、相貌失認には紡錘状回が関係していることが明らかになったのです。[*7]

革命的な発見——fMRIとは何か

同じ頃、MRIを使って脳活動を調べた研究グループが、顔の識別をしているときに紡錘状回の活動が増えていることを発見しました。その研究内容を紹介する前に、本書では今後MRIを用いた研究がたくさん登場しますので、まずはMRIを活用した脳研究の手法＝機能的MRI（fMRI）について少し解説しておきましょう。

MRIとは、水素原子の磁場変化を画像化する装置のことで、水分量の違いから体内の筋肉や内臓の形状を精密に写し出します。おそらく多くの方が、検査のためにMRI装置の中に入り、脳や筋肉、内臓の画像を撮影されたことがあるのではないでしょうか。そして、このMRIの撮像方法を工夫することで、脳のどこが活動しているのかがわかるというのです。

この方法を1990年に最初に開発したのが、当時ベル研究所にいた小川誠二です。彼は、脳の活動に伴う血流の変化に着目しました。血液の中には、ヘモグロビンと呼ばれるタンパク質があり、これが酸素を脳や身体のすみずみに運ぶ役割をしています。酸素と結びついたヘモグロビン（酸素化ヘモグロビン）は磁性を帯びていません。一方、ヘモグロビンが酸素を放すと（還元型ヘモグロビン）、微弱ながらも磁性を帯びるようになります。そのため、ＭＲＩの磁場が乱されて、信号が弱められます。しかし、脳の一部の神経細胞が活動すると、そこへ酸素を供給するために、酸素化ヘモグロビンが流れ込みます。すると、還元型ヘモグロビンの濃度が相対的に低くなるために、ＭＲＩの信号が強くなるのです。この血中のヘモグロビンの酸素結合度によって磁性が変化するという現象をＭＲＩで定量的に計測し、脳の血流動態の変化を画像化することに成功したのです。つまり神経活動に伴う血流動態を見ることで、活動している脳の部位を知ることができるというわけです。

非侵襲かつ高い空間解像度で脳の活動を計測する方法は、神経科学の在り様を革命的に変えるすごい発見でした。この発見以降、世界中の研究者が、言語や視覚、運動などのさまざまな機能に脳のどこが関与しているのかを競うように調べているのです。

物体のパターンを分類する

それでは、先に触れた顔の認識と脳活動の研究の話に戻りましょう。脳機能の研究が前進する中、顔の認識に特化した脳の領域があることを、ＭＲＩを使って世界で初めて明らかにしたのは、ハーバード大学のナンシー・カンウィッシャーらのグループでした。[*8]彼女らは、MRI装置の中にいる参加者に、人間の顔やさまざまな物体、家の画像を見せました。そして、人間の顔を見せたときにだけ著しく脳血流が増える場所があるかを調べました。すると、大脳皮質の底にある紡錘状回の一部が、顔にだけ反応していることを発見したのです。そこで彼女らは、この部分を紡錘状回顔領域と名付けました（図1－5参照）。これらの研究に端を発して、人間の脳には、顔の専門領域があり、そのはたらきで大勢の顔を見分けられることが明らかとなりました。

ちなみに、紡錘状回は、顔の情報だけを処理しているわけではありません。というのも、アメリカの研究グループが、20年以上の経験を積んだ鳥の種類を見分ける専門家8人と、車のモデルに関する専門家11人を集めて、彼らの脳活動を調べてみたのです。[*9]すると、鳥博士は鳥の種類を識別しているときに、車博士は車の種類を識別しているときにも、紡錘状回がよく活動していました。物を識別するためには、模様や形状のパターンの違いを見分ける必要があります。つまり、紡錘状回は、物体のパターンを分類する専門領域なのです。けれども、生まれてこの方、人は顔の情報ばかり取り入れているので、自然と顔の情報の分類に長《た》けていき、紡錘状回の中の一部に顔の専門領域ができたのだと考えられます。

ただし、紡錘状回単独で顔の情報をすべて処理しているわけではありません。顔の微妙な違いを見分けるためには、顔が持つさまざまな特徴を捉えることが重要ですが、その多種多様な顔の特徴を処理するために、脳の中ではさまざまな役割分担が行われています。では、脳のどこで、顔のどんな特徴を捉えているのでしょうか。また、その中で紡錘状回はより具体的にどのような役割を担っているのでしょうか。まずは、そのヒントになるような興味深い研究を紹介しましょう。

3　ひっくり返った顔

顔認識は正立がベース

図1－6の写真を見てください。女性の顔の上下が逆さまになっていますが、誰だかわかるでしょうか。そう、かつて「鉄の女」と呼ばれたイギリスのサッチャー元首相です。次に、本を上下にひっくり返してみてください。片方の写真が、なんだか不気味でおそろしい顔に見えないでしょうか。実は、片方の写真は、目と口の上下の向きが顔全体の向きとは逆になっています。でも、大枠の顔の上下が逆さまになると、この不気味な顔の不自然さを感じにくくなってしまうのです。これは、顔を認識する仕組みが正立した顔をもと

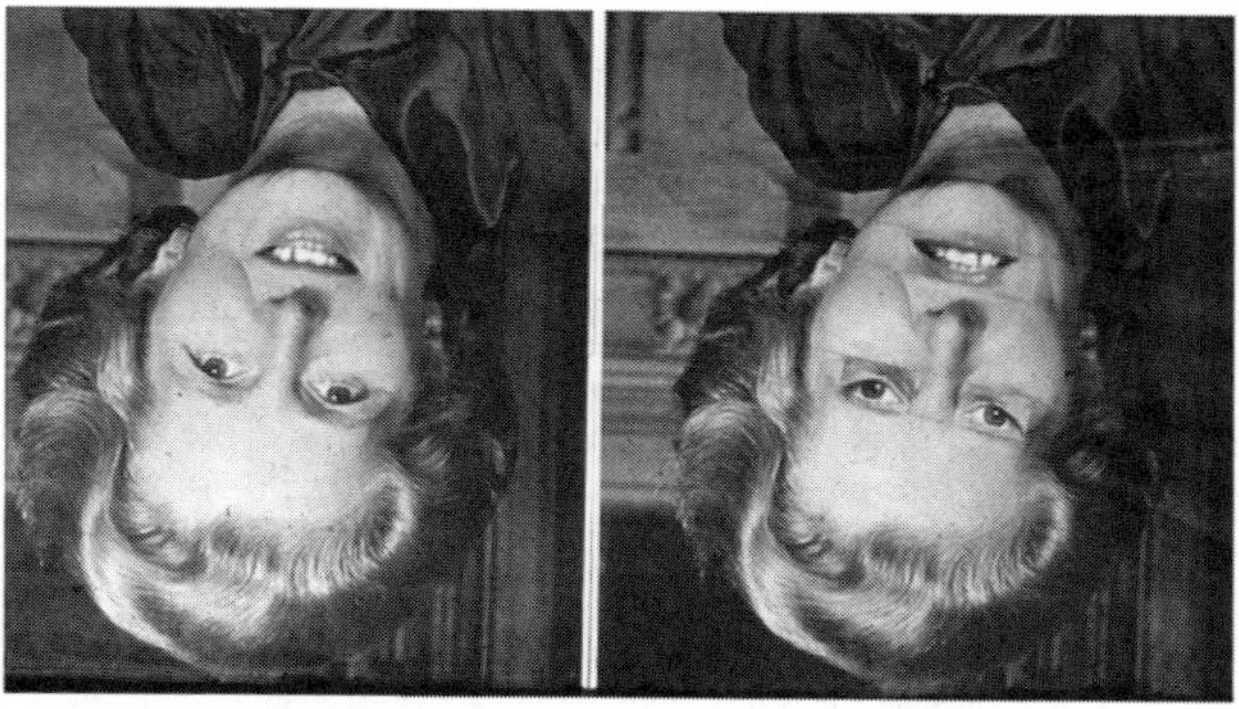

図 1-6　サッチャー元首相の顔を上下逆さにした写真[*10]
Thompson, P. Margaret Thatcher : a new illusion. *Perception* 9, 483-484 (1980) より

につくられているからです。

顔の配置の情報が大切

そして、同じ正立顔でも、目や口の位置がほんの少し変わっただけで、別の人の顔のように感じてしまうという特徴もあります。[*11] 図1−7を見てください。上の段の男性たち4人は、どれも似たような顔の印象を受けないでしょうか。それに対して、下の段の男性たち4人は、かなり異なる顔に見えます。でも、「こんな顔の人、確かにいるな」と感じるので、不自然な顔というわけではありません。実はこれらの顔は、すべて左側の男性の顔を変形したものです。上の段にある顔は、その男性の目と口を他の男性のそれと入れ替えたものです。一方、下の段は、目も口もまったく変えていませんが、

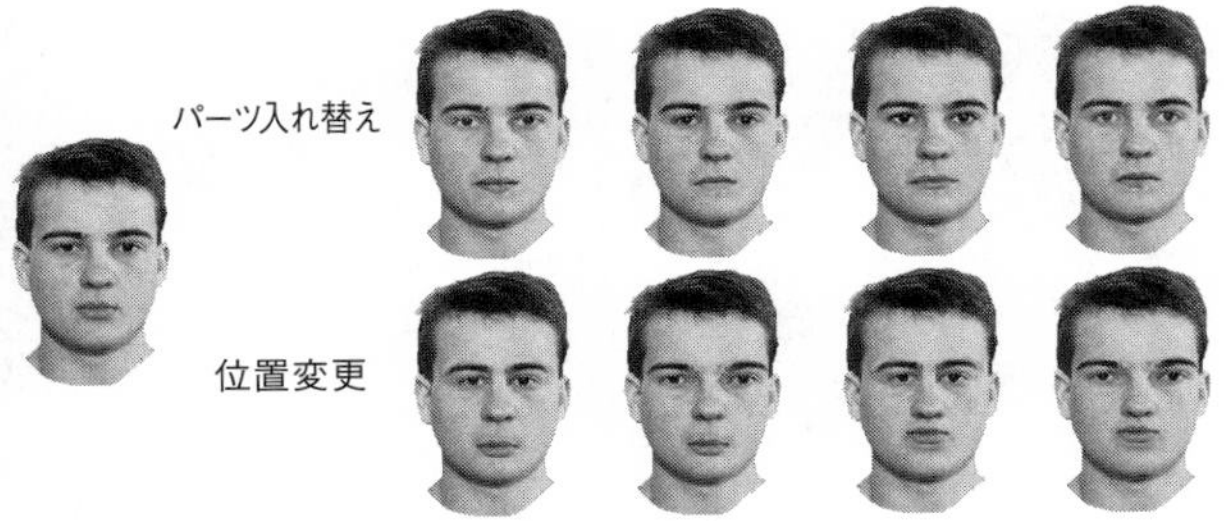

図 1-7　左側の男性の顔を変化させた写真のリスト
上段：目と口を他の男性と入れ替えたもの
下段：他人との入れ替えは行わず、目と口の位置を変更したもの
Yovel, G. & Kanwisher, N. Face Perception: Domain Specific, Not Process Specific. *Neuron* 44, 889-898(2004) の Figure1 より　※日本語訳は筆者による

互いの位置を少し近づけたり、離したりしています。この図からわかることは、目や口の形よりも、目と口が顔のどこにあるのかという情報の方が、顔を見分けるときに重要な手がかりとなっているということです。そして実際、脳は、目や口の形の情報だけでなく、それらの配置の情報を分析することで、顔を見分けているのです。このことを踏まえたうえで、紡錘状回を始めとした顔認識に関わる脳のネットワークの役割分担を詳しく見ていきましょう。

4　顔を認識する専門領域

後頭部で「顔」のパーツを見る

相貌失認の研究や脳活動を調べた研究により、紡錘状回という脳の領域が人の顔を認識するために重要なはたらきをしていることを紹介しました。その

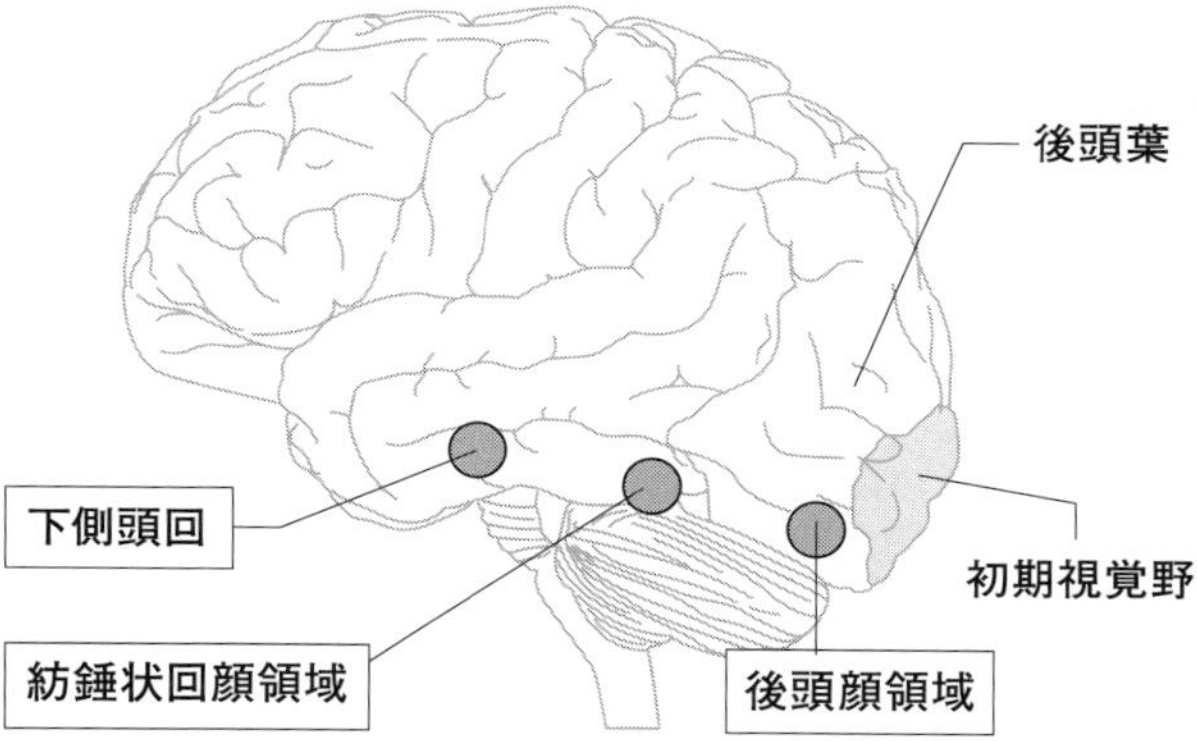

図1-8　顔の情報処理に特化した脳の領域

後、MRIを使って多くの研究者が顔の認識に関わる脳の領域を調べたところ、実はほかに2ヵ所、顔の認識に特化した領域があることが明らかとなっています。一つは後頭顔《こうとうかお》領域《りょういき》、もう一つは下側頭回《かそくとうかい》と呼ばれているところです。それでは、この2つはどこにあって、どんな役割を担っているのでしょうか。

まず、後頭顔領域を詳しく見ていきましょう。この領域は紡錘状回よりも後ろ側の「後頭葉」の中に位置しています（図1-8）。後頭葉の中でも一番後ろには初期視覚野があり、ここは目を介して伝達される視覚情報が最初に届く大脳皮質の領域です。初期視覚野は、視覚情報の中から境界線や方向の情報を検出し、物体の形状やパターンに関する情報を高次の視覚領域に伝達します。初期視覚野の外側に位置する後頭顔領域は、その情報を受け取り、顔の形状や特徴を検出しているのです。それでは、顔の情報処理において、後頭顔領域と紡錘状回はどのように役割分担をしているのでしょうか。

そこで、紡錘状回の顔領域を最初に発見したカンウィッシャーは、顔に対する反応の違いをこの2つの脳領域の間で比べてみました[*12]。先ほど、顔を見分けるのには、目や口といった顔のパーツの形だけでなく、そのパーツ同士の位置関係がどうなっているかという顔の構成が重要な手がかりとなることを紹介しました。そこで、彼女らは、目や口の形といった顔のパーツの情報がある場合とない場合（図1－9左）、顔の構成に関する情報がある場合とない場合（図1－9右）の画像を見たときの、紡錘状回と後頭顔領域の活動を比較したのです。

その結果、紡錘状回も後頭顔領域も、顔のパーツに関する情報があるときは、ない場合よりも活動が増加していました。一方、顔の構成に関する情報があるときは、ない場合と比べて、紡錘状回は活動が増加していましたが、後頭顔領域の活動は違いがありませんでした。つまり、紡錘状回は顔のパーツと顔の構成の両方の情報処理に関与しているのに対して、後頭顔領域は主に顔のパーツの情報処理に関与しているのです。なぜ、このような情報処理の分担になっているのか気になるところですが、それは下側頭回のはたらきを見

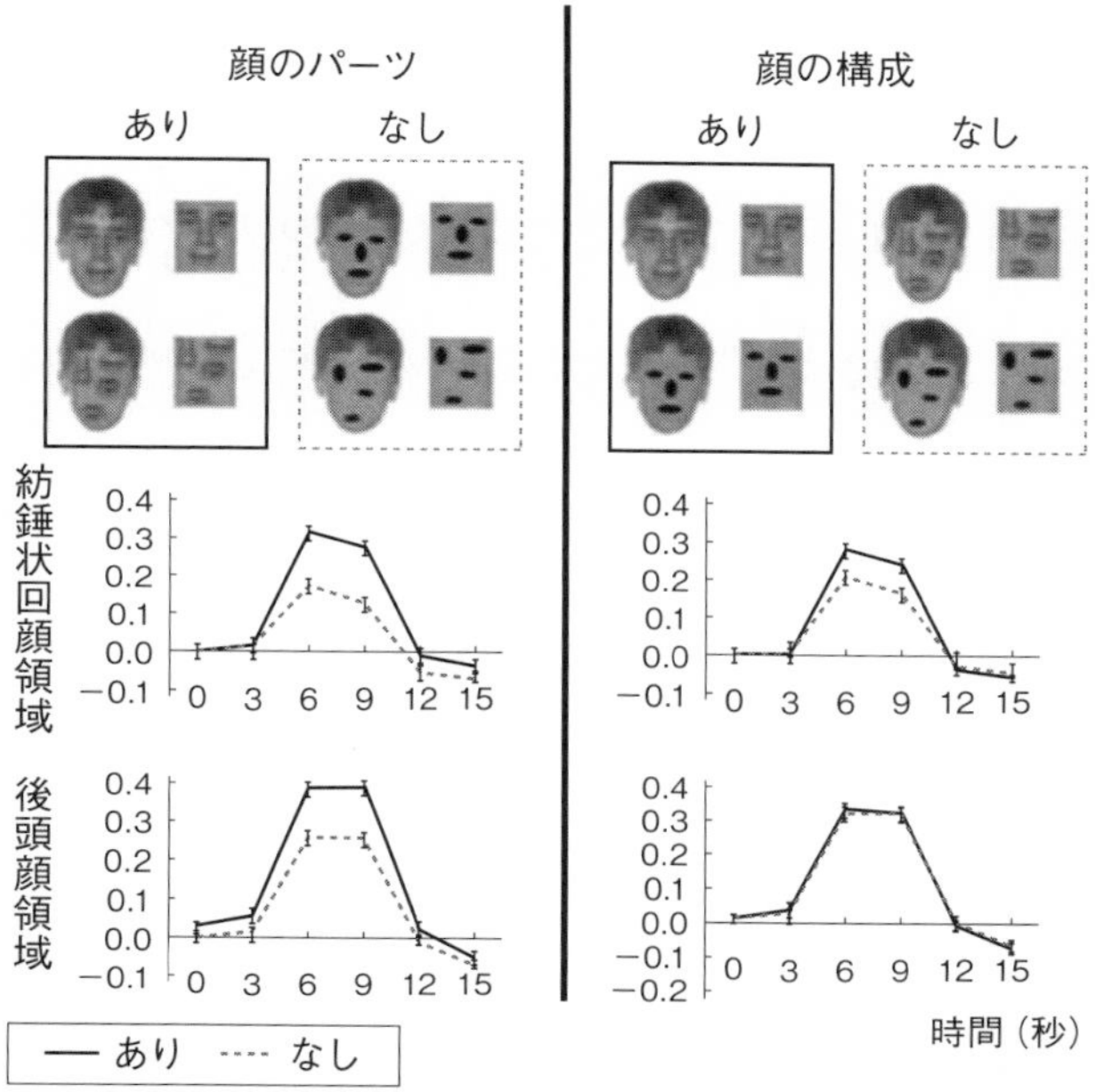

図 1-9　顔のパーツと顔の構成の有無に対する脳の反応

顔のパーツあり条件では、目や口、鼻の位置がバラバラでも、それぞれの形に関する情報がある画像を含んでいる。一方、顔のパーツなし条件では、目や口の代わりに黒の楕円を表示している。また顔の構成あり条件では、目や口が黒い楕円でも、顔の構成の情報が正しい画像を含んでいる。一方、顔の構成なし条件では目や口の位置がバラバラの画像となっている。情報がある条件は実線、情報がない条件は破線で脳の反応が表記されている。この結果から、後頭顔領域は主に顔のパーツ、紡錘状回は顔のパーツと構成の両方の情報処理に関わっていることが読み取れる。

Liu, J., Harris, A. & Kanwisher, N. Perception of Face Parts and Face Configurations: An fMRI Study. *Journal of Cognitive Neuroscience* 22, 203-211 (2010) をもとに作成

てから解説することにしましょう。

2人のノーベル賞研究者の功績

それでは、もう一つの顔専門領域である下側頭回は、どこにあり、何をしているのでしょうか。この領域は、「側頭葉」と呼ばれる領域の一番前の下側に位置しています（図1－8参照）。実は、この領域が顔の情報に対して反応することは、MRI装置を使った人間の脳機能イメージングよりもずっと前からわかっていました。というのも、下側頭回に相当するサルの脳の領域に電極を刺して神経細胞の活動を計測すると、人の顔の写真に対して神経細胞がバリバリと発火活動をしていることが1970年代から相次いで報告されていたのです（バリバリとは、電気信号を音に変換しているので、そう聞こえるのです）。

せっかくですので、ここで神経活動の計測の歴史も少し触れておきましょう。

脳はおよそ1000億個の神経細胞（ニューロン）から構成されています。神経細胞は、電気的信号を発生させて他の神経細胞と結びつくことで複雑なネットワークを形成し、さまざまな脳機能を実現しています。MRIを用いた脳活動計測は、この神経細胞の活動に伴う血流変化を調べていることは先ほど触れました。ただし、この血流変化は数十万個の神経細胞の活動に付随するものであるため、一つ一つの神経細胞がどのような情報処理を担っているのか、どのような情報をやり取りしているのかはわかりません。

一方、頭を開けて、脳の中に細い針電極を刺し、神経活動に伴う電気信号を直接計測する方法があります。この方法を使った脳研究は、ノーベル生理学・医学賞を受賞したデイヴィッド・ヒューベルとトルステン・ウィーゼルが、1958年頃にネコの初期視覚野の神経細胞の活動を計測したことをきっかけとして大きく進展しました。

彼らは、さまざまな視覚刺激をネコに提示する実験をしていたのですが、神経細胞はほとんど反応を示さず、仕方なく視覚刺激を提示していたスライドをはずそうとしたとき、突然、神経細胞がバリバリと活動したのです。そこでよく調べてみると、スライドの境界線（スライドのへりがつくる線状の影）が特定の方向に傾いたときに神経細胞が反応していることがわかりました。ほかの神経細胞にも同様に傾いた線を提示すると、今度は異なる方向に傾いた線に対してのみ反応したのです。この研究により、初期視覚野の神経細胞は、特定の線の傾きに対して選択的に反応することで、形の特徴抽出をしていることが明らかとなりました。

その後、この電気生理学的方法を用いた研究により、脳のさまざまな部位の神経細胞がどのような情報処理に関わっているのかが明らかにされてきました。それは、顔に関しても然《しか》りです。サルはトレーニングをすると人の顔を見分けるようになります。そこで、さ

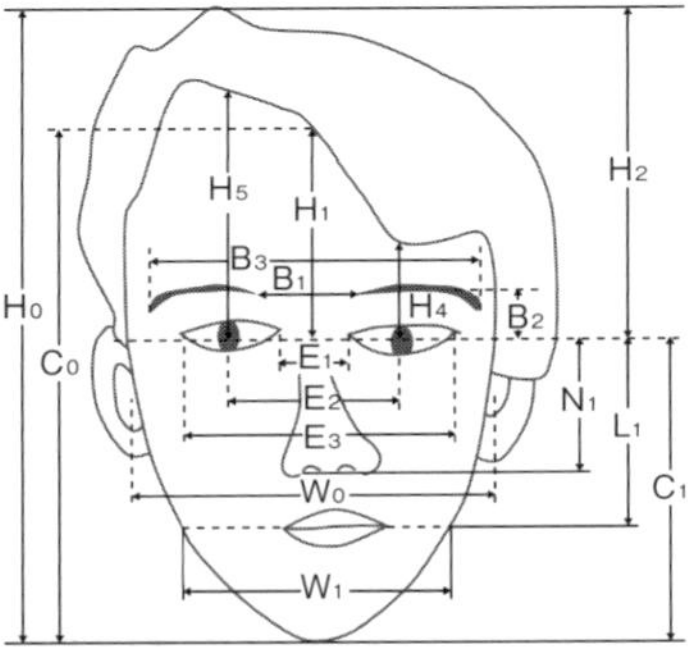

図 1-10　顔の要素間の距離
Yamane, S., Kaji, S. & Kawano, K. What facial features activate face neurons in the inferotemporal cortex of the monkey? *Experimental Brain Research* 73, 209-214（1988）をもとに作成

まざまな人間の顔を見せて、そのときの神経細胞の発火パターンから、どのような情報に反応しているかが調べられてきたのです。

目と口の距離に反応する神経細胞

さて、話を顔の専門領域に戻します。下側頭回の神経細胞がどのような情報処理を担っているのかを直接計測によって明確に示したのが、産業技術総合研究所の山根茂らによる研究です。[*13] 彼らは、27名の人の顔の写真をサルに見せ、そのときの神経細胞の活動を計測しました。次に、口と鼻の距離など、27名の顔を構成する要素間のさまざまな距離を測りました（図1-10）。そして、その距離に応じて神経細胞の活動がどう変化していたかを解析したのです。すると、ある細胞は、目と口の間の距離が短いほど（図1－10のL_1）、そして目から頭頂までの距離が長いほど（H_2）、強い反応を示しました。また、別の細胞は顔の横幅が小さいほど（W_0）、そして顎が大きいほど（W_1）、強い反応を示しました。このように、下側頭回のそれぞれの神経細胞は、顔の要素間の距離の特定の比率に応じて反応することで、顔の特徴を表現していたのです。つまり、下側頭回の神経細胞は、顔全体の構成に関わる情報処理をすることで、さまざまな顔を表現しているということになります。

脳の底に横たわる神経ネットワーク

顔の構成、つまり各パーツの位置関係の情報処理と言えば、紡錘状回もそれをしていると前に書いたので、この2つの領域の間でいったい何が違うのかと疑問に思った方がいるかもしれません。神経細胞は複雑なネットワークをつくって情報を相互にやり取りしています。そのため紡錘状回と下側頭回も一体となって顔全体の構成に関わる情報処理をしているので、両者の役割を明確に分けることはなかなかできません。そして、それは先に紹介した紡錘状回と後頭顔領域の顔の要素（パーツの形状）に関する情報処理の役割の重複についても言えることです。ただ、紡錘状回、後頭顔領域、下側頭回の3つの領域が、それぞれ顔の要素と構成（全体配置）のどちらの情報表現により深く関わっているかを調べ

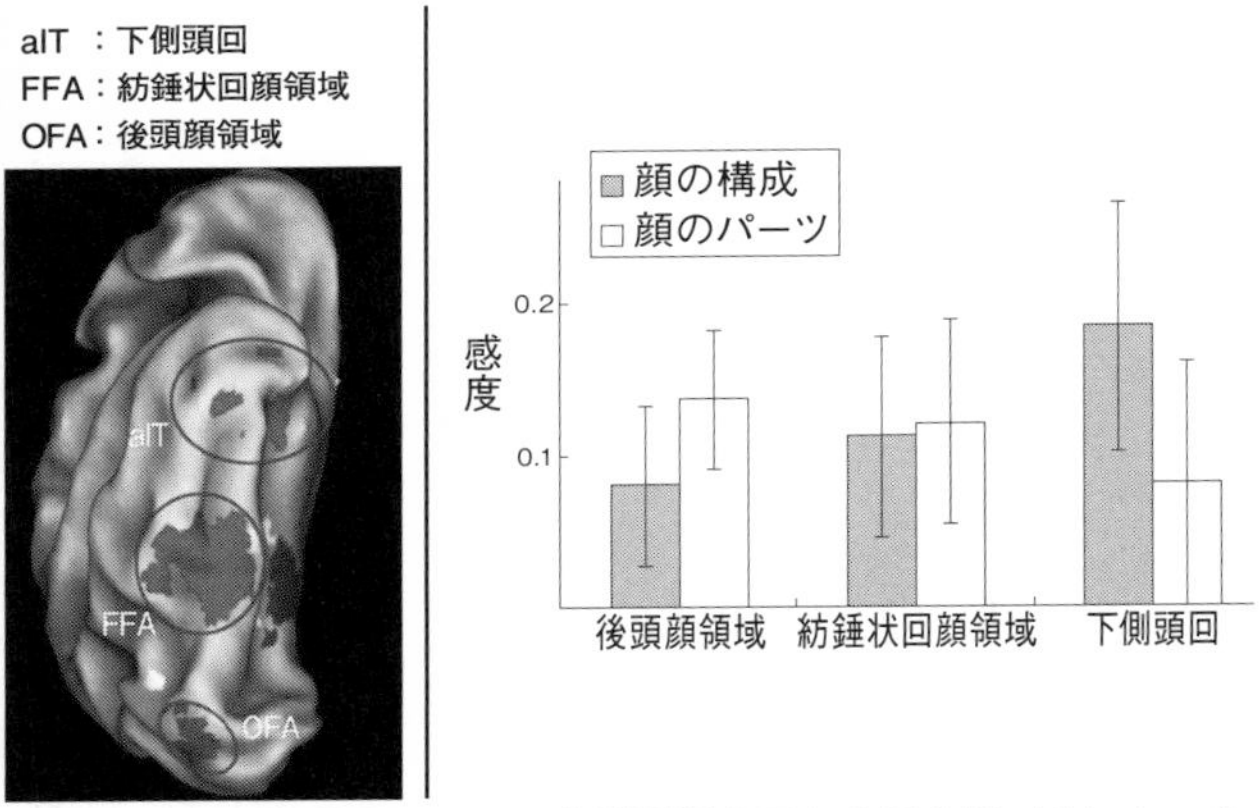

図 1-11　顔を認識する３つの専門領域を下から見た図（左）と、各領域の顔の構成と要素に対する感度（右）

左図はGoesaert, E. & Op de Beeck, H. P. Representations of Facial Identity Information in the Ventral Visual Stream Investigated with Multivoxel Pattern Analyses. *The Journal of Neuroscience* 33, 8549-8558（2013）の Figure2 より

※図外の日本語訳は筆者による

右図は同論文をもとに作成

たfMRI研究があります。[*14] それによれば、下側頭回は顔の構成に対する感度が要素に対する感度よりずっと高く、一方、後頭顔領域は先の研究結果と同様に、顔の要素に対する感度が顔の構成に対する感度より高く、そして、紡錘状回は両方同じ程度であるというのです（図1-11右）。つまり、脳の後ろから前に行くほど、顔全体のイメージに関わる情報処理が中心になってくるのです。

ここまでの話をまとめると、人の顔を認識するためには、まず初期視覚野で検出された形の情報をもとに、そのすぐ近くにある後頭顔領域で目や口の形の情報処理が行われます。紡錘状回は、初期視覚野と後頭顔領域の双方からの情報を受け取り、顔のパーツの形状に加えて、それらの配置に関わる情報処理をしています。そして、その情報をもとに、下側頭回ではさらに高次元な顔の配置に関わる情報処理をしています。そして、この3つの顔の専門領域は、いずれも大脳皮質の底に分布しており、お互いに情報のやり取りをすることで、それぞれの顔が持つ複雑な特徴を表現し、そのおかげで人物の同定をすることができるのです（図1－12）。このように、脳の底には、人間にとって重要な情報である顔を見分けるための巨大な神経ネットワークが横たわっているのです。

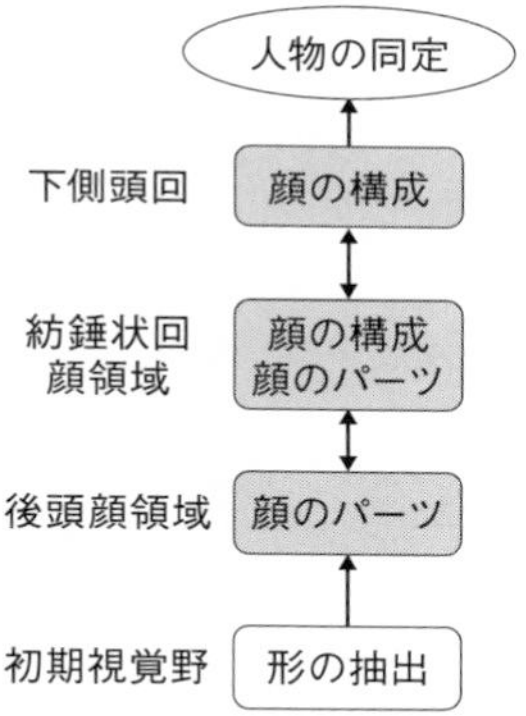

図1-12　顔を見分けるための脳の情報処理の流れ

神経細胞の活動から「見ている顔」を推定

そして、2017年、アメリカの研究グループが、その集大成となるような研究を*Cell*という科学誌で報告しました。[*15] 結論から言うと、サルの脳の神経細胞の活動を観察し、その活動から、今サルが見ている顔を再現することに成功したのです。どのような研究だったのでしょうか。

まず彼らは、顔の大規模データベースから、人間の顔を特徴づけるのに最も重要な50個の要素（例えば、目の大きさや両目の距離、顔の幅など）を抽出しました。この中には、男女の顔の差に反応しているのでしょうか、彫りの深さやひげの濃さを表現している特徴もありました。

次に、さまざまな人間の顔の画像をサルに見せ、顔の専門領域の神経細胞の活動を計測しました。そして、50個の顔の要素に対して、それぞれの神経細胞がどのような反応をするかを調べました。すると、この特徴には反応するけれども、あちらには反応しないというように、神経細胞の間で分担して顔の特徴を表現していることがわかりました。前に紹介した山根らの下側頭回の神経細胞と同じです。ただし、この研究グループは、下側頭回だけでなく、人間の紡錘状回に相当する領域の神経細胞からも計測しています。

そして最後に、新しい顔をサルに見せ、そのときの神経細胞の活動パターンから、サルが見ている顔を推定できるか調べました。研究グループは、それぞれの特徴量に強い反応を示した205個の神経細胞を選び、各細胞の活動の強さに応じて、それが担っている特徴を足し合わせるという形で顔をつくりました。すると、驚くほど正確にどんな顔を見ているかを推定することができてしまったのです。図1－13の左の列に示したのが、サルに

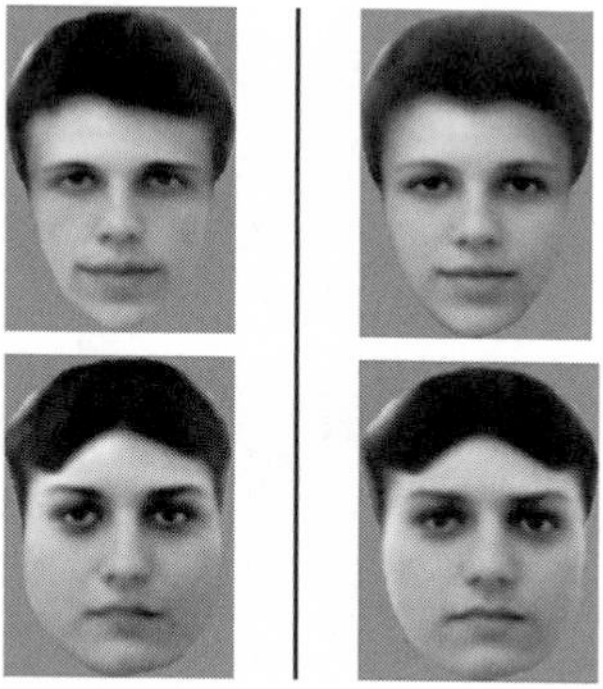

図 1-13　左の列が実際に提示した顔、右が 205 個の神経細胞の活動から予測した顔

Chang, L. & Tsao, D. Y. The Code for Facial Identity in the Primate Brain. *Cell* 169, 1013–1028 e1014(2017)の Figure3A より　※日本語訳は筆者による

実際に見せた顔です。一方、右の顔は、205個の神経細胞の活動からどんな顔を見ているかを推定したものです。

大脳皮質の神経細胞の数は、およそ140億個もあると言われています。それなのに、たった205個の神経細胞の活動を調べるだけで、どんな顔を見ているのか読み出せてしまうのです。この研究成果を応用すれば、そう遠くない将来、私たちが頭の中で何をイメージしているか、すべてばれてしまうのかもしれません。

5　なんでも顔に見えてしまう

「人面魚」とパレイドリア

わずかな違いでも見逃さず、大勢の人を見分けることができる私たちの脳ですが、情報処理のバランスが崩れると、誤作動とも言えるような現象を引き起こしてしまうことがあります。それはいったいどのようなものなのでしょうか。

１９９０年の春、顔をめぐる一大ブームが日本を席捲しました。平成の「顔」とまで呼ばれるようになった主は、山形県の古刹《こさつ》の池に住む鯉です（図１－14左）。鯉の額の模様がまるで人間の顔のように見えるので、「人面魚」と名付けられました。テレビのワイドショーは、人面魚の泳ぐ様子を連日放送し、休日にはその姿を一目見ようと1万人以上がお寺に殺到しました。あまりの人の多さに、池の中に転落してしまう人もいたくらいです。

人面魚にかぎらず、人は、顔に見える模様が大好きです。大きな岩が連なる渓谷に行けば人や動物の姿になぞらえた奇岩がたくさんありますし、３つの穴があるコンセントは顔のアイコンのように見えます。また、大概の心霊写真もこれで説明できてしまいます。ちなみに、筆者の一押しは、サルの顔に見える「モンキー・オーキッド」と呼ばれる蘭です

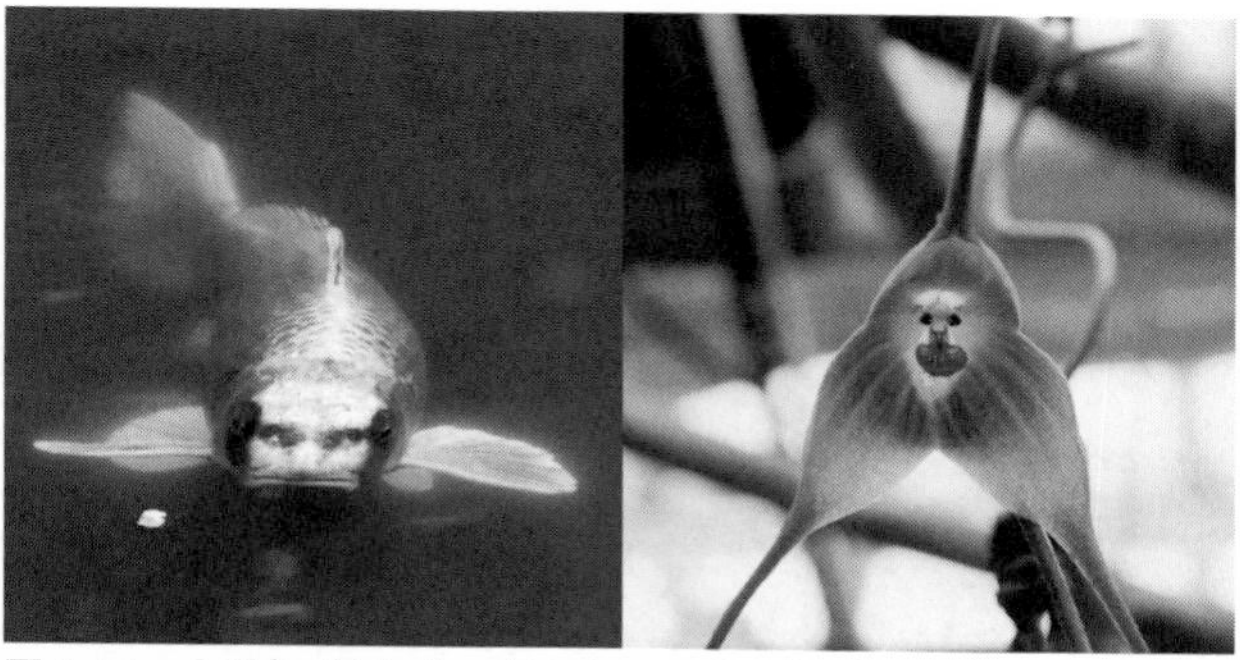

図 1-14　人面魚（左）と、モンキー・オーキッド（右）
左　写真提供：共同通信社
右　写真提供：神代植物公園

（図1－14右）。

このように、たまたまできた模様や形が、人や動物の顔に見える現象は、パレイドリアと呼ばれるもので、人の認知スタイルが影響しています。このとき、脳の中では何が起きているのでしょうか。

人が物を知覚するとき、脳の中では2つの対極的な情報処理が生じています。一つは、ボトムアップ処理と呼ばれるもので、入ってきた情報をできるだけそのまま脳の他の領域に伝える処理の仕方です。もう一つは、トップダウン処理と呼ばれるもので、これまで獲得した経験や知識に基づいて情報を解釈しようとします。この両方の処理のすり合わせで、池で泳いでいる魚を見て「これは鯉だ」と知覚されるのです。しかし、トップダウン処理の方が高まりすぎると、「上に2つ黒い●があって、下に▼があるものは、人の顔に違いない」というバイアスが強くはたらき、魚の模様が顔に見えてしまうのです。簡単に言うと、思い込みが強くなると、意味のないものにまで意味を持たせてしまうのです。

レビー小体型認知症

誰にでもパレイドリア現象は起きるので、人面魚ブームが起きるわけなのですが、レビー小体型認知症では、この錯視が特徴的な症状の一つとなっています。例えばなんでもない模様が顔に見えたり、壁の黒い点々が虫に見えてしまったりする、というケースなどです。

具体的にどんな状態になるのかをわかってもらうために、レビー小体型認知症の夫がいるご家族の方の錯視や幻視にまつわる体験談を紹介します。

えー、椅子とかにこう、洋服をほいっと、こう、掛けとくと、それが人に見えて、知らないおじさんとか、子どもとか。それから、何かいろんな複数の人が現れるようになって。で、私から見ると、ですよ、ソファに向かって「どうしたの、どうしたの」って。「もう日暮れだから、あの、お母さん心配するから、おうち帰りなさい」って、それは小っちゃい子どもを諭すような言い方なんですね。かと思うと、「何だよ、人んちに勝手に入ってきて」って、また別の椅子に向かって言ってるときは、説得してるんですよ。「勝手に人のうち入ってくるんじゃない」って。「帰ってくれ」って言ってるときもあれば、そのうち、壁に向かって、「皆さん、今日のミーティングは」って言い、何か演説してる感じなんですね。で、あるときは、こうやって呼ぶわけですよ。「どうしたの?」、したら「あのさ」って、「今日、15人ぐらい来てるんだけど、おかず足りる?」とか言うわけですよね。

本当ね、形を変えて見間違う誤認から。それから、動いてない物が動くので、壁のシミも虫だし。お皿のパンくず、こう、トーストした後、パンがこう、割ったりとかするとパサパサと落ちる、あの、パンくずがお皿の中で何十匹も動いてるように見えると。「もう虫がうようよいる。食べれない」って。「ああ、だからトーストは食欲が(出)ないんだ」と思ってね。食生活から日常から、いろんなところで、ま、幻視のあれこれが起きるようになった。

――認定NPO法人　健康と病いの語りディペックス・ジャパン(https://www.dipex-j.org/dementia/topic/symptom/komaru/481.html)のHPより

認知症の4・3%ほどがレビー小体型認知症と言われています。日本の認知症の患者数はおよそ600万人と言われているので、レビー小体型認知症の人数は、20万人以上いると推定されます。そのため、顔や虫の錯視に悩んでいる人は、かなり多いはずです。いったい、どうしてレビー小体型認知症では、このような錯視が起きてしまうのでしょうか。

認知症の中で最も多いアルツハイマー型認知症は記憶障害が起きる認知症で、記憶に関連する脳の海馬という部位が萎縮してしまうのが特徴の一つです。一方、レビー小体型認知症は、海馬の大きさはあまり変化せず、記憶力も衰えません。しかし、脳の後頭葉の血流が著しく低下してしまうという特徴があります。先ほども登場しましたが、後頭葉には初期視覚野があり、ここからのボトムアップ処理が弱まることで、高次な脳領域のトップダウン処理が相対的に強くなり、意味のない情報にも過剰に意味を持たせてしまうのだと考えられています。

私たちは、物が正しく見えるのが当たり前だと思っています。けれども、脳の一部が障害を受けたり、活動のバランスが少し崩れたりすると、顔がわからなくなったり、顔ばかりに見えたりしてしまうのです。さらに、自分が本当に物を正しく見ているのか、その保証はありません。物が見えるということは、実はとても奥深い哲学なのです。

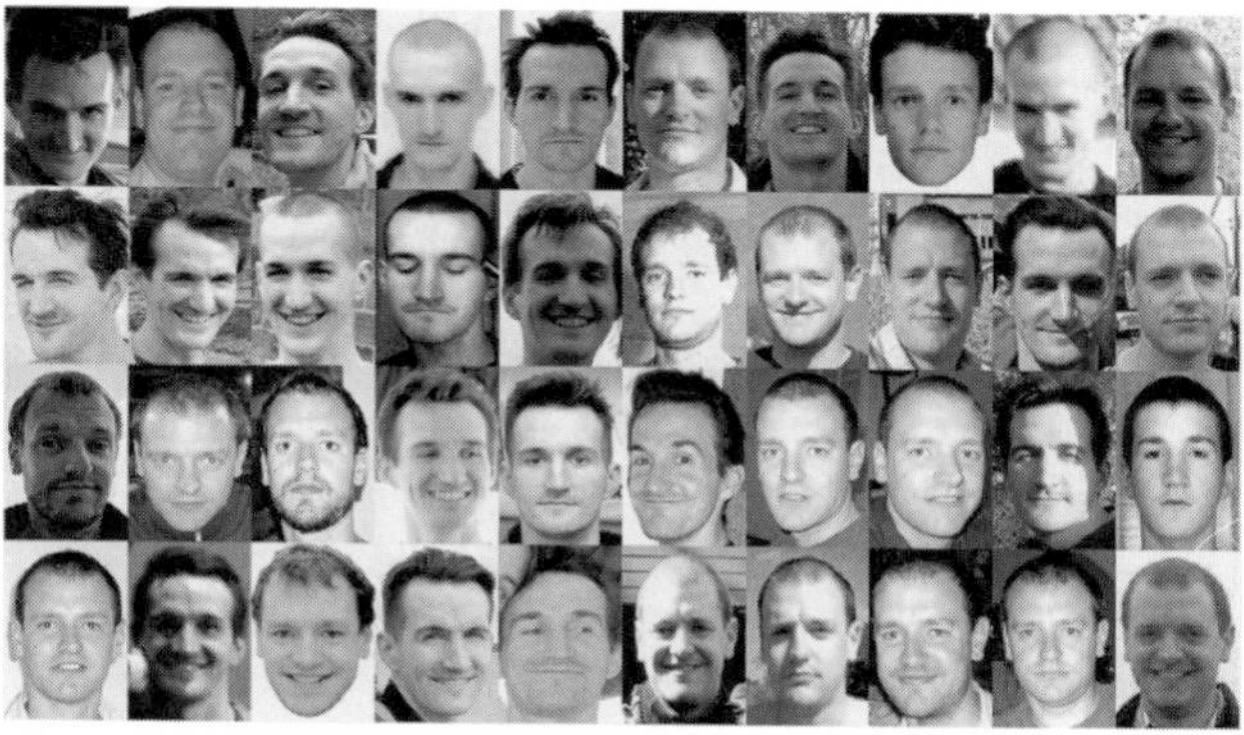
図 1-15　この写真は何人の男性が登場しているでしょうか
Jenkins, R., White, D., Van Montfort, X. & Burton, A. M. Variability in photos of the same face. *Cognition* 121, 313-323（2011）より

6　見知らぬ顔と知っている顔

人の脳は、どのくらい正確に人の顔を見分けることができるのでしょうか。そこで、クイズを解いてもらいます。図1-15の画像には、何人の男性の顔が含まれているでしょうか。

この画像は、イギリスの研究グループが、人の顔の認識能力というものは、よく知っている顔と知らない顔との間で違いがあるのかを調べるためにつくった例です。[*16] この画像は、40枚の男性の顔の写真からつくられています。一見、大勢の人物がいるように見えますが、実はたった2名の男性（この研究を発表した研究者たち）のさまざまな写真を寄せ集めたものなのです。西洋人の顔を見慣れていないという方に

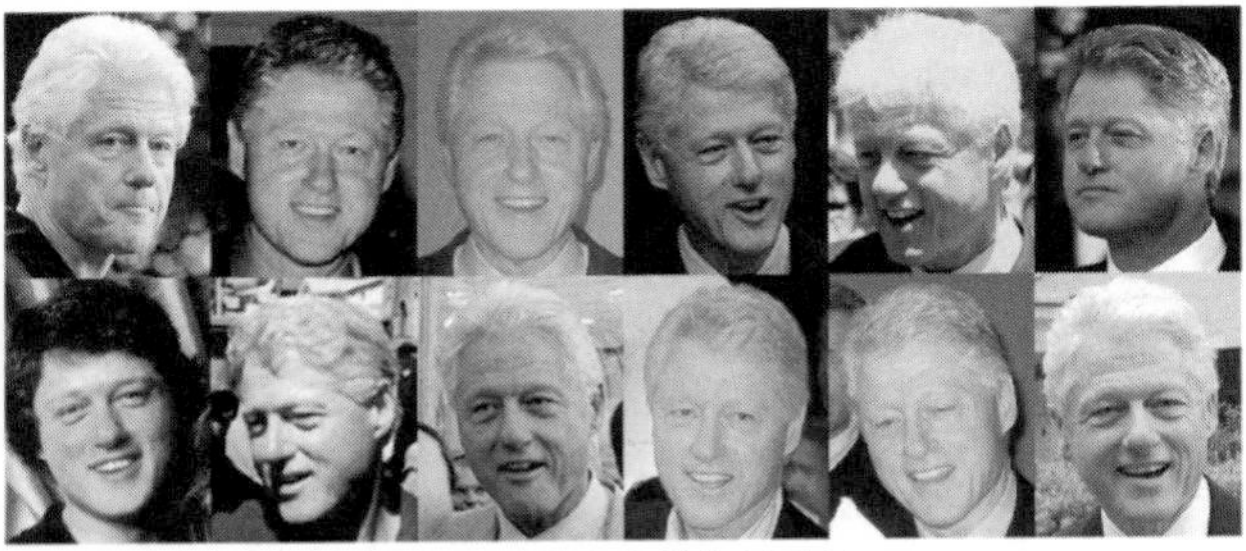

図 1-16　ビル・クリントン氏のさまざまな写真
Jenkins, R., White, D., Van Montfort, X. & Burton, A. M. Variability in photos of the same face. *Cognition* 121, 313-323（2011） より

は、かなり難しかったのではないでしょうか。このように、見慣れていない顔の場合、私たちの顔の識別能力はかなり悪いようです。

それを検証するために、この研究グループはこんな実験をしました。イギリス人は、オランダ人の顔をあまり見慣れていません。そこで、イギリス人の大学生20名に、オランダではとても有名なセレブの顔写真40枚を渡して、同一人物の写真をグループとしてまとめるように求めました。すると、学生たちは、40枚の顔写真を平均して8名の人物に分類しました。しかし、実際はたった2名の人物の写真しか含まれておらず、インターネットからその2人のいろいろな顔写真を20枚ずつ寄せ集めただけだったのです。

今度は、同じオランダのセレブの写真40枚をオランダ人の大学生に見せて、同様に同一人物の写真をグループにまとめてもらいました。すると、ほとんどの人が正しく2名に分類できてしまいました。つまり、よく知っている顔の場合、多少写りが変化していても、私たちは簡単に同一人物だとわかるのです。例えば、図1-16は、アメリカの元大統領のビル・クリントンの写真を並べたものです。顔の向きや表情、年齢は大きく違いますが、ビル・クリントンを知っている人であれば、全部、彼であることにすぐに気がつくと思います。このように、私たちの脳は、よく知っている顔に対しては、写りや角度によらず、普遍的なその人の顔のイメージをつくることができているのです。

人間の顔の識別能力は優れているとはいえ、見慣れない顔にはめっぽう弱いことがわかりました。日本の国際空港には、ＡＩによる顔認証システムが導入されるようになっていますが、人間はとてもその代わりをつとめられそうにありませんね。

7　おばあさん細胞仮説

「あの人の顔」担当の細胞はあるのか

よく知っている顔と知らない顔とでは、私たちはまったく違う見方をしていることがわかりました。では、よく知っている顔の場合、写りの悪い写真を見ても、似顔絵を見ても、「あの人だ」とわかるのはなぜなのでしょうか。「あの人の顔」を担当している神経細胞が脳の中にあるのでしょうか。

この問題は神経科学者の間で長年議論されてきました。「この顔は、この神経細胞が担当する」というように対応関係があるという考え方は、俗に、「おばあさん細胞仮説」と呼ばれます。自分のおばあさんに関連した情報のときにのみ発火する神経細胞、という意味です。ただ、ほとんどの科学者は、おばあさん細胞仮説を「ありえない話」として扱っていました。なぜなら、事物はかぎりなくあるので、神経細胞の数が足りなくなるからです。

写真にも文字にも反応した細胞

そんな中、イギリスの老舗科学誌 *Nature* に、おばあさんならぬ、ハリウッド女優のハル・ベリー細胞が見つかった、という研究が掲載され、研究者は皆、驚いてしまったのです。どのような研究だったのでしょうか。

重度のてんかんの治療として、発作の原因となる脳の場所を外科手術で切除することがあります。その手術をする前に、切除する場所を正しく決めるため、患者の脳に電極を付けて神経の活動を24時間モニタリングします。カリフォルニアの研究グループは、そのモニタリング中に、患者にさまざまな顔の写真を見せて、脳の海馬にある神経細胞の活動を一つ一つ、直接計測したのです。[*17]

すると、女優のハル・ベリーの顔の写真のときにだけ活発な反応を示す細胞が見つかったのです。その細胞は、彼女のさまざまな写真だけでなく、ハル・ベリーと書かれた文字や彼女の似顔絵にまで反応しました。けれども、他の人の顔にはまったく反応しないのです。他にも、ジェニファー・アニストン（アメリカの女優）がお気に入りの細胞や、ビル・クリントン元大統領がお気に入りの細胞もありました。

ハル・ベリー細胞をどう解釈すべきか、未だに研究者の間でも意見は分かれるところです。ただ、この細胞のある場所が、顔の神経ネットワークの中ではなく、記憶を司る海馬周辺にあったことは、重要なポイントです。顔の神経ネットワークで処理された情報と、他の領域で処理された情報（名前や性格、声）が集められて、特定の人物を表象する仕組みが、記憶の中枢である海馬にあるのかもしれません。

8　知っている顔の数は何人？

では、いったい何人くらいの顔を私たちは覚えているのでしょうか。受験生が英単語をいくつ覚えられたかが気になるように、誰しも気になる問題です。しかし、英単語と異なり、何人の顔を知っているかを調べるのは、実はとても難しいのです。単語の場合は、辞書から選んで、「この言葉を知っていますか？」と聞くだけです。一方、顔の場合は、世界中の人間の顔のデータベースなどありません。また、家族も、友人も、好きなテレビ番組も、人によってまったく異なります。そのため、人ごとに、これまでの人生でその人が知っていそうな顔のリストをつくる実験は、大変すぎてとてもやりきれないのです。そのようなわけで、覚えている顔の数を推定することは、これまで誰もやってこなかったのでした。

しかし、この問題に果敢に挑戦した研究グループが現れました。先ほど紹介した、セレブの顔写真の実験を行ったイギリスのグループです。[*18] 彼らが編み出した方法は次のようなものでした。

まず25人の学生に各々、個人的に知っている顔の人数を項目ごと（家族、学校の友人、スポーツ仲間など）に書き出してもらいました。「知っている顔」の定義は、はっきりとイメージをつくれる顔、そして、見たら必ずわかると思える顔です。学生たちは1時間かけて、1人あたり平均で362人を思い出すことができました。続いて、有名人（政治家、俳優、ミュージシャンなど）で知っている顔の人数を、ジャンル別に書き出してもらいました。今度もまた1時間をかけて、1人あたり平均で290人の有名人の顔を思い出すことができました。1時間以上かけても、その後、大して人数が増えないので、実験はそこで打ち止めにしました。

次に、3000人以上の有名人を集めた顔のデータベースをつくり、学生たちにどの顔を知っているかを答えてもらいました。そこから、今回は知っていると答えたのに、その前の有名人を思い出す課題では名前が挙がらなかった顔がどれくらいあったか、その割合を計算しました。そして、その逆比を、前にリストアップした顔の人数（個人的な知り合い362人＋有名人290人）にかけ合わせることで、本当は何人ぐらいの顔を知っているのかを推定したのです。「この推定方法が本当に最適なのか？」と疑問に思う人もいるかもしれません。今後、別のやり方が考案された場合、結果は異なるかもしれませんが、知っている顔の人数を推定しようと試みること自体が初めてなので、重要なデータです。

さて、その結果、人が知っている顔の数は、およそ5000人と推定されました。人間が維持できるソーシャルネットワークのサイズは100〜250人と言われていますので、その数十倍もの顔を人は覚えることができるのです。このように大勢の人の顔を覚える能力があるおかげで、私たちは、世界を大きく広げることができるのです。ただし、顔を覚えている数の個人差はとても大きいようで、この研究では、人によって1000人から1万人の幅がありました。ですから、自分の顔を覚えてくれない人がいても、許してあげましょう。

9　顔から心を読む

「心のシグナル」をつかむ脳

さて、私たちが顔を見るとき、脳の中では、さまざまな専門部位が活動していることを紹介してきましたが、そもそも私たちは顔の情報から何を得ているのでしょうか。それはもちろん、その人が誰か、だけではありません。その人がどう思っているか、内側にある心です。人間の顔は、進化の過程で、顔を覆う毛を失い、白目と動く眉を獲得しました。それによって、顔は自分の心の状態を発信する重要な広報機関となり、そのシグナルを読み取れるように私たちの脳も発達したのです。そして、この心のシグナルを読み取る脳のネットワークは、実は顔を見分けるネットワークとは別の場所にあるのです。ここで、ちょっと立ち止まっておさらいすると、顔を見分けるネットワークは脳の底に横たわる巨大な神経ネットワークでした。では「心のシグナル」を読み取っているのは果たして脳のどこなのでしょうか。

その中心は、脳の横側に位置する「上側頭溝《じょうそくとうこう》」と呼ばれる領域です（図1－17）。ここが中心となって表情や視線を分析し、どんな感情を抱いているのか、何に注目しているの

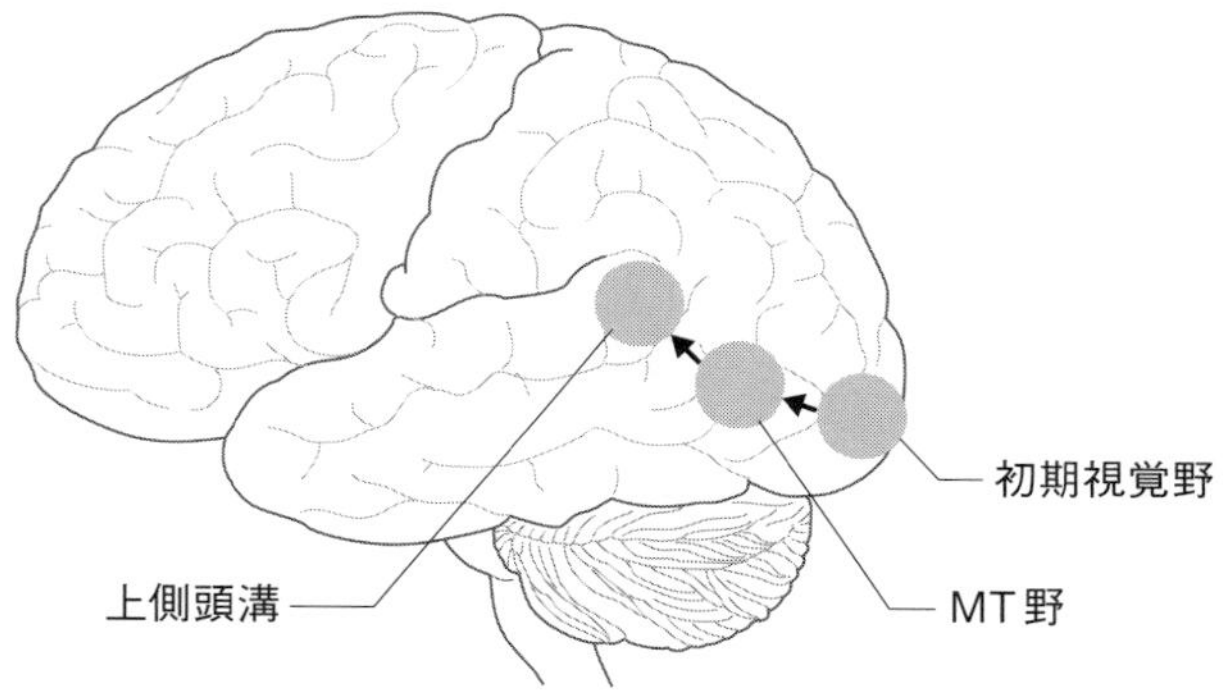

図1-17　表情や視線の情報を処理する脳の場所

かという他者の心の状態の推測につなげているのです。その詳細は後述するとして、まず大きな疑問が頭に浮かびます。なぜ表情や視線の情報は、脳の底面のネットワークではなく、横のネットワークで処理されるのでしょうか。

それは、表情や視線が「動き」の情報に基づいているからです。表情は、顔の筋肉の動きですし、視線は目の動きからわかります。動きに関する視覚情報は、まず初期視覚野に入り、そこから横側にあるＭＴ野という場所に伝わり、運動の方向や速度に関わる情報処理が行われます。この領域を損傷すると、動きをまったく知覚することができないので、紙芝居のように不連続な視覚世界に見えてしまい、日常生活では困ったことが起こります。例えば、マグカップにコーヒーを注いでいるときに、飛び飛びで視覚像が入ってくると、どこで注ぐのをやめたらいいのかわからず、カップからあふれてしまうのです。また近づく車のスピードがわからないので、とても危なくて道をわたることができません。このように、動きというのは日常生活を過ごすうえで、とても重要な情報なのです。そして、この動きを処理する専門領域から直接情報を得られるよう、MT野のすぐ横に、表情や視線の分析を担う上側頭溝という領域ができたのだと考えられます。

この上側頭溝では、表情筋の変化や、目や口の動きの情報処理が行われ、それらの情報が扁桃体や前頭葉などに伝わり、表情から喜怒哀楽などの感情の推定が行われます。扁桃体は、特に恐怖や不安の感情と関係することで有名な領域です。海馬の一番前にアーモンドのような形の扁桃体がぴったりくっついているので、その名がつけられました。

単純な図形にも「社会」を見出す

さらに、上側頭溝は「人と人との関係性」の分析にも関係があるようです。図1－18を見てください。

①小さな●に、大きな■が何度もぶつかる。
②そこに▲が現れて、2つの図形の間に入り込み、
③大きな■にぶつかり、■は外にはじかれる。

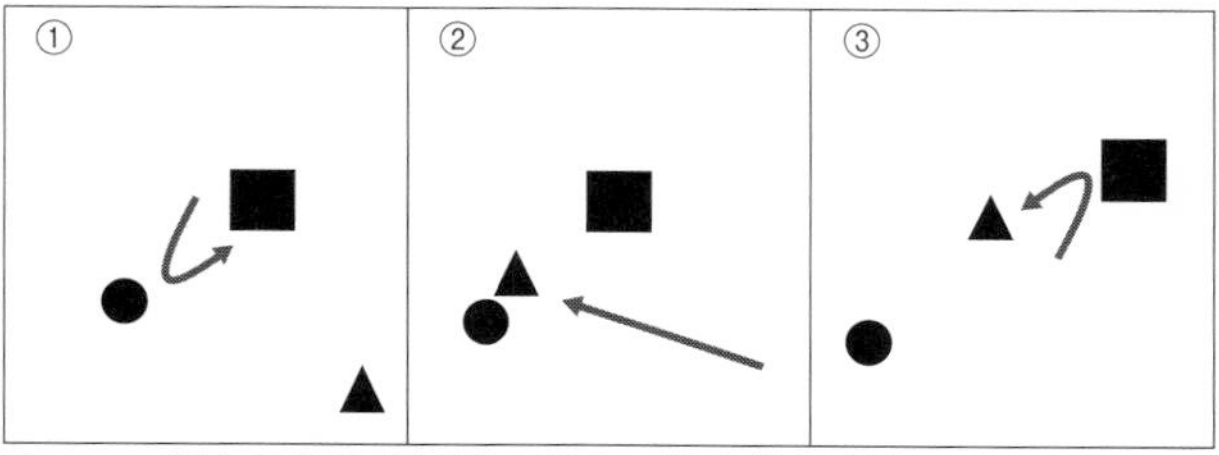

図 1-18　単なる幾何学図形の動きに社会的な意味を見出してしまう例

そんな図形の動きを見ただけで、私たちは、「大きな■が小さな●をいじめており、正義感の強い▲が小さな●を守るために、大きな■をやっつけた！」と捉えて、社会的な関係性を見出してしまう傾向があります。[*19] そして、こうした動きを見ているときの脳活動を調べると、上側頭溝がはたらいていることがわかっているのです。[*20]

社会的な関係性というのは、動きの中に生まれるということなのかもしれません。確かに、人間関係は固定したものではなく、絶えず変化しています。相手の動きに変化があれば、それに応じてこちらの動きも変わります。例えば親子の関係は常に変動しています。子どもが幼いときには、親にぴったり寄り添うように動きますが、思春期になると積極的に親にぶつかってきます。そして、親が高齢になると子は親を引っ張るようになりますね。恋人関係なんかは、もっと短期間に劇的に変化するのでしょう。「出会ったばかりの頃は、笑顔でじっとこちらを見つめてきたのに、今日はなぜか不機嫌で、よそ見ばかりする。なんて声をかけようか……」と頭を悩ませている人もいるはずです。その裏では、脳の横のネットワークが中心となり、絶えず変化する人間関係への対処方法を考えているのかもしれません。

この章で見てきたように脳の底面には、顔を見分ける巨大な神経ネットワークがそなわり、脳の横には相手の心を読み取るために必要な「動き」に関するネットワークがあります。人はこうした脳の活動で他者の顔からさまざまな情報を読み取っているのです。社会で生きていくうえでとても重要な能力と言えます。では、私たちは生まれた後、いつから「顔を認識する能力」を持っているのでしょうか。次の章では、生まれて初めて人間の顔を見る赤ちゃんが、顔を認識する能力をどのように発達させるのか。さらに、子どもは鏡に映る自分をいつ発見するのか、そして、その能力を失うとどうなるのか、について考えてみます。

第1章のまとめ

1　人間の目は横長で、強膜の露出面積が大きく、また白いという特徴がある。そのため黒目の位置がわかりやすく、自分が今どこを見ているのかが他者に伝わりやすくなっている。私たちは進化の過程で手に入れたこの目や、動かすことのできる眉によって、社会的なシグナルを発信する＝他者とコミュニケーションをとることができる。

2　大脳皮質の底には、紡錘状回など、人間にとって重要な情報である顔を見分けるための巨大な神経ネットワークが横たわっている。

3　上側頭溝を中心に、人間は表情や視線の情報を、脳の底面のネットワークではなく、横のネットワークで処理し、他者の感情の理解につなげている。

第2章

自分の顔と出会うとき

1　赤ちゃんの見ている世界

顔を見るのは生まれつき？

人間の赤ちゃんは、お母さんの胎内で活発に手足を動かし、胎内に響くさまざまな音を聞き、さまざまな感覚を発達させています。けれども、生まれるまではまぶたを閉じたまま暗い胎内にいるので、視覚に関する能力はほとんど発達しません。そして、この世に生み出されて初めてまぶたを開け、世界を目にするのです。いったい、その目には何が見えているのでしょうか。

1963年、ロバート・ファンツは、新生児の視覚の認識力に関する驚くべき報告を*Science*誌に発表しました。*1 その内容とは、新生児が人の顔を描いたイラストに注目する(専門的には「選好する」と言います)というものでした。そもそも、ファンツは、視覚経験のまったくない新生児は、パターンや色といったものをどのくらい認識する能力があるのかを調べるために研究を行っていました。生後10時間から5日までの新生児をベビーベッドに寝かせ、そこから30センチメートルほど上にある布にプロジェクターで画像を投影して新生児に見せます。すると、赤や黄色といった色や、新聞記事のような細かい文字の

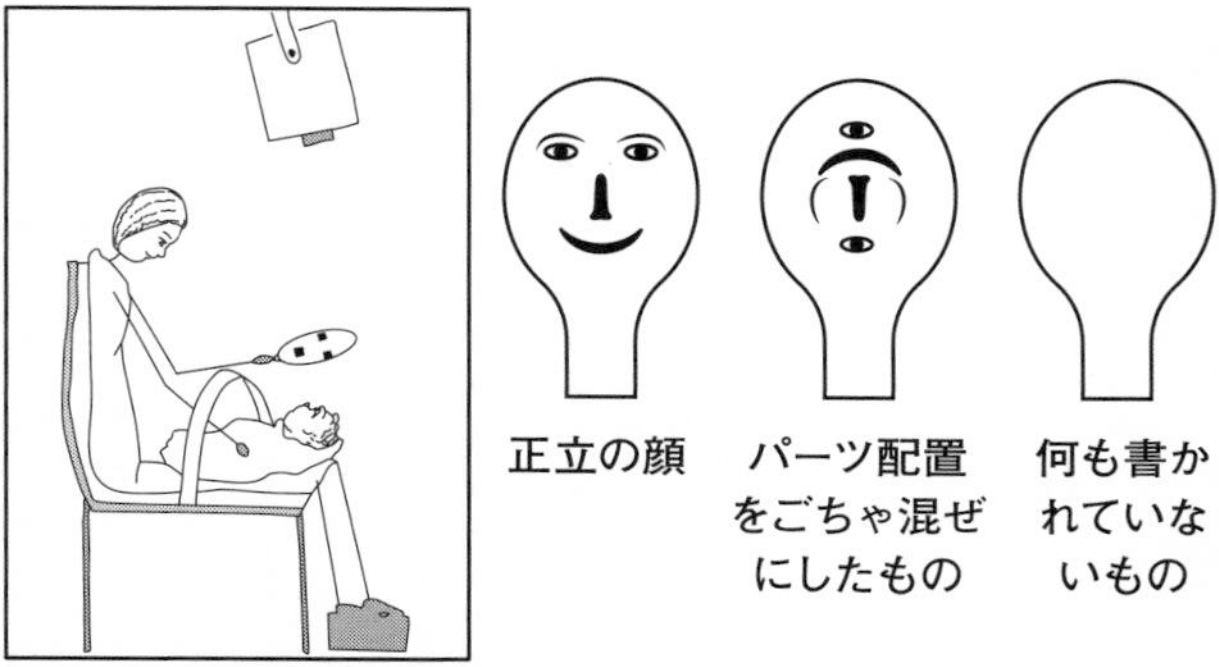
正立の顔
パーツ配置をごちゃ混ぜにしたもの
何も書かれていないもの

**図 2-1　新生児を対象にした方法（左）
使われたイラストのイメージ（右）**

右図は左から人の顔、顔の要素の位置を変更したもの、イラストのないもの。新生児は、目や顔を動かして人の顔が正しく書かれたイラストを一番長く眺めていた。

Johnson, M. H., Dziurawiec, S., Ellis, H. & Morton, J. Newborns' preferential tracking of face-like stimuli and its subsequent decline. *Cognition* 40, 1-19(1991)をもとに作成

画像を眺める時間はとても短かった一方で、顔の図式を描いた画像を眺める時間は、最も長かったのです。この研究により、人間には社会的な情報を含む顔を生まれつき好んで見るような生得的な機構がそなわっている可能性が浮かび上がってきました。

その後、この生得的に顔に注目するという発見が本当に確かなものなのかを、さまざまな研究が検証してきました。[*2、3] ファンツの実験は、生後5日の赤ちゃんも含んでいたため、その間に両親の顔を見たことが影響していたのかもしれません。そこで、生まれてから数分しか経っておらず、明らかに顔を見た経験がない状態の新生児だけを対

象に選んで研究が行われました。まず、大きなしゃもじ型の板に、人間の顔のイラストと、その目や口の場所を入れ替えたイラストなどを描き、その板を新生児の顔の前でゆっくり動かしながら見せます（図2－1）。そして、それを見ている新生児の顔や目の動きを頭上のビデオカメラから撮影し、しゃもじに描かれた絵を追いかけて見る回数を調べたのです。すると、刺激の条件統制がきちんと取られた実験でも、やはり新生児は、目や顔を動かして、人の顔のイラストを一番長い時間、眺めていることが確認されました。

「倒立顔」より「正立顔」

新生児が持っている生得的な顔の検出機構は、いったいどんな情報をもとにはたらいているのでしょうか。別の研究者のグループは、選好注視法というものを用いて、それを調べることにしました。選好注視法というのは、言葉を話すことができない乳幼児のさまざまな能力を調べるために開発された発達研究の王道とも言える研究方法で、好きなものを見つめるという赤ちゃんの特性を利用したものです。

やり方はいたって簡単で、乳幼児を抱っこし、正面のモニターを見てもらいます。そのモニターには、左右に2つの映像が映し出されており、乳幼児がどちらを好んで見るかを、その視線の方向から推定するというものです。もし、2つの映像の間の違いがわから

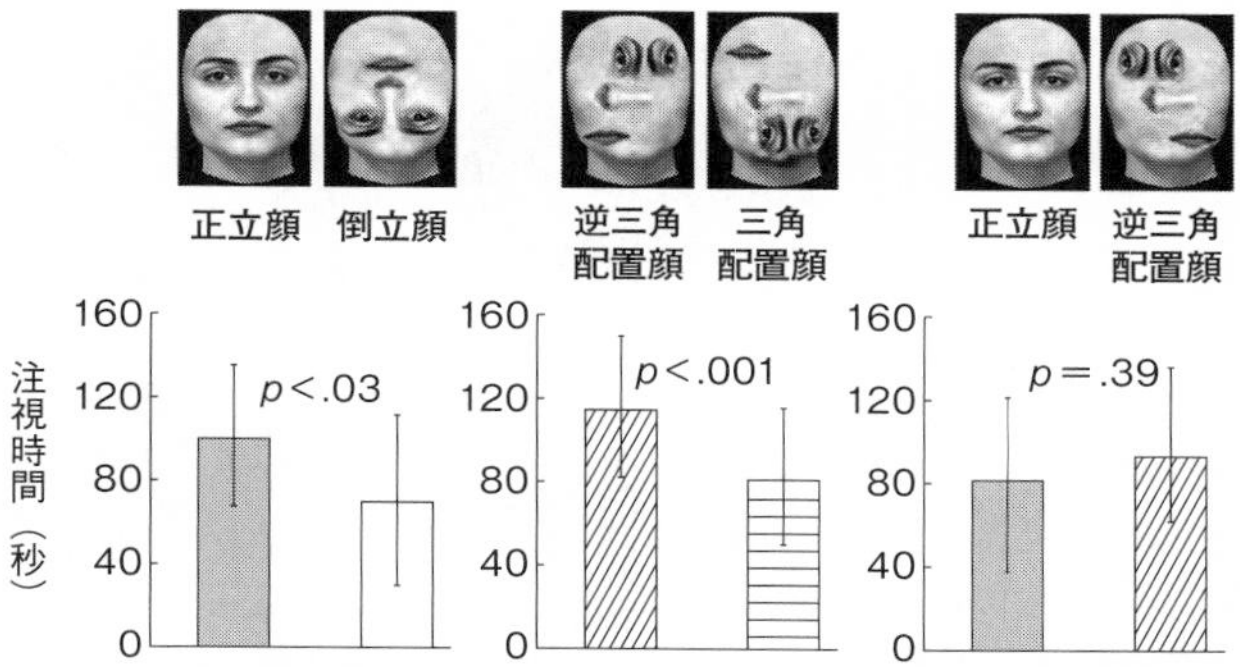

図 2-2　選好注視法を使い、2つのさまざまな顔の図を見る時間を比べた研究

Cassia, V. M., Turati, C. & Simion, F. Can a Nonspecific Bias Toward Top-Heavy Patterns Explain Newborns' Face Preference? *Psychological Science* 15, 379-383(2004) をもとに作成（画像は Viola Cassia 氏提供）

なかったら、両方の映像を見る時間は同じ割合になります。一方、2つの映像の間に何らかの違いを見出し、片側の情報に新奇性や親近性を感じた場合には、映像を見る時間の割合に偏りが出るはずです。

この方法を使って、イタリアの研究者のグループは、顔の目や口といったパーツの向きを変えたり、上下をひっくり返したりした奇妙な顔の画像をいろいろとつくり、新生児に見せて、その注視時間を比較しました[*4]（図2-2）。すると、正立した顔を倒立した顔よりも長く見ることがわかりました（同図左）。この正立した顔を長く見る傾向は、目と鼻を90度回転させた変な顔でも、はっきりと現れました（同図中央）。さらに、同じ正立した顔であれば、自然な顔でも、目や鼻を

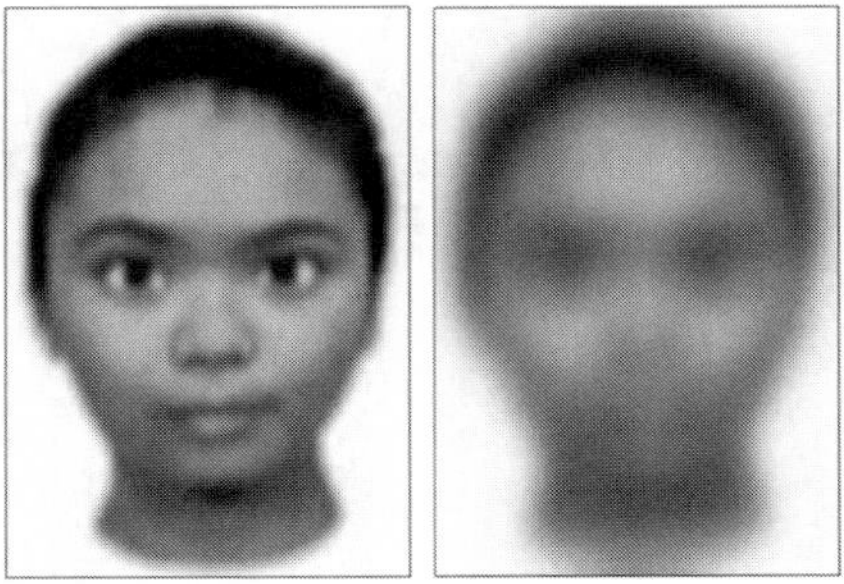

図 2-3　推定される新生児の視力[*5]

50cm離れた顔は左のように、最大２ｍ離れた顔は右のように見えると推測される。

Johnson, M. H. Subcortical face processing. *Nature Reviews Neuroscience* 6, 766-774(2005)　の Figure4 より

90度回転させた変な顔でも、新生児の眺める時間に違いはありませんでした（同図右）。この研究結果からは、新生児は顔の細かい部分は見ておらず、縦長の楕円の中で逆三角形の位置に物体がある図を好んで見るということがわかります。

　確かに、新生児の視力は、とても悪いのです。およそ０・０１～０・０２程度ではないかと推定されています。そのため、図２－３のように、かなりピンボケした顔しか見えていないはずで、上の方に暗い場所が２ヵ所あり、下の中央に横長の暗い場所がある、という程度の情報をもとに、その物体を追いかけて見る仕組みが生得的にそなわっているのだと考えられています。

　そして、生得的に顔のような物体を追いかけることで、顔の情報が積極的に入ってくるようになり、顔の認識能力を発達させていくのだと考えられているのです。

赤ちゃんが見ている人物は

では、実際に赤ちゃんはどのくらい顔の情報を取り込んでいるのでしょうか。なんと、それを調べるために赤ちゃんの頭にスパイカメラを装着して、赤ちゃんが見ている世界をのぞいたユニークな研究があります。

カナダの研究グループは、生後1ヵ月の14名の赤ちゃん、生後3ヵ月の16名の赤ちゃんと、その親の協力を得て、起きているときに赤ちゃんの目線から世界がどう見えているかを調べることにしました。[*6] 生後数ヵ月の赤ちゃんは寝ている時間がとても長いのですが、時々目を覚ますことがあります。そのときに赤ちゃんのおでこにヘッドバンドを付けてもらい、そこに小さなスパイカメラを付け、スイッチをオンにして録画してもらったのです。2週間で計44時間分の録画データ（生後1ヵ月の赤ちゃんのデータが19時間分、生後3ヵ月の赤ちゃんのデータが25時間分）を集めることができました。

そして、その44時間分のビデオを1フレームずつ解析した結果、生後1ヵ月、生後3ヵ月ともに、ビデオの4分の1の時間は誰かしら人の顔が映っていることがわかりました。この時期は1日の大半を寝て過ごす赤ちゃんですが、数時間ごとに目を覚ますたびに、人の顔の情報をたくさん収集し、そして再び眠ることで顔を認識する脳の領域が目覚ましく発達していくのだと推測されます。ちなみに、人の映像のうち80％の顔は女性で、96％の顔は赤ちゃんと同じ人種となっていました。考えてみればそれはそうで、授乳や寝かしつけなど、生まれてからずっとお母さんの顔ばかりを見ているからなのでしょう。また、赤ちゃんは、同じ人種の大人の女性の顔を見分けるのが得意という研究報告も多くあります。男性の育児が求められている現代ですが、男親が生まれたての赤ちゃんの面倒をみる時間が増えていけば、研究結果にも変化が出るのかもしれませんね。

2　顔を見つける生得的な神経機構

視覚情報の1割が通るルート

それでは、赤ちゃんが生得的に目で顔を追いかける機構は、脳のどこにそなわっているのでしょうか。生まれたての赤ちゃんの大脳皮質、特に視覚野は未成熟な状態で、生後、開いた目から視覚情報が入ってくることによって、劇的に発達します。そのため、生後すぐに第1章で紹介した大脳皮質の底のネットワークが人の顔を認識し、そこに目を向けるような情報処理を担っている可能性はとても低いとされています。そこで着目されるのが、大脳皮質の初期視覚野を通らない、「皮質下経路」というものです。詳しく見ていきましょう。

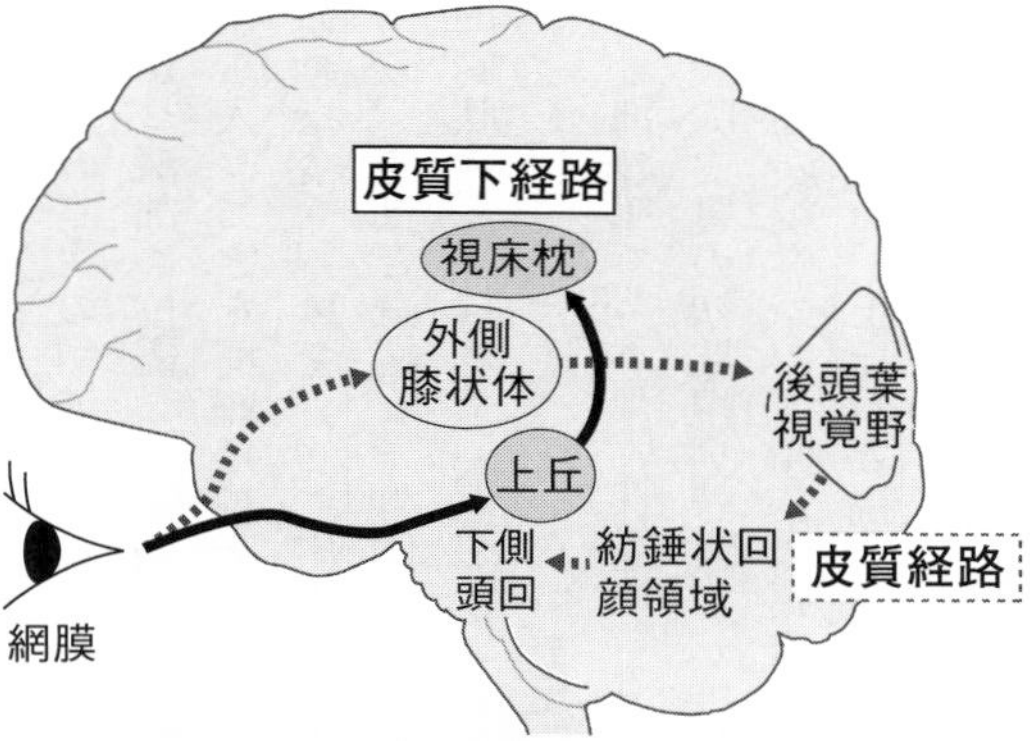

図 2-4　網膜から脳に伝わる視覚情報の伝達経路

目の網膜から伝達される視覚情報の9割は、図2－4の灰色の破線のように外側膝状体《がいそくしつじょうたい》を経由して、後頭部にある初期視覚野に伝達されます。ここから、第1章で紹介した高次の視覚領域に情報が伝わり、脳の底のネットワークで人物の認識が行われ、横のネットワークでは心の状態の推測につなげるための情報処理が行われます。

一方、残りの1割は、同図の黒の実線のように網膜から中脳にある上丘《じょうきゅう》に届きます。この上丘は、眼球運動の制御の中枢であるだけでなく、周囲の空間の視覚・聴覚入力に応じて反射的な運動を生成するところです[*7]。具体的には、自分に向かって急速に接近してくる刺激に対しては回避行動を、ゆっくり拡大する刺激に対しては定位行動(目を向ける)を誘発します。顔めがけて飛び込んでくる虫をパッと避けたり、空をゆっくり飛んでいる飛行機につい目がいったりするのは、上丘のはたらきによるものなのです。

この上丘に入った視覚情報は、視床枕《ししょうちん》を経由して、恐怖の情動の中枢である扁桃体や大脳皮質の高次の領域に伝わります。ちなみに視床枕とは、視床の一部です。視床は脳の中央かつ深部に位置し、大脳皮質の門番のような役割を担っている部位です。目や耳、身体から入ってきた情報は視床を介して大脳皮質に入り、逆に大脳皮質から身体（筋肉）への運動指令も視床を介して出力されます。また、視床にはさまざまな核（回路の中継点）があり、先ほど登場した外側膝状体もその一つで視覚の情報を担当していますし、ほかにも内側膝状体《ないそくしつじょうたい》は聴覚の情報といったように、それぞれ異なる種類の情報を担当しているのです。そして、今述べたように上丘から伝わる視覚情報は、外側膝状体ではなく、視床の中でも別の核である視床枕に伝わるわけです。

大脳皮質の初期視覚野にしか接続していない外側膝状体に対し、この視床枕は、大脳皮質の高次視覚野や前頭葉、頭頂葉、扁桃体といったさまざまな領域に接続しています。そのおかげで、上丘から視床枕を介した情報は、初期視覚野をバイパス＝迂回して、さまざまな脳領域にダイレクトに届きます。この上丘―視床枕を通る情報伝達が皮質下経路と名付けられているのです。それでは、この「別ルート」は生きていくうえで何の役に立っているのでしょうか。そして赤ちゃんが顔を見ることとどんな風に関係しているのでしょうか。

「ヘビニューロン」と「顔ニューロン」

実は、天敵を本能的に見つけるために、爬虫類《はちゅうるい》、鳥類、哺乳類において、この皮質下経路が重要な役割を果たしていると考えられています。霊長類にとって共通の天敵といえば、毒ヘビですが、ヘビを見たことがないサルでも、目の前にヘビのおもちゃが置かれると、恐怖・すくみ反応を示します。しかし、上丘を破壊されたサルは、ヘビのおもちゃを見てもまったく怖がらなくなるのです。なぜなのでしょうか。

富山大学の西条寿夫のグループは、サルの上丘や視床枕に電極を刺して視覚刺激に対する反応を調べる実験を行い、とぐろを巻くヘビの画像に対してとても強い反応を示す神経細胞、名付けて「ヘビニューロン」があることを発見しました。[*8] 視床枕は恐怖の中枢である扁桃体に直接の接続があります。そのため、ヘビを見たときに瞬時に湧き上がる恐怖は、この皮質下経路のはたらきが関係しているのは間違いなさそうです。

彼らのグループは、さらに興味深いことを報告しています。サルの上丘や視床枕には、ヘビだけでなく、人間の顔や顔の図式に対しても反応する「顔ニューロン」があるというのです。しかも、その反応時間は50〜70ミリ秒と、大脳皮質の初期視覚野の反応時間よりも数十ミリ秒も早いのです。それでは、人間でも上丘や視床枕は顔に対して素早い反応をしているのでしょうか。ここに赤ちゃんが顔を見つける生得的な機構のヒントがあるかもしれません。

しかし、サルのように人間の脳に直接電極を刺して調べることはなかなかできません。そこで、筆者らのグループは、人間を対象とした行動実験により、この疑問を検証することにしました。[*9] 実は、モニター画面に表示される物体の色を調節することで、皮質下経路を通る刺激と通らない刺激をつくることができます。というのも、網膜上にある青色に反応する細胞は、上丘とは接続していないので、この細胞だけが活動する視覚情報は、網膜―外側膝状体―初期視覚野のルート（皮質経路と言います）は通るものの、皮質下経路の方は通らないのです。

そこで、この方法を使って、成人を対象に、人間の顔と蝶、それぞれの画像に対する反応時間を比較してみました。実験のタスクは、ディスプレイモニター上にターゲット（顔か蝶）が表示されたら、その場所にできる限り素早く目を動かすというものです。ターゲットが表示されてから、目を動かし始めるまでの時間の長さを反応時間として解析しています。その結果、視覚情報が皮質経路しか通らない条件の画像では、顔に対する反応時間と蝶に対する反応時間に違いはありませんでした（図2‐5下）。一方、視覚情報が皮質下

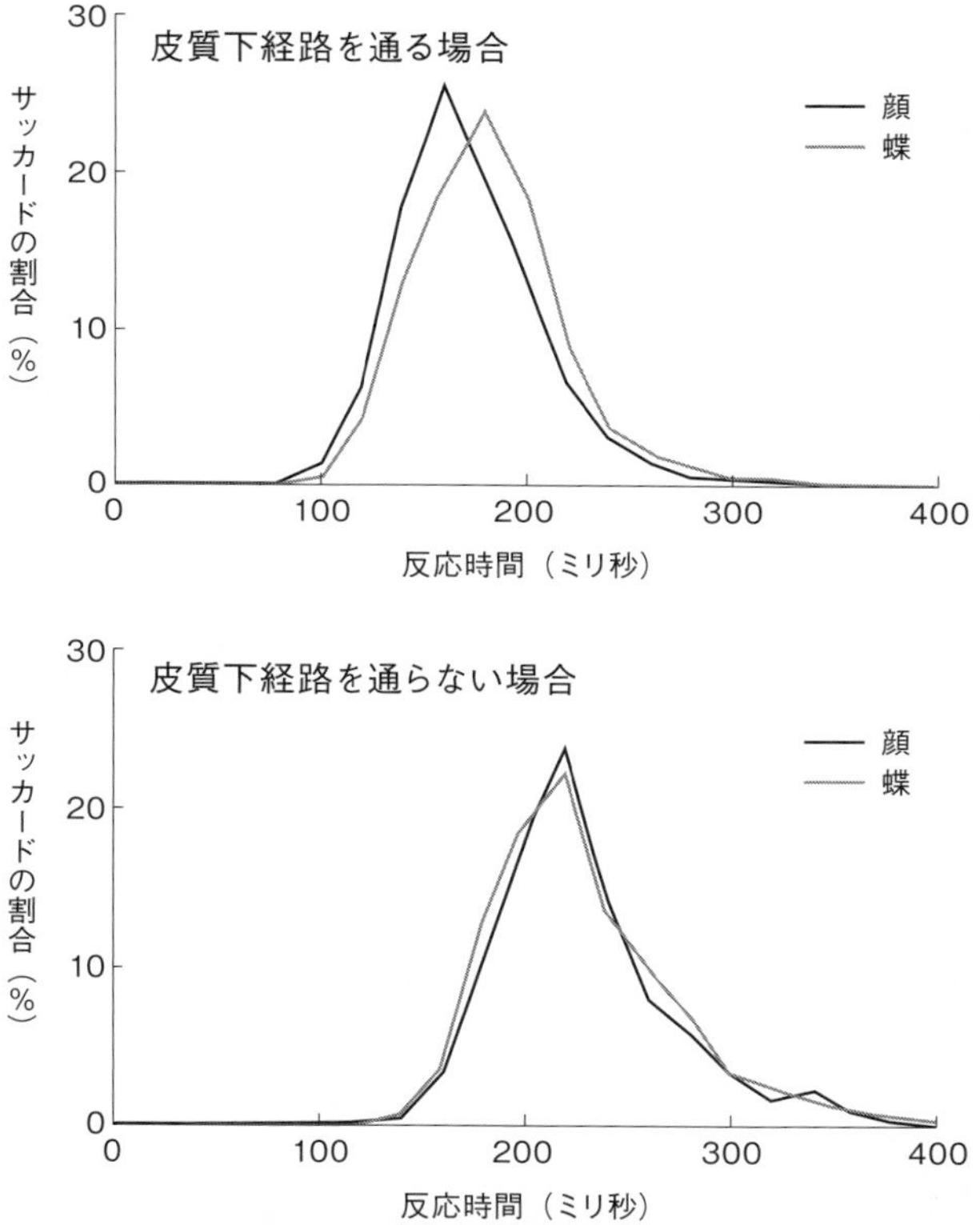

図2-5　皮質下経路と皮質経路を両方通る場合の反応時間の分布（上）と、皮質経路だけを通る場合の反応時間の分布（下）

いずれも黒線はターゲットが顔の場合、灰色の線は蝶の場合を指す。

Nakano, T., Higashida, N. & Kitazawa, S. Facilitation of face recognition through the retino-tectal pathway. *Neuropsychologia* 51, 2043-2049(2013) をもとに作成

経路も通る条件では、顔に対する反応時間が、蝶に対する反応時間よりも数十ミリ秒も早くなっていたのです（図2－5上）。この結果から、サルだけでなく、人間の場合も上丘や視床枕の顔ニューロンが活動することで瞬時に顔を見つけ出し、目を向けている可能性が考えられます。

生まれたての赤ちゃんの大脳皮質は、未熟な状態です。一方、上丘は、進化発生的に古くから存在するので、生まれたての赤ちゃんでもすでに機能しているのではないか、と推測されています。また、前述したとおり赤ちゃんの視力はとても悪いので、彼らの顔の認識は、図2－3のように、かなりぼやけた顔の情報を手がかりにしています。でも、皮質下経路が網膜から受け取っている情報自体も、かなり大雑把な明暗の情報であることが知られています。そのため、この経路の視覚情報処理は、かなり低い空間解像度で行われています。ですから、ぼやけた顔の情報でも十分に対応できると考えられます。結論として、生まれたての赤ちゃんが人の顔を注目して見るのは、皮質下経路のはたらきによるものだろうと推測されているのです。

3　赤ちゃんは顔を見分ける達人

成長とともに失う能力

生まれたばかりの赤ちゃんは、皮質下の生得的な機構により積極的に顔を見つけ出し、そこに目を向けていると推測されます。その結果、顔に関する視覚情報が大脳皮質にもたくさん入るようになり、その情報をもとに、顔を認識するための神経ネットワークが生後数ヵ月の間に急速に発達すると考えられているのです。生後5ヵ月頃には、人種による顔の違いや表情を見分けることもできるようになります。

このように、発達に伴い顔の認識能力が高まる一方で、実は失ってしまう能力もあります。それを見つけたのはフランスのオリヴィエ・パスカリスのグループです。[*10] 図2－6を見てください。男性2人の顔はまったく別人の顔であることはすぐにわかると思います。一方、2匹のサルの顔は、互いが似ているように見えないでしょうか。大人の場合、自分と同じ種である人間の顔の識別は、得意中の得意です。目の位置をほんのわずかに変えただけで、まったくの別人に感じるほどです。一方、人間以外の動物の顔の違いは、よほど大きな違いがないとわかりづらいのです。これは経験が生み出す差なのでしょうか。

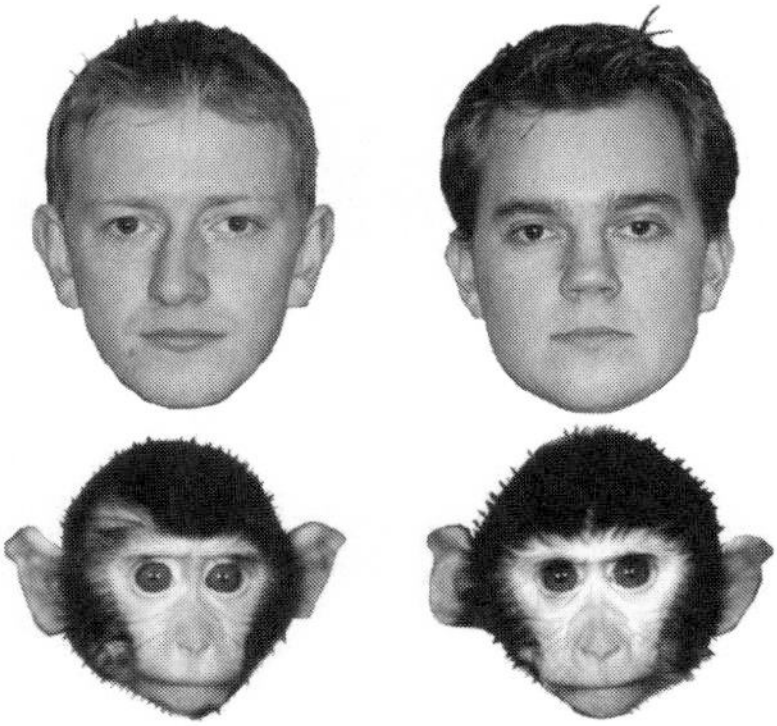

図 2-6　パスカリスのグループが実験に使った人間とサルの顔刺激の例

Pascalis, O., de Haan, M. & Nelson, C. A. Is Face Processing Species-Specific During the First Year of Life? *Science* 296, 1321-1323(2002) より

それを調べるために、彼らは、サルの顔の写真と人間の顔の写真を使って、顔の個体識別能力を赤ちゃんと大人で比べてみました。実験のやり方は、まず顔Aを提示し、それを十分な時間見てもらいます。そのあとで、顔Aと顔Bを同時に提示し、どちらを見る時間が長いかを調べるというものです。一般的に、赤ちゃんも大人も新奇な刺激が与えられると、そちらを見る時間が長くなるので、顔Aと顔Bを見分けることができていたならば、顔Bを見る時間が長くなります。一方、2つの顔を見分けることができていない場合は、顔Aと顔Bを見る時間の間に差がなくなるはずです。

その結果、大人は、人間の顔のAとB（この研究では、西洋人の顔を表示し、参加者も西洋人）は正しく見分けていましたが、サルの顔AとBは見分けられませんでした。また生後9ヵ月の赤ちゃんも、大人と同じように人間の顔は見分けられましたが、サルの顔は見分けられていませんでした。ところが、生後6ヵ月の赤ちゃんは、人間の顔だけでなく、サルの顔も見分けることができていたのです。つまり、生後6ヵ月の赤ちゃんは自分と違う種の顔も見分けられるのに、成長するとそれができなくなってしまうのです。

LとRの聞き分けと同じ——知覚狭窄

この結果に驚いた方もいるかもしれませんが、実は認知発達の分野ではよく観察される、「知覚狭窄（Perceptual Narrowing）」と呼ばれる現象です。一番有名な知覚狭窄の例は、生後6ヵ月の日本の赤ちゃんは、英語のLとRの音を聞き分けられるのに、生後10ヵ月を過ぎると聞き分けられなくなるというものです。いわんや、大人も然りです。これは、日本語にLとRを分けるような子音がないため、日本語の学習が進むと、無関係な情報は識別しないようになるからなのです。

この知覚狭窄の現象からわかることは、私たちの脳は、最初は幅広い項目の大まかな分類を学習し、そこから、自分にとって重要な特定の項目の、より細かい識別に特化して学習していくということです。脳の大きさは有限ですので、その専門化した情報以外には脳のリソースを割かないよう、生後1年もしないうちに神経ネットワークの最適化が始まっているのでしょう。そして、顔の場合は、第1章で紹介した紡錘状回を中心に、人間の顔、そして、特に同じ人種の顔に対して、ごくわずかな違いでも識別できるような神経ネットワークが構築されるのです。

ただし、たとえ日本人でも、LとRの識別を必死で訓練すれば、再び脳がそこにリソースを割くので、ある程度はできるようになります。ましてや、子どものうちから訓練していれば、ということで、英会話教室に通わせている親も少なくありません。また、多国籍の人々と日ごろから接する機会が多ければ、同じ人種以外の顔の識別能力や表情を読み取る力も高まり、互いの理解も深まるでしょう。そういう意味で、専門的な能力を発揮するには、分野を絞ってそれに特化した神経ネットワークをつくるよう努力することが大事ですが、さまざまな人とコミュニケーションをとるためには、多様な情報を取り入れることで、幅広い分野に対応できる神経ネットワークをつくることが大切なのでしょう。

4　鏡の中の自分への気づき

わが子を観察したダーウィン

ここまで、人間は生まれてすぐの赤ちゃんの頃から顔を認識していること、そして脳のどこを使って認識しているのか、ということを見てきました。では、いよいよ自分の顔に焦点を当てていきましょう。私たちは日々鏡を見て自分自身を認識していますが、いつから、鏡に映ったその顔が、「わたし自身」であると気づくのでしょうか。まずは歴史に名を残す著名な科学者、チャールズ・ダーウィンのこんなエピソードから紹介します。

その名前は、生物学どころか人類社会全体に大きな影響を与えた「進化論」の提唱者として、誰もが知っているでしょう。彼には10人の子どもがおり、とても熱心に子育てをしていたそうです。その証拠ではないですが、『種の起源』の直筆原稿の裏には、子どもたちの落書きがたくさん残っています。どの絵もかなり上手なので、ダーウィンの子どもたちは絵の才能に恵まれていたようです。そんな子どもたちに囲まれながら、仕事をするダーウィンの姿は、イクメンと呼ばれる現代の父親たちの良い手本なのかもしれません。

ただ、天才ダーウィンは、単なる子煩悩なお父さんだったわけではありません。子どもの発達を観察し、それを日誌につけ、科学的に考察をしているのです。その観察日誌の中でも、特に有名な考察が、子どもの鏡像自己認知に関するものです。鏡の中の像を自分であると認識することですが、ダーウィンこそが、鏡像自己認知の発達を世界で最初に研究した人物と言われています。観察日誌に基づいて書かれた論文にはこう書かれています。

「息子が生後4ヵ月半のとき、鏡に映る私や自分の姿を見て繰り返し微笑み、間違いなく実物だと思い込んでいた。しかし、私の声が自分の後ろから聞こえてくることに対しては、明らかに驚いている様子だった。他の子どもと同じく、息子は鏡で自分の姿を見ることをとても楽しんでおり、それから2ヵ月も経たないうちに、鏡の中の姿が実像ではないことを完全に理解するようになった。私が声を出さずに変な表情をすると、彼はすぐさま振り返って私を見たからである。(中略)
私は、小さな手鏡を使って類人猿に試したところ、子どもとは異なる行動を示した。鏡の後ろに手をかざし、そして何かを考えているようだったが、自分の姿を見て楽しむどころか、怒って、それ以上鏡を見ようとしなかった」

――Darwin, C. R. A biographical sketch of an infant. *Mind*, 2, 285 - 294 (1877) ※筆者訳

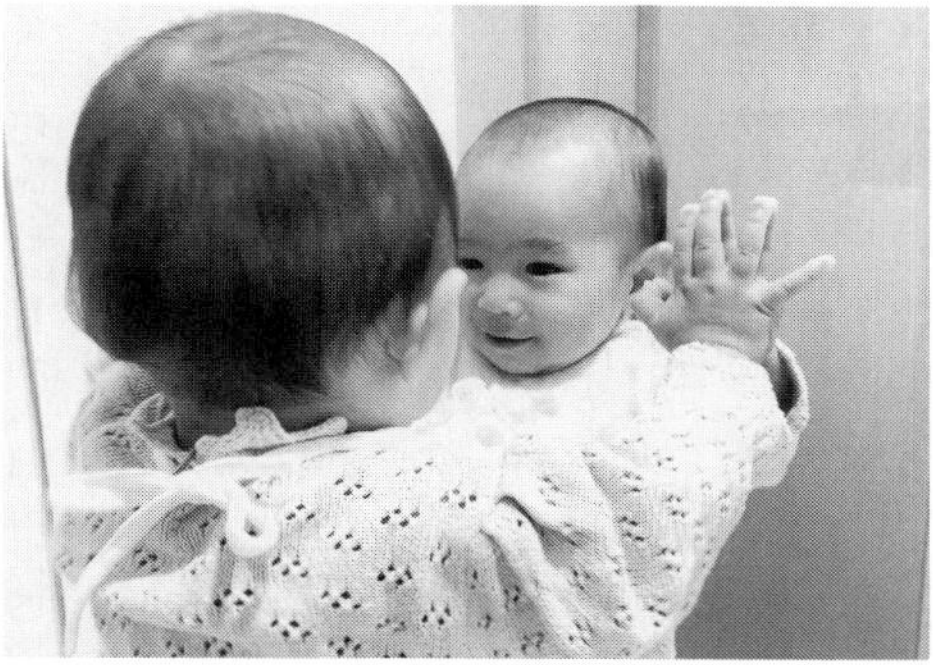

図 2-7　鏡の中の自分を友達だと思う子ども

ダーウィンが記した通り、鏡に映る自己像に対する反応は、生後数年の間で劇的に変化します。発達の研究をする者の御多分に漏れず、筆者も幼い自分の子どもを何度も鏡の前に座らせて、反応を見ていました。すると、1歳の頃までは、鏡の中に映る自分の姿に興味しんしんで、近づいて顔を触ろうとしたり、舐めようとしたりしていました。それが2歳頃になると、ポーズをとって自分の姿を鏡で確認するようになったのです。

鏡像自己認知の3段階

生後3ヵ月から2歳までの88人の子どもを対象に、鏡像自己認知の能力を調べたアムステルダムの研究によると[*11]、鏡に映る自分の姿に対する反応は3段階で変化するそうです。まず、生後6〜12ヵ月の子どもは、鏡の中に映る自分を、遊び相手の他者として認識し、声をあげたり、キスしたりします（図2－7）。生後14ヵ月から20ヵ月の子どもは、鏡に対してしりごみをしたり、泣き出したりするなど、鏡を避けるような反応を示します。そして、生後21ヵ月から24ヵ月の子どもは、鏡に映る自分の姿を見て、はにかんだり、おどけた顔をしたりと、それが自分の反射物であることをわかっているような態度（自己指向性反応）をするようになるのです。

またこの研究では、子どもが鏡像を自分だと本当に認識しているかを確かめるために、あらかじめ子どもの鼻の横に赤いマークをつけ、子どもが鏡を見たときに、そのマークに対する反応も調べてみました。その結果、生後24ヵ月頃になると、子どもは自分の鼻につけられた赤いマークに気づき、それを触ったり、鏡を使って鼻を調べたりと、鏡の中の姿が自分であることを認識している行動をとることがわかりました。

自分のまねをする〝友達〟

鏡像自己認知の発達の研究からは、鏡の中の像が自分であることを認識できるようになるのは、早くても2歳頃という結論が導き出されます。しかし、注意したいのは、鏡像自己認知は、いくつもの高次の認知能力を必要とすることです。①鏡の中の姿は実像でないことを理解する能力、②鏡の中に映る視覚像は自分の外見を表していることを理解する能力、さらに、③それをツールとして使う能力が関わります。

そして、さらに根本的なこととして、この3つの能力を手に入れるより早く、赤ちゃんはある重要な能力を手に入れている可能性が、いくつかの実験から示されています。それは鏡のない状態でも自身の目から入る情報や感覚を通して、自分の手や足を「自分の体の一部だ」と思える自己の身体への気づきというものです。この能力は鏡像自己認知には欠かせない大前提とも言えるものです。

自己の身体像というものは、身体を動かしたときに、それに伴う視覚や固有感覚（体の位置の感覚）の変化を関連づけることでつくり出されます。例えば、ヘッドマウントディスプレイを装着し、自分の動きに合わせて目の前のアバターが動くと、アバターの身体がまるで自分の身体のように感じられます。これは、運動と視覚の随伴関係を学習することで生じる現象です。実は、胎児期から、この運動とそれに伴う感覚の随伴性を学習している可能性がわかってきました。というのも、4Dエコーが開発され、人間の胎児がお腹の中にいるときの様子を動画として観察できるようになったからです。胎児がお腹の中で活発に動いていることは、妊婦なら誰でも経験していることですが、この4Dエコーのおかげで、その詳細が見えてきたのです。具体的には、胎生24週（妊娠7ヵ月）を過ぎると、手足をよく動かし、自分の指を吸ったり、手で顔を触ったりしていることがわかってきま

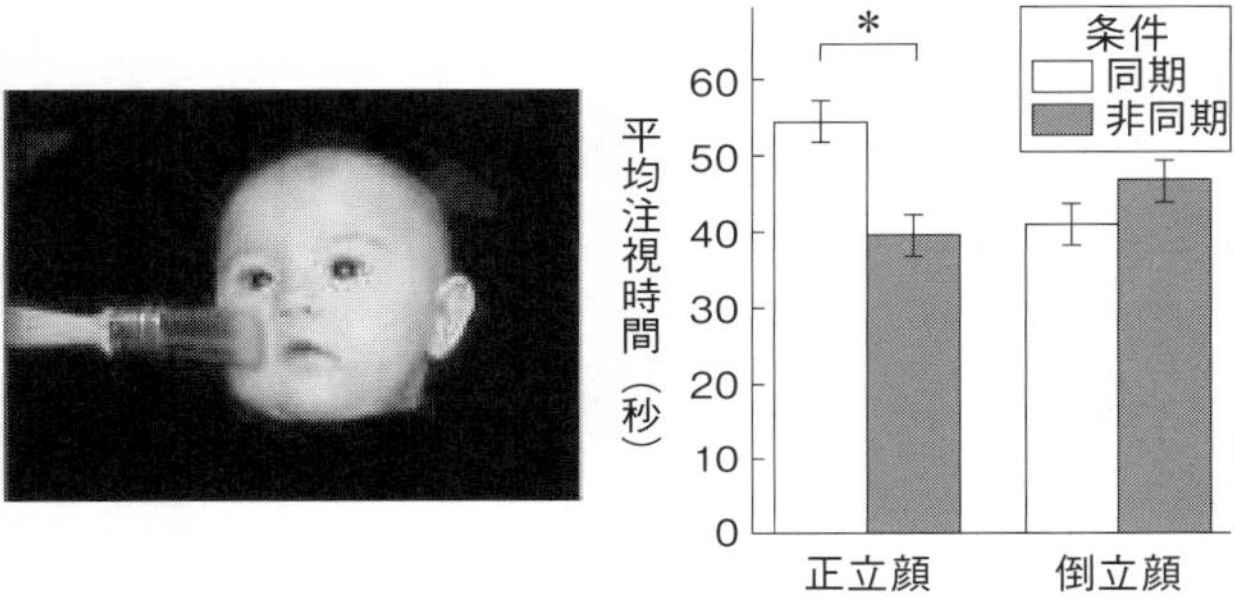

図2-8　実験で提示された映像（左）と実験の結果（右）

右図より視覚と触覚が同時に提示された場合（＝同期）、正立顔では映像を見る時間が長くなる。

左図は Filippetti, M. L., Johnson, M. H., Lloyd-Fox, S., Dragovic, D. & Farroni, T. Body Perception in Newborns. *Current Biology* 23, 2413–2416(2013) の Figure1 より

右図は同論文をもとに作成

した。お腹の中にいるときから、自分の顔の中のどこに目や口があるのかを理解しているのかもしれないのです。

それを裏付けるような新生児の研究があります。イギリスのロンドン大学のフィリペッティは、生まれて数日しか経っていない40名の赤ちゃんに、他の赤ちゃんの頬をブラシで撫でる映像を見せました[*12]（図2－8）。そして、それとまったく同じタイミングで赤ちゃんの頬をブラシで撫でた場合と、時間を後ろに5秒ずらして撫でた場合で、映像を見る時間の長さを比べたのです。その結果、同時にブラシで撫でたときの方が、映像を見る時間が15秒以上長くなっていました。一方、顔を倒立にして提示すると、映像を

見る時間の長さは、2つの条件の間で違いはありませんでした。

この実験では、他の赤ちゃんの映像を見せているので、映像の顔を自分と思っているかどうかはわかりません。ただ、生まれたばかりの赤ちゃんでも、頰を撫でているという視覚的な情報と、それと同じ場所から同じタイミングで触覚情報が生じているという対応付けができている可能性があることを示しています。その結果として映像を長く見たのだと推測されているのです。一方、倒立顔ではそのような気づきがないということは、顔の向きが自分と違う場合、視覚的な動きと触覚情報のタイミングが一致していても、自分の体の刺激に関連する文脈の中で、2つの感覚を対応付けられないのかもしれません。この研究結果から、生まれたての赤ちゃんでも、自分の顔の空間的な配置に関わる視覚と触覚の対応付けがすでにできているのだと考えられます。これは自分の身体像を認識するための大切なプロセスの一つです。

生後5ヵ月になると、赤ちゃんは、自分の足を映したライブ映像と他の赤ちゃんの足を映した映像を見分けられるようになります。[*13] さらに、自分の足の左右が反転した映像を表示すると、その不自然さに気がつきます。[*14] この時期になると、赤ちゃんは自己の運動と視覚的な身体像の関係性を明確に理解し、自己認識の礎がすでにできているのです。ただし、鏡への反応のところで紹介したように、1歳頃までの赤ちゃんは、鏡に映る像は遊び相手だと思っています。自分の運動に合わせて、同じ場所を必ず動かしてくれるお友達、という認識なのです。このように、視覚的な情報と触覚や運動情報の随伴関係が理解できることは鏡像自己認知の大前提ですが、そのお友達が実は自分であることが理解できるようになるまでには、もう1年ほどかかるのです。

5 鏡像自己認知ができる動物

鏡に映る姿を自分と認識できるかは、人間以外の動物でも盛んに調べられてきました。というのも、言葉が話せない動物が、自己という概念を持っているのかを知るのに最適な方法だからです。

最初に動物の鏡像自己認知を調べたのは、テュレーン大学のゴードン・ギャラップです。1969年、彼はアフリカの野生のチンパンジーの雌と雄の4頭を、鏡が設置されたおりの中に入れ、毎日8時間、10日間にわたり反応を観察しました。[*15] すると、最初の2日間は鏡に映る自分の姿に対して、威嚇したり、声を出したりするなどの攻撃的な行動が見られました（図2－9左）。しかし、3日目になると、そのような他個体に対する社会的反応は急激に低下し、逆に、鏡を使って自分に向けた行動をとるようになりました（図2－

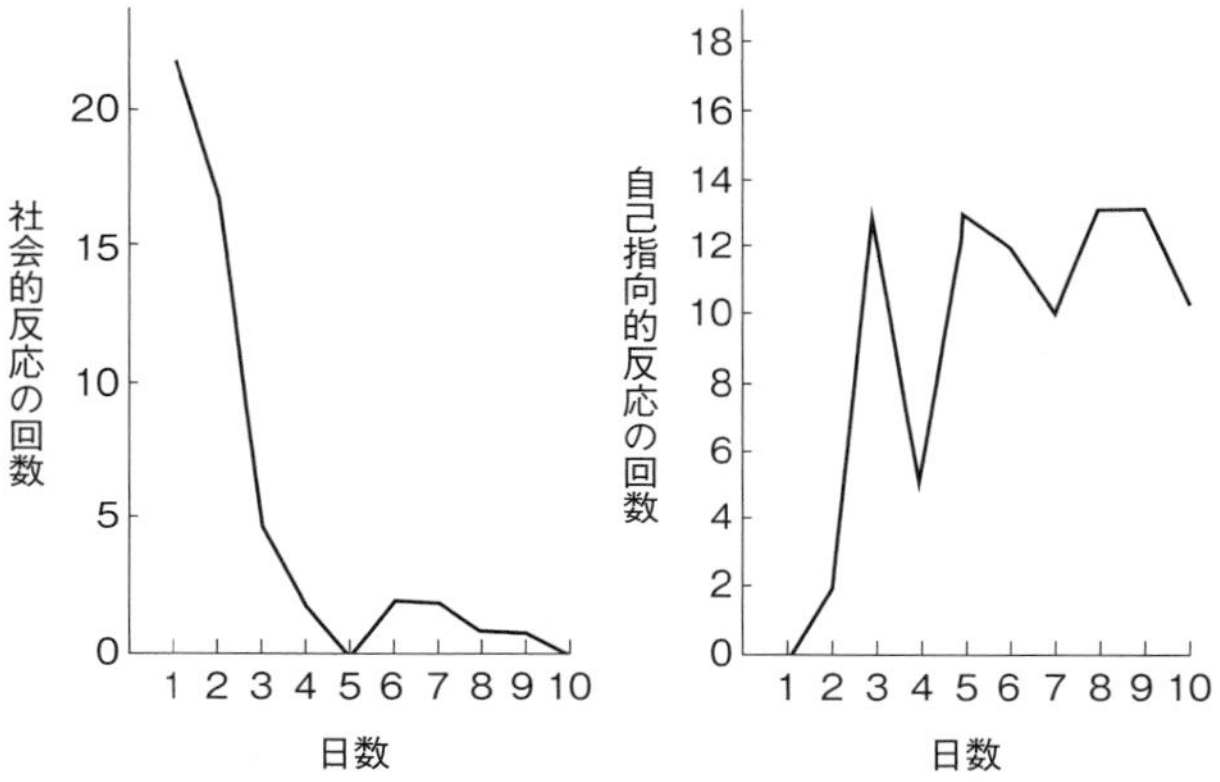

図2-9　威嚇や発声などの他個体に示す社会的反応の頻度（左）と毛づくろいやゴミ取りなどの自己指向的な反応の頻度（右）
Gallup, G. G. Jr. Chimpanzees：Self-Recognition. *Science* 167, 86-87（1970）をもとに作成

9右）。例えば、鏡でないと見ることができない身体の場所の毛づくろいをしたり、歯に挟まった食べ物のかすを取ったり、鼻についた目ヤニを取ったりというような行動です。それを見たギャラップは、チンパンジーが鏡に映った像を自分だと認識しているから、このような行動をとるのだろうと考えました。そこで、それを科学的に実証するために彼が考案したのが、前の節の子どもの実験でも紹介したマーカータスクなのです。

ギャラップは、この4頭のチンパンジーを麻酔で眠らせ、眉毛の上と耳に赤い塗料を塗りました。そして、麻酔から目覚めたところで、彼らに鏡を見せて、赤いマークを触る回数を調べたのです。すると、30分の間に4~10回、赤いマークを触っていました。彼らは実験前に眉毛や耳を触ることはほとんどなかったので、鏡に映る赤いマークの付けられた像は自分だと認識していた可能性が高いのです。一方、同じ実験をサルでやると、10日経っても鏡の自分への威嚇行動をしており、もちろん、マーカータスクをクリアすることもありませんでした。つまり、チンパンジーと異なり、サルは鏡像自己認知ができないようです。

その後、さまざまな動物で、ギャラップが開発したマーカータスクを用いた鏡像自己認知の能力が調べられました。ほとんどの動物は、サルと同様に、いつまでも自分の姿を他個体とみなす反応を示しましたが、オランウータン、ボノボといった霊長類やイルカ、ゾウは、鏡の自己を認識していることが明らかとなりました。他にも、カササギという鳥やホンソメワケベラという魚もマーカータスクをクリアできたという報告があります。ゾウやイルカは集団行動が得意と言われている動物です。また、ホンソメワケベラは大型の魚に常に連れ添い、彼らの体表についた寄生虫や食べかすを食べる(掃除する)ことで生きています。鏡像自己認知ができる生物は、社会性や協調性が高い傾向が共通してありますが、一方で、社会性の高い動物の代表であるイヌは鏡像自己認知ができないことを考えると、必ずしも両者に強い関係性があるというわけではないのかもしれません。

6　巨大な軸索を持つ神経細胞

特殊な形をしたフォン・エコノモ・ニューロン

なぜ、霊長類やイルカ、ゾウなどの限られた動物だけしか鏡像自己認知ができないのでしょうか。この謎は未だに解明されていませんが、ある特殊な神経細胞が関わっているのかもしれません。

ルーマニア生まれのオーストリアの神経学者、コンスタンチン・フォン・エコノモは、他の神経学者の仲間とともに、神経細胞の構造の違いから人間の大脳皮質を分類するマップをつくっていました。そのマップは、いまでも神経科学の分野で使われているほど革新的なものです。そのマップをつくるために、彼は、標本化された大脳皮質のさまざまな部位の神経細胞の形を一つ一つ丹念に調べていました。そして、大脳皮質の一部に非常に特殊な形をした神経細胞があることを発見したのです。発見者にちなんで、「フォン・エコノモ・ニューロン」と名付けられています。

脳の中では、錐体細胞《すいたいさいぼう》と呼ばれるタイプの神経細胞が中心となって、他の神経細胞に発火するよう興奮性の情報を伝えています。この錐体細胞は樹状突起と呼ばれる他の神経細

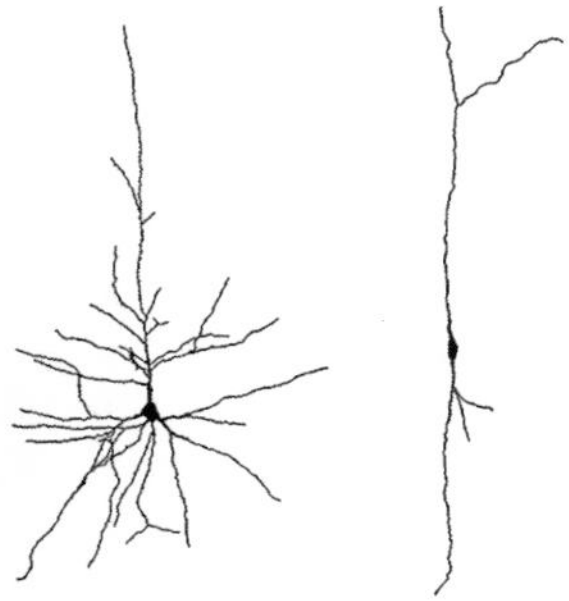

図2-10-1　フォン・エコノモ・ニューロン（右側）と錐体細胞（左側）[*16]

Watson, K. K., Jones, T. K. & Allman, J. M. DENDRITIC ARCHITECTURE OF THE VON ECONOMO NEURONS. *Neuroscience* 141, 1107–1112(2006) の Figure4.b より

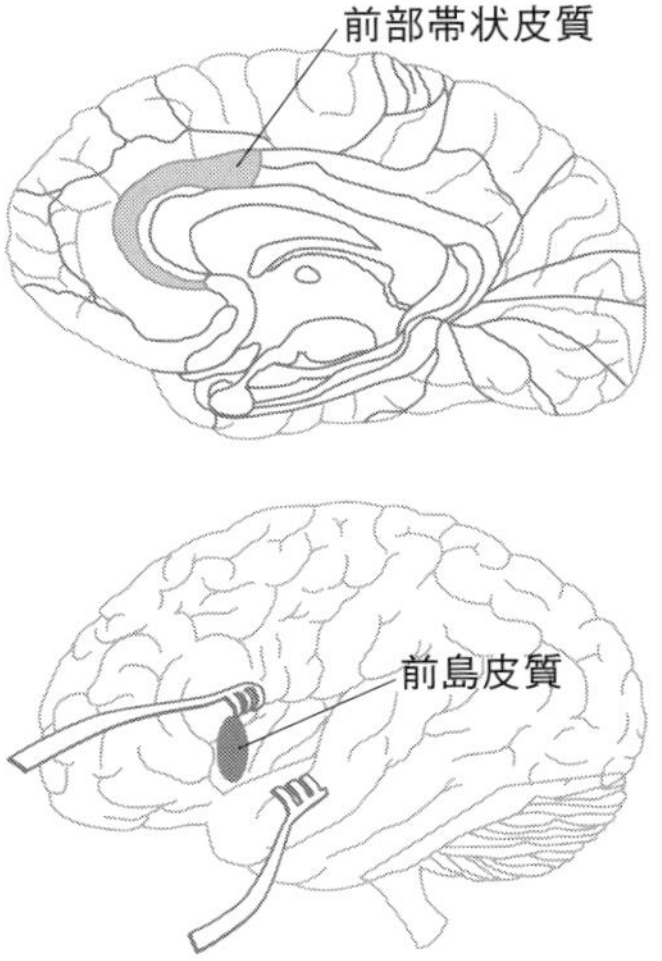

図2-10-2　フォン・エコノモ・ニューロンが存在する前部帯状皮質と前島皮質

胞からの情報を受け取る受信部をたくさん持ち、周囲の神経細胞と密に連絡を取り合っているのが特徴です。一方、フォン・エコノモ・ニューロンは、錐体細胞と同じように興奮性の情報を伝える神経細胞なのですが、信号の受信部と発信部をつなぐ軸索と呼ばれるケーブルが長くて巨大であり、また樹状突起の数は極少という特徴を持っています（図2－10－1）。太くて長い軸索は、受信から送信までの時間が短く、かつ遠方に送信できるので、長距離の素早い情報伝達が可能です。また、樹状突起の少なさは、特定の情報を選択

的に運んでいるということです。つまり、この細胞は特定の領域間をスーパーハイウェイのように結び、高速な情報伝達をしていると考えられています。そして、この細胞は、人間の脳では、主に前島皮質《ぜんとうひしつ》と前部帯状皮質《ぜんぶたいじょうひしつ》という場所に存在しているのです（図2－10－2）。この2つの領域は自己に関連した情報の処理に関係している場所として知られています。例えば、心の葛藤や感情、痛み、内臓の活動など自分の内部状態に関連するさまざまな情報処理を担っています。さらに興味深いことに、鏡像自己認知ができる哺乳類（大型類人猿、イルカ、クジラ、ゾウ）だけが、フォン・エコノモ・ニューロンを持っているのです。[*17] それはなぜなのでしょうか。

超高速遠距離通信は何をもたらすのか

ギャラップの実験では、鏡の中に映っている姿が自分だと気づくのに、チンパンジーは2日間を要しました。また、鏡を見た経験がないと、チンパンジーはマーカーテストをクリアすることができなかったそうです。つまり、鏡像自己認知ができるためには、ある程度の経験が必要なのです。その経験こそ、自分が身体を動かすと、それに伴って鏡の中の視覚像が必ず動くという随伴関係なのです。口を動かすと、鏡の中の像も口を動かす、手をあげれば、鏡の中でも手があがる、といったように。

ただし、この運動と視覚像の変化の間に時間的な遅れがあると、途端に鏡像自己認知は難しくなります。人間の場合、自分の姿を映したライブ動画に時間遅れが数秒あると、4歳になるまではそれが自分の姿であることが理解できません。[*18] さらに、運動と視覚の変化の間に時間的な遅れがあると、鏡像自己認知だけでなく自分の運動によって変化が起きたという主体性の感覚まで失われてしまいます。

例えば、押したら光るボタンがあったとします。ボタンを押してから光るまでの間に時間遅れが0・7秒あると、自分の運動によってボタンが光った、という主体感が低減してしまうのです。これを鏡像自己認知にあてはめると、運動に関連する情報と鏡の視覚像の変化に関連する情報の間で大きな時間遅れがあると、自分の運動と関係する視覚像であるという認識が成立しないのです。もちろん、動物が普通に鏡を見ているときに、その視覚像と自らの運動の間のタイムラグはありません。ただし、脳の中では、視覚の情報と運動の情報はそれぞれ別の領域が処理して、それをまた別の領域で統合することで随伴関係を学習します。そのため、視覚と運動では情報処理にかかる時間も異なるし、それらの情報を統合する領域への情報伝達にも時間がかかります。そのため、どこかで情報伝達の遅れが生じると、さまざまな情報を統合して、それが自分由来なのか、それとも他者由来なのかを区別することが難しくなるでしょう。そのため、鏡像自己認知ができるには、脳の中で時間遅れなくさまざまな情報を統合処理する能力が求められるのです。そして、フォン・エコノモ・ニューロンの超高速遠距離通信がそれを可能にしているのかもしれません。

実は、他の霊長類の脳と比べて、人間の脳にあるフォン・エコノモ・ニューロンの数は突出して多いのです。さらに、この細胞は、生誕時にはほとんど脳の中に存在せず、生後8ヵ月頃に急速に増加した後、刈り込みが起こり、3〜4歳頃には成人と同じぐらいの数にまで減少します。人間の子どもは、2歳頃から鏡像自己認知ができるようになることを考えると、仮説の一つとして、フォン・エコノモ・ニューロンの発達に伴って自己関連の情報統合能力が向上し、そのことが自己意識の発達と関係している可能性がありそうです。

7 恥じらいの感情

鏡の前で恥ずかしがるのは人間だけ

人間と鏡像自己認知ができる動物たちとの間にも、ある決定的な違いがあります。それは鏡に映る自己に対する反応です。

人間の子どもは、鏡に映る自分の姿を見ると、はにかんだり、おどけた顔をしたりと、恥ずかしがる表情をします。一方、チンパンジーやボノボといった霊長類は、鏡の前で口を開けて食べかすを取ったり、性器を見たりと、人間の子どものような恥じらう姿をまったく見せないのです。霊長類学者の平田聡によると、そもそもチンパンジーやボノボは、普段から恥じらうような行動はまったくしないそうです。他の仲間の前でも平気でおしっこやうんち、おならやセックスをするし、うっかり足を滑らせても、周りを気にしたりしないそうです。そう考えると、恥じらいの感情は、人間だけが持っている可能性が高いのです。

そもそも感情には2種類あります。怒り、嫌悪、恐怖、喜び、悲しみ、驚きという6種類の感情は、一次的情動と呼ばれ、さまざまな生物にも観察されるものです。人間の赤ちゃんも1歳になる前から、これらの感情を表に出すようになります。一方、恥じらい、罪悪感、嫉妬などの感情は、自分と他者や社会との関係性から生じる感情であることから、社会的感情あるいは自己意識的感情と呼ばれています。

鏡像自己認知と恥じらいの発達

1歳半〜2歳の子どもを対象に、鏡像自己認知の能力と恥じらいの発達との関係を調べた実験があります。[*19] この中では、鏡像自己認知ができる子どもたちは、人前で踊ったり、

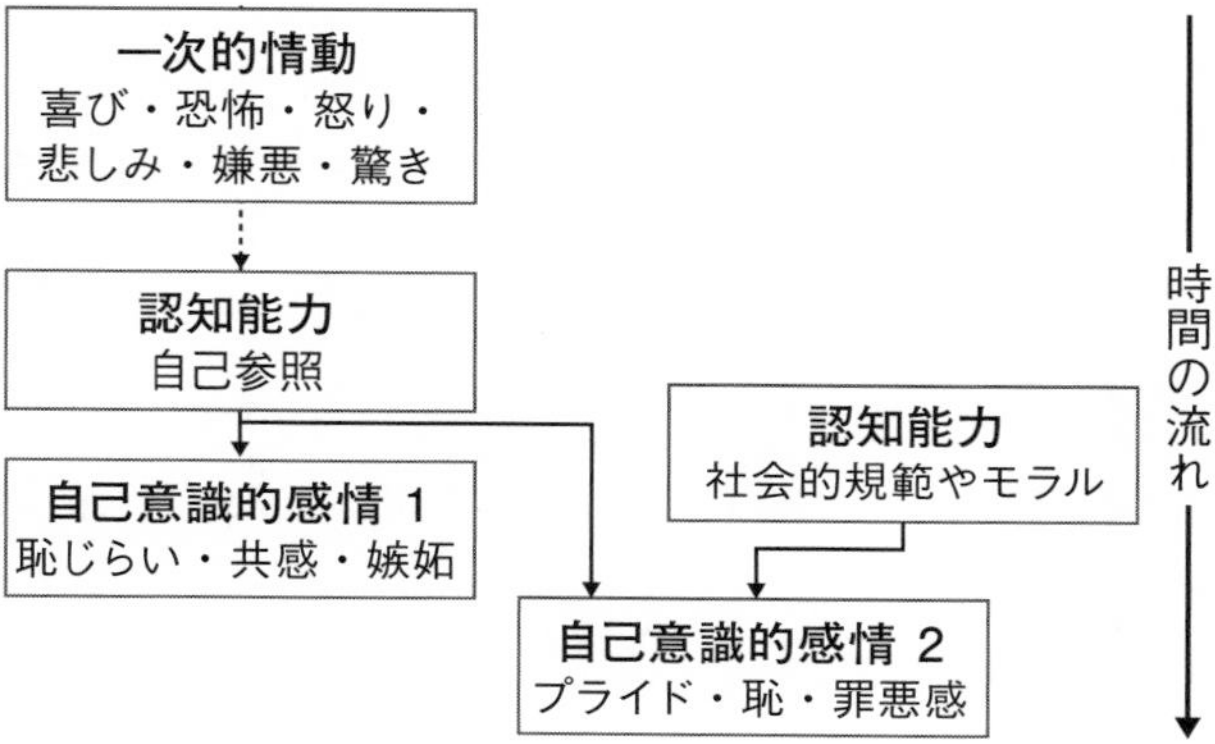

図 2-11　ルイスによる自己意識的感情の発達モデル

Lewis, M., Sullivan, M. W., Stanger, C. & Weiss, M. Self Development and Self-Conscious Emotions. *Child Development* 60, 146–156 (1989) をもとに作成

他者に褒められたりすると、恥ずかしがる反応を示したと言います。一方、鏡像自己認知ができなかった子どもたちは、同じ状況でも恥ずかしがるような反応は示しませんでした。この実験から、鏡像自己認知の能力の発達と恥じらいの感情の発達の間には何らかの関係があるかもしれないことがわかりました。

実際に、2歳前後から子どもは鏡像自己認知ができるようになりますが、恥じらいや共感、嫉妬などの感情も2歳頃から出現します。鏡に映った像が自分を表していることに気づくということは、自分の目ではなく、他者から見える自分の姿をも自己の一部として統合できるようになったということでもあります。つまり、自己の概念が主体の視点（自分の目）だけでなく、客体の視点（他者の目）まで拡張されたときに、初めて、他者と自己の関係性から生じる「恥じらい」の感情が生まれてくるのだと考えられます。

一方、恥という感情は、恥じらいの体験をもとに、それに起因する行動が社会的規範やモラルを犯しているときに生じるものです。このように、罪悪感、恥、誇りのような感情の出現には、社会の規範やモラルを理解することや、他者と比較して自己を評価する能力が必要となります（図2－11）。そのため、これらの感情が出現するのは、もう少し後になるのです。このように、我々の心を常に悩ます複雑な感情は、「客体である自己」の姿を自己の中に取り込み、それを他者と比較する社会的な自己意識の発達により生まれるのです。人間以外の動物が恥ずかしさを感じないのであれば、たとえ鏡像自己認知ができたとしても、動物の自己意識と人間のそれとでは、質的に大きな違いがあるのでしょう。おそらく動物は、鏡に映る自己の姿を、拡張された身体の一部として認識することはできても、それを客体化された自己として認識することがないために、人間のような社会的な自己意識が生じないのかもしれません。この自己意識は私たち人間にとって、とても重要なテーマですので、第3章、第4章でさらに深く紹介していきます。

8　時間を超えて存在する自己

アルバムを眺めるのは高度な能力

ここではもう一つ、人間が、鏡像自己認知ができる他の動物にはまねできない高度なことをやってのけていることを紹介しましょう。私たちは、若い頃の自分の写真を見ては、そのときの出来事をいろいろと思い出し、懐かしがります。実はこれも、他の動物には見られない高度な自己認識の表れなのです。なぜなら、写真には動きがないので、運動と視覚像の随伴性の手がかりがないからです。そのため、鏡像自己認知ができる動物でも、写真の中の自分の姿を自分と認識することができません。

では、人間はいつから写真の中の自分がわかるようになるのでしょうか。筆者は、子どもを対象とした実験をするとき、最後に記念品として、参加してくれた親子の写真をインスタントカメラで撮影して渡すようにしているのですが、1歳、1歳半、2歳の子どもを対象に実験をしていたときに、写真に対する反応が年齢によって大きく違ったことがとても印象に残っています。

1歳の子どもに写真を渡すと、本人は一瞥するものの、あまり関心を示さず、その代わりに親御さんは嬉しそうにして大事に持って帰ってくれます。一方、1歳半の子どもに写真を渡すと、写真の中にお母さんの姿を見つけて、「あー」とか、「ママ！」と興奮して大きな声を出すようになります。そして2歳の子どもになると、写真の中に、お母さんだけでなく自分の姿も見つけて指をさしたり、「○○ちゃん」と自分の名前を言ったりするようになります。そして、自らの手で写真を大事そうに握りしめて帰っていくのです。

カナダの発達心理学者アン・ビゲローの研究は、筆者の経験があながち外れていないことを裏付けています。[*20] ビゲローは、1歳半の子ども11人を対象に、自分と親の写真に対する反応を、2歳になるまで毎月1回の頻度で調べました。実験の方法は、まず子どもの親を含む9人の大人の顔写真を見せ、その中から自分の親の顔を指さすように求めました。次に、自分を含む9人の同年齢の子どもの顔写真を見せ、自分の顔を指さすように求めました。すると、すでに1歳半のときから、子どもは自分の親の顔を正しく指さすことができました。しかし、この年齢の子どもは、自分の顔がどれかは正しく答えることができませんでした。そして、このテストを毎月行った結果、2歳頃から自分の顔を正しく指さすことができるようになったのです。

自分よりも親を早く認識できるのは、親を直接見た姿と写真の中の姿を比較することができるからでしょう。一方、自分の姿に関しては、鏡や写真だけが唯一の視覚経験であるため、自分の外見を自己として統合する認知機能が必要となります。そのため、2歳まで待たないと自己認知ができないのでしょう。鏡像自己認知ができるようになるのも2歳頃であることを考えると、それが発達するのとほぼ同時に、随伴性の手がかりがなくても人間は自己を写した像を自分だと認知できるようになるのです。

鍵を握るのは「エピソード記憶」？

なぜ人間だけが写真の中の姿も自分だとわかるのでしょうか。これには、エピソード記憶の能力が関係していると筆者は考えています。鏡が映し出すのは「現在」の自分の姿ですが、写真が映し出すのは「過去」の自分の姿です。写真の中の自分を認識できるということは、自分という存在が過去から現在まで続いている、ということを認識していることになります。そして、エピソード記憶こそが、過去と現在の自分を連続的につなげる役割を果たしているのです。

エピソード記憶というのは、「いつ、どこで、何をした」という、個人が経験した出来事の記憶のことで、海馬と呼ばれる領域で記憶がつくられます。このエピソード記憶のおかげで、私たちは、過去の出来事を思い出して懐かしんだり、未来のことを想像するメンタルタイムトラベル（心的時間旅行）を自在にすることができます。さらに、エピソード記

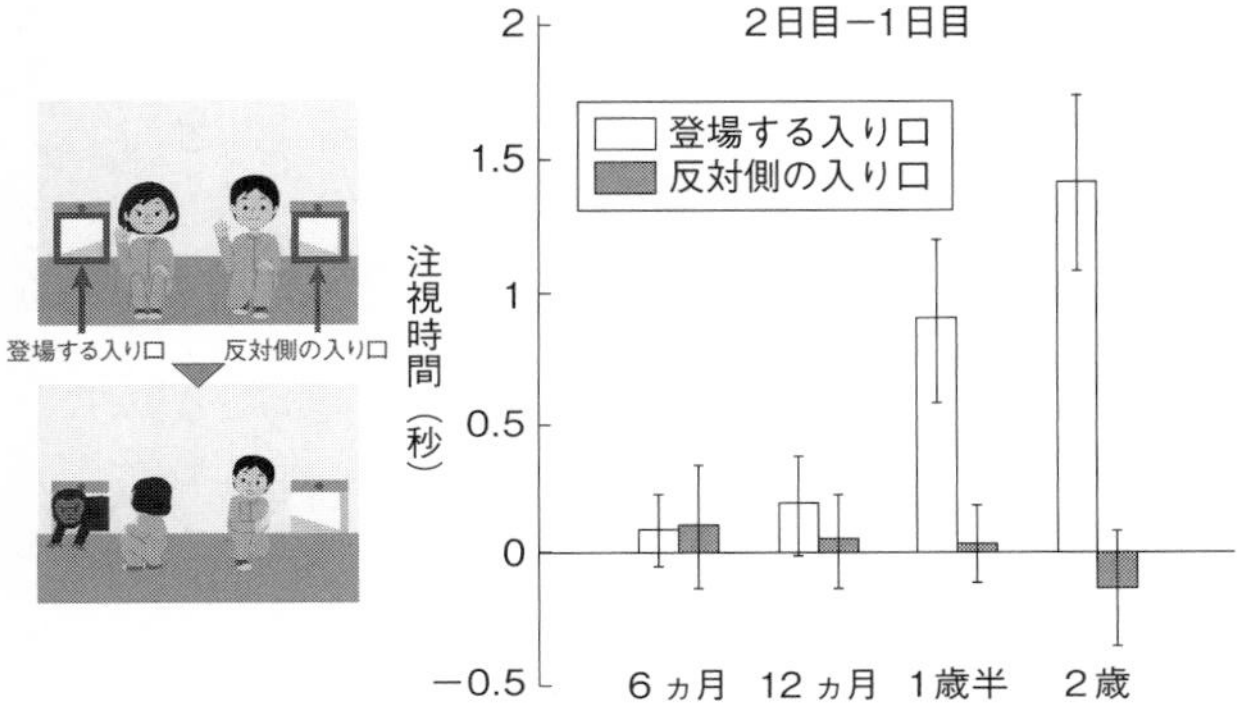

図 2-12　実験の中で子どもに見せたビデオのイメージ（左）と言葉が発達していない子どものビデオ観察中の視線の変化（右）

右図はNakano, T. & Kitazawa, S. Development of long-term event memory in preverbal infants: an eye-tracking study. *Scientific Reports* 7, 44086(2017) をもとに作成

憶に基づき、幼い頃から成長し、大人になるまでの自分の物語（ナラティブセルフ）をつくることで、自分は自分であるという感覚、つまりアイデンティティを持つことができるのです。一方、他の動物では、「いつ・どこで・何を」に関する情報を記憶することはできるものの、人間のような複合的かつ自己参照的、そして長く続くエピソード記憶を持ってはいないようです。

　では、人間の場合、いつ頃からエピソード記憶が発達するのでしょうか。皆さんも自分の記憶をたどると、思い出せる一番古い記憶は、3歳以降の出来事で、それよりも昔のことは記憶に残っていない方がほとんどではないでしょうか。この現象は幼児期健忘と呼ばれています。また、子どもが言葉を使って過去の出来事を報告するようになるのは、3〜4歳頃からと言われています。そのため、3歳未満では、エピソード記憶をつくる能力が未発達だと考えられてきました。ただし、これは言葉を使う能力が発達していないせいで昨日の出来事を報告できていないだけかもしれません。そこで、筆者らは、言葉を持たない霊長類のエピソード様記憶を調べるために開発された方法を使って、生後6ヵ月から2歳までの子どものエピソード様記憶の発達を調べてみました。[*21]

まずは、子どもに短いストーリーのあるビデオを見てもらいます。内容は、2人の人間が手を振ったり、遊んだりしているところに、左右どちらかの入り口から着ぐるみのゴリラが登場して暴れる、というものです（図2-12左）。1日目に見てもらった後、24時間後に再び実験室に来てもらい、まったく同じ映像を見てもらいます。そのときに、子どもが映像のどこを見ているかを赤外光カメラで計測し、1日目と2日目の視線行動を比較しました。もし1日目に見たビデオの出来事を覚えていれば、2日目にビデオを見たときは、その内容を思い出し、ゴリラが登場する前から、その入り口を見る時間が長くなるはずです。そこで、左右の入り口を見ている時間を比較すると、生後6ヵ月と生後12ヵ月の赤ちゃんは、前日にゴリラが登場した入り口を見る時間は増えていませんでした。一方、1歳半と2歳の子どもは、前日ゴリラが登場した入り口の方を長く見ていました（図2－12右）。つまり、1歳半頃から、子どもは過去の出来事を思い出して、それが起きる前から予測的に視線を動かしていることが明らかとなりました。

この実験からわかることは、言葉が十分に発達する前の1歳半から2歳の子どもでも、過去に起きた出来事に関する記憶を持っている可能性があるということです。そして、2歳頃には写真の中の過去の自分の姿を認識できるようになります。これらのことを考え合わせると、人は1歳半頃から、エピソード記憶の力が発達しはじめ、2歳頃に過去から現在において、自己というものが連続的に存在することを理解するのかもしれません。

9　アルツハイマー型認知症と自己意識

ここまで、人間の子どもが、どのようなプロセスを経て、鏡の中の自分に気がつき、また、時間を超えて存在する自分というものを理解するようになるのかを見てきました。自己という概念は、人間の誰もが持っている当たり前のようなものに感じてしまいますが、実際はその概念を人間がどうやってつくり出しているかはよくわかっておらず、その概念が発達するプロセスを追うことで、少しずつひも解くことができるのです。ただ、それでもまだ十分に理解できているとは言えません。そこで、赤ちゃんの発達とは異なる視点でその謎に迫ってみます。

大人は誰しも鏡を前にすると、そこに映る姿が自分であることを疑わないでしょう。しかし、アルツハイマー型認知症が進行すると、鏡に映る姿が自分だとわからなくなる「鏡現象」と呼ばれる行動が出現することがあります。具体的には鏡に向かって話しかけたり、コップのお水を差しだして飲むように勧めたりするのです。なかには、私のしぐさをまねする、返事をしてくれない、などと言って、鏡に向かって怒り出すというケースもあります。

精神科医の熊倉徹雄によると、アルツハイマー型認知症の鏡現象は、6つの過程を経て進行するそうです。[*22]

①自己の鏡像を鏡のなかや背後に探す。
②一緒に映った他者の鏡像は正しく認知できるが、自己の鏡像は身近な他者と誤認する。
③自己の鏡像に話しかけたり、物を手渡そうとし、自己の鏡像と積極的な交流をもつ。

④他者および対象一般の鏡像認知もできない。
⑤鏡に関心を示さない。
⑥鏡を鏡として認知できない。
——熊倉徹雄．痴呆疾患における鏡像認知障害　——アルツハイマー型痴呆の鏡現象を中心に——．老年精神医学雑誌　第3巻第3号、288—294（1992）より

彼の報告によれば、鏡像自己認知は、鏡の前の自分（主体としての自分：I）が、鏡の中の自分（客体としての自分：me）を自分自身の像として同一し、meをIに統合すること（I＝me）だそうです。そして、このmeを取り入れることで、Iが社会的な自己を獲得するのだというのです。これは、前に述べた鏡像自己認知の発達と恥じらいといった自己意識的な感情の出現の関係とも深く関わります。

アルツハイマー型認知症の初期は鏡を見ることを拒んだりするものの、鏡像自己認知はできます。そのため、この時期は、I＝meの理解は問題なくできているようです。しかし、アルツハイマー型認知症の進行が中期になると、①の「鏡の背後を探す」という現象が現れてきます。この行為は、鏡像が実像ではなく虚像であることがわからないことを意味します。つまり、鏡の象徴化機能が障害されているのです。

そこからさらに進行すると、②、③の「鏡の前にいるのは他人」だと捉える現象が現れてきます。これは、鏡像を実像だと思っているため、鏡の前と鏡の中に2人の自分がいるという矛盾を解消しようと、鏡の中にいるのは自分ではなく、自分のきょうだいなどの身近な他者だと認識するのだと考えられます。これは、Iとmeを同一化する機能が障害され、meが他者化（other）されている状態です。

そして、末期になると、鏡を鏡として認知できなくなり（④、⑤、⑥）、自己（I）すらも消滅してしまうのです。このように、鏡現象は、アルツハイマー型認知症における自己意識（自我）の解体・喪失の過程を明瞭に表していると、熊倉は6つの過程を通して説明しています。

一方、子どもの発達を振り返ってみると、まず鏡像が実像ではなく虚像であることを理解し、鏡や写真にうつる親の姿を認識するようになります。それから半年後には、鏡に映る自己の姿が自分であることに気がつくようになります。つまり、まず運動と視覚像の随伴関係に基づき、鏡の象徴化機能を獲得し、そして、Iとmeを結びつける同一化機能を獲得することで、社会的な自己意識が形成されるようになるのです。逆に、アルツハイマー型認知症は、象徴化機能が最初に障害されることで、同一化機能にも障害が起き、やがて自己意識が解体していきます。両者は現象としては逆方向に進むのですが、いずれにおいても、象徴化機能の獲得あるいは喪失が起点となっているようです。つまり、鏡像は実存する物体の虚像であることを理解する能力が土台となり、そのうえで、自分の中で捉えている自己の概念と、他者から見えている自分の姿が対応付けられ、その結果、社会的自己意識が培われていくのだと考えられます。

この章では、生まれたばかりの赤ちゃんがどのように顔を見ているのか、そして自分の姿を認識できるようになり、複雑な社会的感情を抱くようになるまでを紹介してきました。加えて、私たちが当たり前のように感じている自己というものが、実にさまざまな認知機能が複合的にはたらくことで成り立っており、そのうちの一つが機能しなくなるだけで途端に崩壊しだす、砂上の楼閣であることとも。このように、発達と老化の研究は、自分の顔を認識することが自己意識の中核の一つであることを教えてくれます。

それでは、次の章では、この本の主題でもある、なぜ人間は自分の顔に夢中になるのか、その脳の仕組みに迫っていこうと思います。

第2章のまとめ

1 新生児には生得的な顔の検出機構があり、それは上の方に暗い場所が2ヵ所あり、下の中央に横長の暗い場所がある、という程度の情報をもとに、その物体を追いかけて見る仕組みがそなわっているのだと考えられている。

2 生まれたての赤ちゃんが人の顔を注目して見るのは、上丘—視床枕を通る皮質下経路のはたらきによるものだろうと推測されている。その情報をもとに顔の情報がたくさん脳に入り、顔を認識するための神経ネットワークが生後数ヵ月の間に急速に発達すると考えられている。

3 鏡像自己認知の発達の研究からは、鏡の中の像が自分であることを認識できるようになるのは、早くても2歳頃という結論が導き出される。

4 我々の心を常に悩ます複雑な感情は、「客体である自己」の姿を自己の中に取り込み、それを他者と比較する社会的な自己意識の発達により生まれる。

コラム①

世界最古の鏡

本書では鏡像自己認知をはじめ、「鏡」がキーワードの一つとして多く登場しますが、私たちの姿を映すこの鏡はいったいいつから存在するのでしょうか。その歴史を少し紹介しましょう。

トルコ南部のコンヤ平原、一面に広がる小麦畑の中に小さな丘があります。チャタル・ヒュユクと呼ばれるこの丘で、世界最古とされる鏡が発見されました。この場所の最も古い文化層はなんと紀元前7500年までさかのぼり、世界最古の都市遺跡とも称されています。そこでは8000もの人が集まって暮らすほど、かつては発展していたそうです。集合住宅のように、同じ形式でつくられた部屋が隙間なく連なり、その屋根が道となっていて、屋根から階段を下りて家の中に入るというようなつくりをしていました。時代が進むと、古い家の上に土を盛り、新たな家を建てたため、この丘は、十数もの文化層が積み重なってできているのだそうです。その紀元前6500〜6200年に相当する層（第4〜6層）から、天然の黒曜石を磨いた鏡が発掘されました。大きさは直径9センチメートルぐらい、手のひらに丸くおさまる円形の黒い鏡は、おもに女性の墓の副葬品として埋められていたのです。

この黒曜石の鏡をつくるには、まず表面を正方形に切断し、粗さの異なる砥石、砂、粘土、水を使って何度も研磨する必要があります。貴重な良質の黒曜石の大きな塊を入手し、その表面をつるつるになるまで磨きあげることができたチャタル・ヒュユクのかつての都市は、今から8000年以上前にして、とても高度な技術を持っていたのです。

ただ、この黒曜石の鏡が、いったい何のためにつくられたのかは、未だによくわかっていません。この遺跡では、死者は家の床下に埋葬されるのが普通でしたが、鏡が一緒に埋葬されていた女性たちは、それとは別の場所で埋葬されていました。さらに、さまざまな鉱物や木の実も一緒に埋められていました。そのため、埋葬されていた女性たちは、巫女であった可能性が高いのだそうです。そして、この貴重な鏡は、単なる化粧用具ではなく、呪術などの儀式に用いられたのではないか、と推測する説もあれば、はたまた、鏡の表面が凸型なことから、天体観測用の望遠鏡として使われていたという説もあります。いずれにせよ、今なお黒く光り輝く鏡は、当時は大変貴重な宝物で、ごく一部の人間しか触れることも持つこともできなかったはずです。

第3章

自分の顔に夢中になる脳

1　自分の顔はＶＩＰ扱い

〝自分の顔を探せ〟

卒業アルバムの集合写真には、大勢の元クラスメイトの顔が何列かに並んで写っていると思います。その中から、自分の顔をすぐに見つけられるでしょうか？　また、同じクラブに入っていた友人の顔をすぐに見つけられるでしょうか？

おそらく、多くの人が自分の顔はすぐに見つけられると思います。でも、友人の顔を見つけるには、端から順番に調べていかないと見つからないことが多いのではないでしょうか。この〝ウォーリーを探せ〟、ならぬ、〝自分の顔を探せ〟、という指示を受けると、自分の顔は、他人の顔よりも、ずっと素早くかつ正確に見つけられることが数多くの研究で報告されています。[*1]

この自分の顔だけ優先されるバイアスは、顔の数が増えても、顔が横向きでも、逆さまでも起きます。さらに、見知らぬ人だけでなく、家族や親しい友人の顔よりも、自分の顔は素早く見つかります。そのため、単に自分の顔に見慣れているから素早く見つけられるというわけではなさそうです。どうも自分の顔は、脳の中でＶＩＰ扱いを受けているようなのです。

この自分の顔を優先するバイアスは、表示されたことに気づかないくらいの短い提示でも起きます。例えば、自分の顔と他人の顔を並べて0・02秒間だけ表示すると、自分の顔が表示されていた場所に自動的に注意が向いてしまうのです。他にも、ごく短い時間だけ表示された自分の顔の表情の影響を受けて、その後に表示された知らない人の顔の印象が変わってしまったりします。

私たちは、世界を常に見ている気分になっていますが、実は、見ていると気づくためには、ある程度長い時間、脳の中で情報処理が続く必要があります。しかし、見ていることに気づかなくても、脳の中には情報が入っているので、潜在意識では何らかの処理は行われているのです。そして、自分の顔は、潜在意識の中でも、他の顔の情報とは異なるVIP扱いをされているのです。ではいったい、潜在意識の中で何が起きているのでしょうか。

潜在意識とサブリミナル刺激

潜在意識という言葉は、耳にしたことがあるけれど、具体的には何のことを言っているのだろうか、と思った方がいるかもしれません。そもそも意識というのは、医学的には、刺激に対して明確な反応ができている状態と定義されています。そのため、うっかり別のことを考えていて、声をかけられていることに気がつかないと、意識がないとみなされてしまいます（大変！）。一方、心理学では、意識とは自分や周囲の状況がどんな状態かを自覚している状態のことを指します。なかでも、自分に関する認識や理解を自己意識と言います。鏡に映る自分の姿を見て恥ずかしいと感じるのは、自己意識のはたらきによるものです。

それに対して、夢分析で有名な心理学者のフロイトは、人間には、本人は自覚していないけれども、本人の行動や思考に影響を与える潜在意識（無意識）という心の状態があることを提唱しました。顕在意識（自覚を伴う意識）と潜在意識はよく氷山の一角にたとえられます。海面に浮かんで見えている部分が顕在意識、海面の下に隠れている部分が潜在意識で、実は、我々の心は、圧倒的に潜在意識が占める領域が大きいというのです。その比率というものは本当のところわかりませんが、意識しなくても自動車や自転車の運転ができてしまうように、脳の中では潜在意識レベルでさまざまな情報処理が行われているのです。

この潜在意識で情報処理が行われる場合、本人は自覚していないけれども、その情報処理の影響を受けて行動や思考は変化します。つまり、潜在意識だけに情報を提示すれば、本人は気づかないまま、その人を操作できてしまう可能性があるのです。このような情報提示の方法をサブリミナル（閾値下《いきちか》）刺激と呼び、その影響を受けて無自覚に行動が変わることをサブリミナル効果と言います。

このサブリミナル効果は昔からいろいろな物議を引き起こしてきました。一番有名なのが、映画館で上映中の映画の中に、「コカ・コーラを飲め」「ポップコーンを買え」というメッセージをサブリミナルに表示したところ、その後の休憩中に、コカ・コーラとポップコーンの売り上げが大幅に増えたという実験です。この実験結果に多くの人が驚き、無自覚にコントロールされてしまうことに恐れおののいたのです。

しかし、これには後日談があります。ほかの人がこれをまねて「○○を買え」とサブリミナル表示をしても、商品の売り上げがあがらないので、その信憑性が疑われ出したのです。蓋を開けてみれば、この実験、そもそもやっておらず、広告会社の調査員による作り話だったのです。その影響で、「サブリミナル効果は偽物だ」という噂が広まってしまいました。しかし、コカ・コーラを買わせるまでにいたらなくても、サブリミナル刺激が人の行動や判断を無自覚に変容させるというのは、さまざまな心理実験で確かめられているので、サブリミナル効果それ自体は本当にあるのです。

鍵を握るドーパミン

そこで、筆者らは、自分の顔を無意識に優先してしまう脳の仕組みを明らかにするために、サブリミナルに表示された自分の顔と見知らぬ人の顔の写真に対する脳の活動をMRIで比べることにしました。[*2] ただ、サブリミナルに刺激を表示するのは、実はとても難しいのです。人は注意を向けているときは、かなり短い提示時間でも情報が表示されたことに気づいてしまいます。そこで、気づかれずに刺激を提示するには、一工夫が必要です。例えば、刺激を見せる直前、あるいは直後に、より複雑で、より情報量の多い、まったく別の視覚情報を少し長めに表示するのです。すると、その派手な視覚刺激の方が意識を占有するので、短く表示された刺激は意識にのぼらないようにすることができます。

今回は、さまざまな幾何学図形が重ね描きされた図形を顔写真の直前に0・1秒、直後に0・5秒間表示しました（図3－1上）。そうすると、その間に0・025秒表示された顔の写真に、ほとんど誰も気づかないようにすることができるのです。テレビ放送は1秒間に30枚の画像が提示されています。そのため、1フレームは0・033秒です。なので、今回の実験は、テレビ放送の場合、1フレームだけ違う顔の画像が入り込んでいるという状態だと想像してみるとわかりやすいかもしれません。さて、このやり方を使って、いろいろな角度や表情で撮影した自分の顔と他人の顔を見てもらいました（ただし、参加

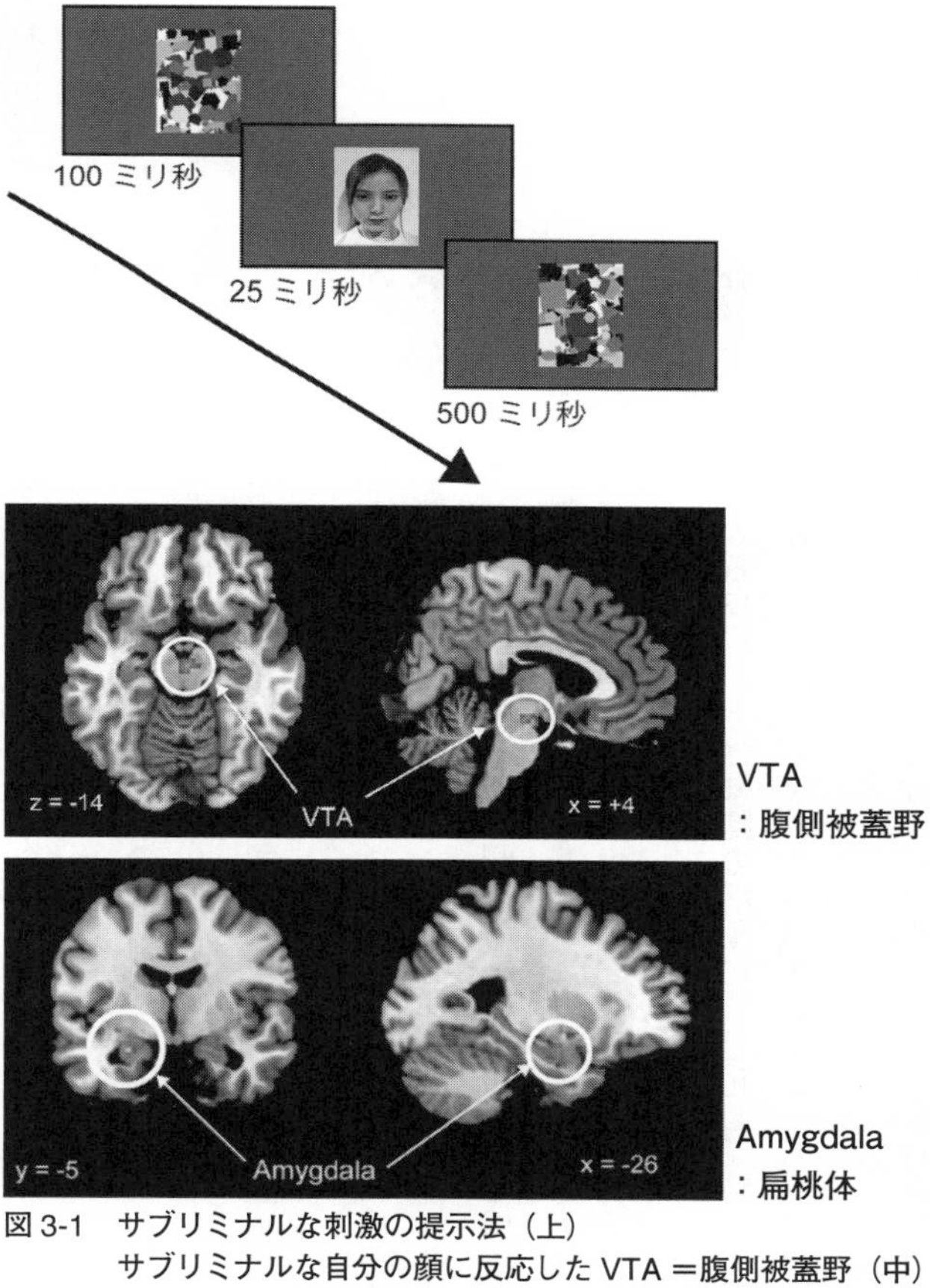

図 3-1　サブリミナルな刺激の提示法（上）
サブリミナルな自分の顔に反応した VTA ＝腹側被蓋野（中）
サブリミナルな他者の顔に反応した扁桃体（下）

上図は Ota, C. & Nakano, T. Self-Face Activates the Dopamine Reward Pathway without Awareness. *Cerebral Cortex* 31, 4420–4426（2021）をもとに筆者作成
中図、下図は同論文より　※図内の囲み線と図外の日本語訳は筆者による

者は自分の顔が表示されたことには気づいていません)。そして、顔に対する脳の反応を自分と他人の顔の場合で比べてみたのです。

その結果、脳の1ヵ所だけ、他人の顔よりも自分の顔に対して強い活動を示した領域が見つかりました(図3-1中)。それは、脳幹の一番上部にある腹側被蓋野《ふくそくひがいや》(VTA)と呼ばれている領域でした。名前が難しいうえに小さい領域ですが、とても重要なので英語の略称であるVTAとして覚えておいてください。

ドーパミンという脳の重要な伝達物質を耳にしたことがあるでしょうか。実は報酬をもらえたとき、あるいはもらえそうなときに、このVTAからドーパミンが分泌されます。報酬とは、お金や名誉、地位、美味しい食事など、個々の価値観によって異なりますが、いずれにせよ、自分にとって価値のある手に入れたいものです。それを手に入れるために頑張る、そのモチベーション(やる気)を引き起こしているのが、このドーパミンなのです。

ドーパミンが分泌されると、大脳皮質の神経細胞の活動が活発化し、特定の情報に対して注意力が高まり、優先的に情報が処理され、学習や記憶が強化されるのです(このことは後ほど詳しく解説します)。

つまり、今回の実験結果とドーパミンの持つ性質を踏まえると、脳は潜在意識のレベルで自分の顔と他者の顔を識別し、さらに、自分の顔が表示されたときにだけ、VTAの領域に興奮性の情報が伝達されます。VTAからドーパミンが放出されると、最終的に、「その情報にもっと注意を払って」「その情報をもっと収集して」というメッセージが、他の脳の領域に伝わります。その結果として、自分の顔の情報は、いつも他の顔の情報よりも優先して処理される、つまりVIP扱いされるのです。このように、ドーパミンのはたらきによって、私たちは無意識レベルでも常に自己に関連した情報を積極的に収集していると考えられます。

一方、自分の顔ではなく、見知らぬ他者の顔がサブリミナルに提示されたときに活動を増やす脳の場所があることもわかりました。それは、恐怖や不安などのネガティブな感情と強く関係する扁桃体です（図3－1下）。私たちは、見慣れぬ顔に対しては、無意識に警戒するモードになっているようです。このように、私たちの脳は自分と他者の顔に対し、まったく異なるモードが自動的に立ち上がるようにできているのです。

2　顔写真の加工にのめり込む現代人

自分の顔には「強めの美加工」

私たちは、ついつい自分の顔に目をやってしまうだけではありません。むしろ、かなり積極的に、鏡や写真にうつる自分の顔を見ています。平安時代の貴族は、鏡を手に、男性も女性も、朝から自分の顔を見て、化粧や衣装に凝りだしました。貴族といえば、おしろいに豪華な衣装のイメージを抱きますが、鏡の存在がそれに加担したのかもしれません。

そして、写真のデジタル化やインターネットの普及は、その行動にさらに拍車をかけています。インターネット上では、えらく大きな目と細い顎の若者の写真があふれていま す。スマホばかり見て、やわらかい物ばかり食べる生活に適応した結果、このような顔に進化したわけではないのです。SNS上で、綺麗、可愛い、あるいは格好良いと思われたいために、自分の顔写真をアプリなどで加工しているのでしょう。もちろん筆者はそれが一概に悪いことだとは思いません。流行に合わせて見た目を変えることは、手法は変わっても古代から常に行われていたことですし、それは人間の文化の一つであり、自己表現する楽しみでもあります。ただ、極端に加工を加えた顔は、時に逆効果となってしまいます。見ている側に、違和感ばかりを生じさせてしまうのです。どうも、自分が良いと思う加工の度合いと、他者から見て良いと思う加工の度合いの間には、ギャップがあるのではないでしょうか。

そんな疑問を検証するべく、筆者らは、自分の顔と、他人の顔では、どのくらい加工を加えたときが最も魅力的に見えるのか、両者を比較する実験を行いました。[*3] まず30人の女子大学生に協力してもらい、彼女たちの顔を撮影しました。その顔に人気の顔レタッチアプリを使って、目を大きく、下あごを細くする加工を8段階で行った写真のセットをつくりました（図3－2上）。そして、自分の顔の写真のセットと他の人の顔の写真のセットをランダムな順番で見てもらい、それぞれの写真がどのくらい魅力的に見えるかを評価してもらったのです。

まず、すべての写真（自分＋他者）を使って、加工度合いに応じて顔の魅力の評価がどう変わるかを調べてみました。その結果、少しだけ目を大きくした顔（図3－2のレベル3と4）は、元の顔よりも魅力度の評価があがりました。しかし、加工の度合いが進むにつれて、評価は徐々に低下し、加工レベルが7や8になると、魅力度は急激に低下して元の顔を大幅に下回ってしまいました。やはり、加工のやりすぎは逆効果になってしまうのです（図3－2下）。

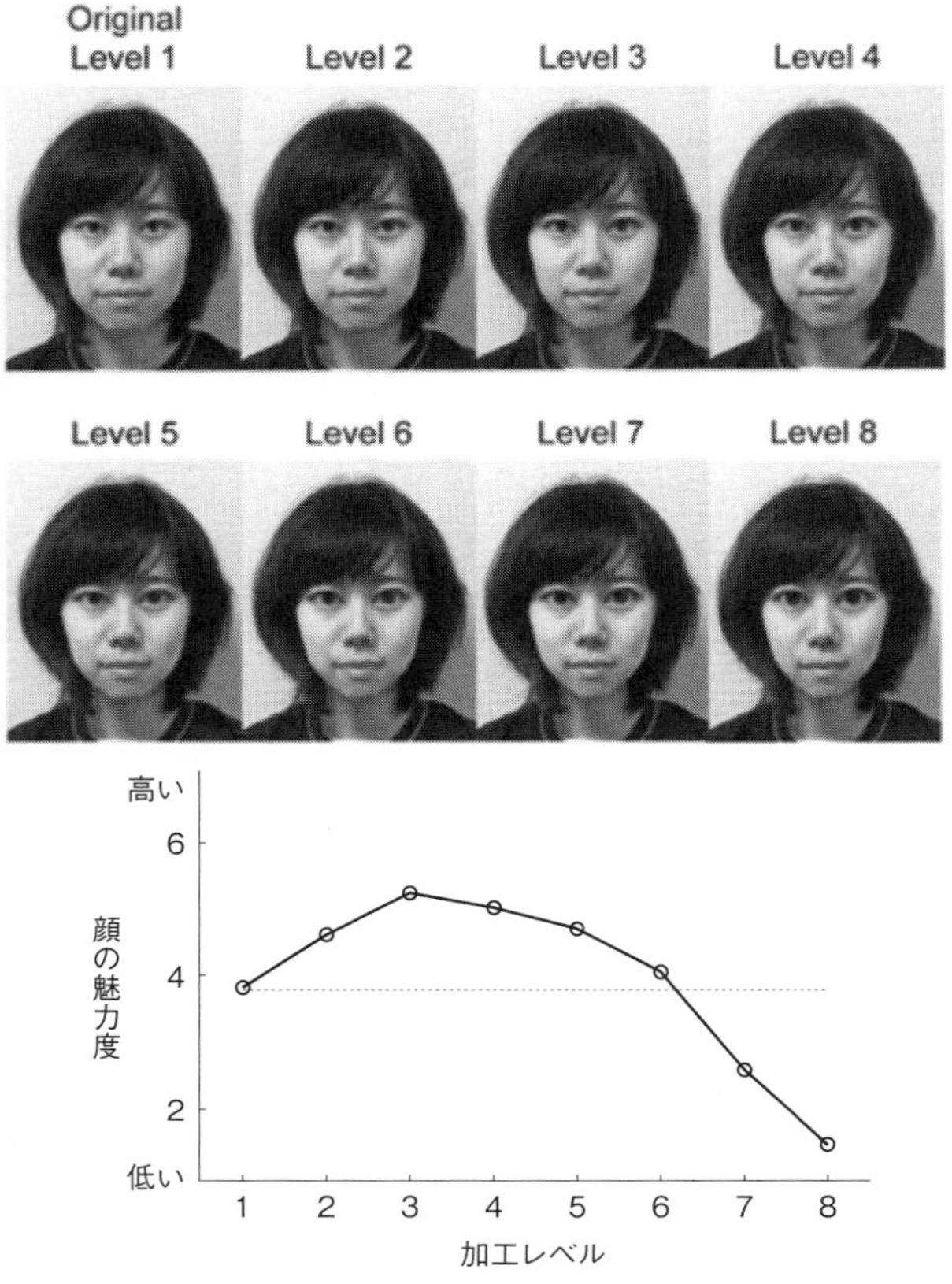

図 3-2　さまざまな度合いで美加工を加えた顔写真（上）と、その魅力度の変化（下）

上図は Nakano, T. & Uesugi, Y. Risk Factors Leading to Preference for Extreme Facial Retouching. *Cyberpsychology, Behavior, and Social Networking* 23, 52–59(2020) より

下図は同論文をもとに作成

次に、自分の顔に対して最も魅力的と思う加工レベルと、他者の顔に対して最も魅力的と思う加工レベルを比較してみました。すると、自分の顔に加える加工レベルは4・3ぐらいが最も魅力的と回答したのに対して、他者の顔への加工レベルは3・5ぐらいが最も魅力的と回答していました（図3－3）。つまり、自分の顔には加工を強めにした方が魅力的と感じるのに、他者の顔には、そこまで強い加工を加えない方が魅力的と感じているのです。どうやら、自分の顔に対してだけ、顔のレタッチ行動を強化してしまうような作用がはたらいているようです。

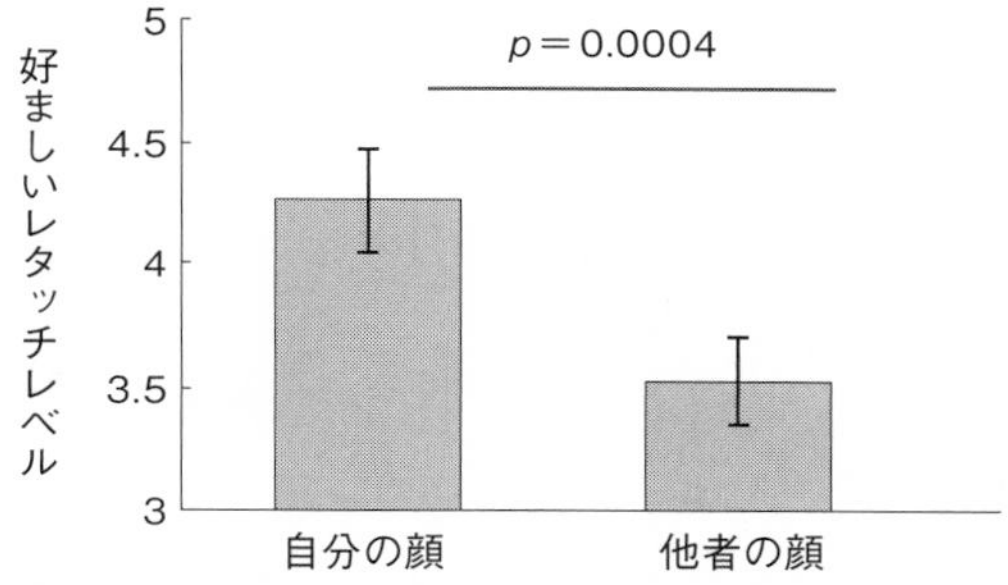

図3-3　自己顔と他者顔の好ましいレタッチレベル
Nakano, T. & Uesugi, Y. Risk Factors Leading to Preference for Extreme Facial Retouching. *Cyberpsychology, Behavior, and Social Networking* 23, 52–59(2020) をもとに作成

美加工写真とドーパミン報酬系

自分の顔に対するレタッチ行動の強化には、脳のどのような作用がはたらいているのでしょうか。それを明らかにするために、次は、加工した顔の写真を3秒間提示し、それを見ているときの

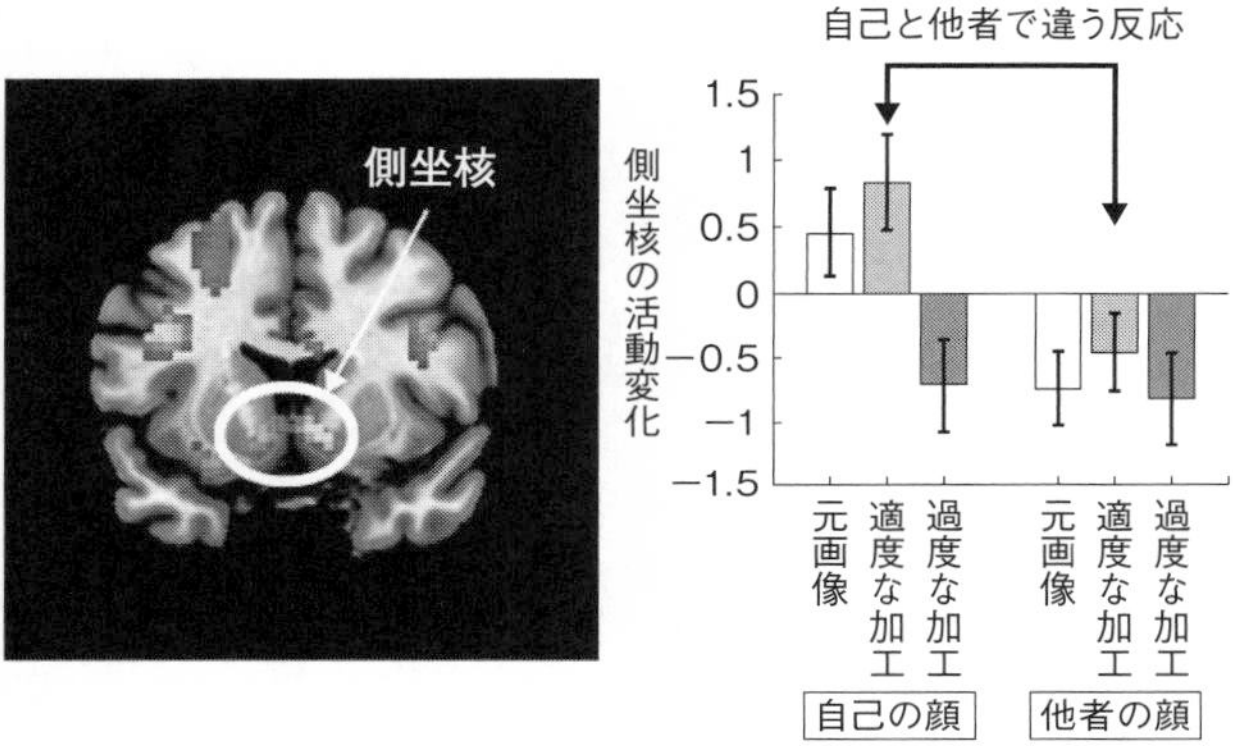

**図 3-4　自分の顔が魅力的に加工されると反応する側坐核（左）
他者の顔や自分の魅力的ではない顔に対しては反応しない（右）**

右図は Ota, C. & Nakano, T. Neural correlates of beauty retouching to enhance attractiveness of self-depictions in women. *Social Neuroscience* 16, 121-133 (2021) をもとに作成

脳の活動をＭＲＩで調べてみました[*4]。先の実験と同様に、顔にマイルドな加工を施すと（図３－２のレベル４）、自分の顔も他人の顔も元の顔より魅力的に見える、と若い女性の参加者たちは回答しました。そこで、その顔を見ているときの脳の活動を調べると、自分の顔に加工を加えたときは、側《そく》坐《ざ》核《かく》という場所が強く活動することがわかりました（図３－４）。一方、美加工を施した他人の顔を見ても、この側坐核の活動は増えていませんでした。また、過度に加工を加えた顔に対しては、自分でも他人でも、側坐核の活動は増えていませんでした。いったい、こ

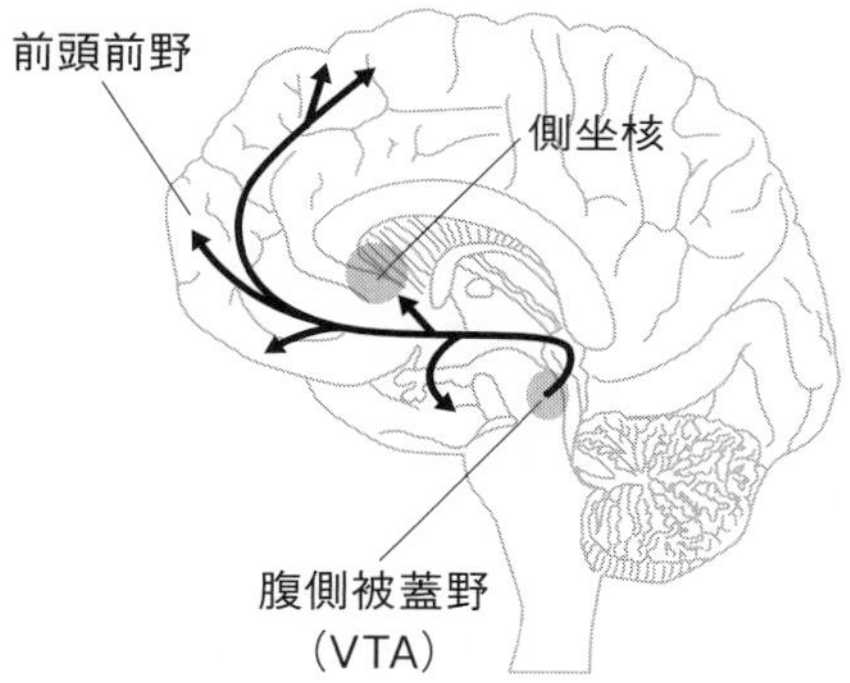

図 3-5　脳のドーパミン報酬系

の側坐核とは、何をしている場所なのでしょうか？

側坐核というのは、人間をやる気や夢中の状態にさせる重要な場所です。先ほど出てきたVTAとはドーパミンを介して接続しており、VTA—側坐核を通る神経経路は、ドーパミン報酬系と呼ばれています（図3-5）。このドーパミン報酬系は他者の顔が美しくなっても活動しないけれども、自分の顔がより美しく変化したときに反応しているのです。どうやらこの報酬系が、もっと美しくなりたいとばかりに、化粧や顔写真の加工に取り憑かれる行動に関わっているようです。その仕組みをもっと詳しく見てみましょう。

3　依存を生み出す脳の仕組み

ジキルとハイド

ドーパミン報酬系は、目標に向けて仕事や勉強を頑張るモチベーションをつくり出したり、長期的な損得に基づいて、自分にとって最適な行動を選べるようにしたりするところです。生体にとってより良い選択をして、自己の生存確率を高めることを可能にしてくれる大切なシステムとも言えます。化粧や美加工に夢中になるのも、周りに良い印象を与えたり、自分に自信をつけたりするための前向きな行動選択です。

一方で、このシステムは、覚せい剤やコカイン、アルコールやニコチンといったものへの依存とも深い関わりがあります。さらにギャンブルやゲームなど、特定の行動に溺れてしまうのもこのシステムが関係しています。どれも社会で大きな問題となっていることばかりです。まさに、はたらき方次第でジキルにもハイドにもなるのです。では、この報酬系がどのようにはたらくと、ハイドになって人を特定の何かに取り憑かせてしまうのでしょうか。この報酬系の仕組みについて知るために、まず、その発見に至る歴史からたどってみましょう。

レバーを押し続けるラット

ことの発端は1953年、カナダのマギル大学のオールズとミルナーが、ラットの脳の奥深いところに電極を刺し、そこをわずかに電気刺激したことから始まります。[*5] するとラットは、電気刺激をされたときに自分がいた場所に好んで戻りたがったのです。彼らは、この電気刺激が報酬の役割を果たしているのではないか、と考えました。そこで今度は、レバーを押すと脳に刺した電極に弱い電気が流れる仕掛けの箱をつくり、そこにラットを入れました。するとラットは、餌も食べず、寝ることもせず、ひたすらレバーを押し続けて自分の脳に電気刺激を加えたのです。その回数はときに1時間あたり7000回にも及ぶほどだったそうです。電気刺激をしていた主な場所は、VTAや側坐核、そして、その2つをつないでいる内側前脳束《ないそくぜんのうそく》という場所でした。これが、世界で最初に脳の「報酬系」を発見した実験となったのです。

この脳内自己刺激の実験は、1960年代に人間に対しても行われていました。アメリカの精神科医ヒースは、重度のうつ病などの精神疾患を抱えた患者の側坐核の周辺（中隔）に注意深く電極を埋め、電気刺激を制御するボックス装置をその患者に渡しました。[*6] すると、それまで無気力で横になるばかりだった患者の多くが起き上がり、取り憑かれたようにボタンを押して、自分の脳を刺激するようになったのです。

報酬系の仕組み

なぜラットや人は、ＶＴＡや側坐核を電気刺激したがったのでしょうか。

ＶＴＡの神経細胞の軸索末端は、側坐核に接続しています。そしてＶＴＡの神経細胞が電気刺激により活動すると、側坐核との接合部でドーパミンを放出します。このドーパミンが受容体と呼ばれる側坐核の入り口に結合すると、側坐核の神経細胞が活動します。そして、側坐核は報酬や快感を予測・評価し、それに基づいて動機付けや意欲を高めるはたらきをします。また、前頭葉にも作用することで特定の情報に対する注意や認知の制御もします。つまり、この側坐核の活動を高めるために、ラットも人間も、ＶＴＡを電気刺激してドーパミンの分泌を増やしたり、側坐核を直接刺激したりする行動をしたと考えられるのです。前に紹介した自己顔に対する自動的な優先バイアスも、ＶＴＡからの信号が側坐核と前頭葉の活動を調整し、自己顔に対する注意や情報処理を高めることで生じていると考えられます。

そして先に触れたように、覚せい剤やコカインへの依存も、ドーパミンと深い関係があります。ＶＴＡと側坐核の接合部にドーパミンがたくさんあると、側坐核の活動は高まり

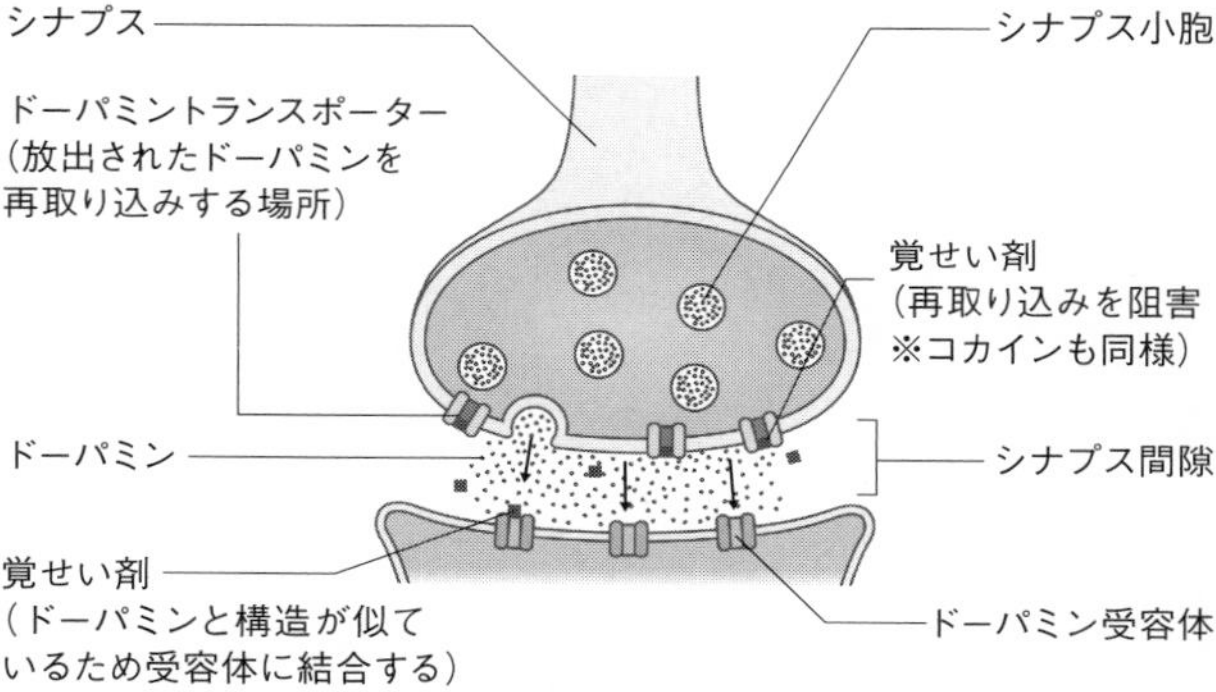

図3-6　コカインや覚せい剤のシナプスにおける作用機序
日本成人病予防協会発行『ほすぴ』内の図「覚せい剤の作用」をもとに作成
(※は筆者が加筆)

ます。天然のコカの葉からつくられるコカインには、この接合部に放出されたドーパミンが、元の細胞に回収されるのを邪魔する作用があります(図3－6)。ドーパミンは再取り込みポンプであるトランスポーターを介して、接合部から元の細胞に戻っていきます。けれども、そのトランスポーターの入り口にコカインが結合して、ドーパミンが元に戻らないようにしてしまうのです(再取り込み阻害)。そのため、接合部にいつまでもドーパミンがとどまり、そのドーパミンが側坐核のドーパミン受容体に作用して、側坐核の活動が高い状態が続くのです。

化学的に合成してつくられる覚せい剤の場合は、コカインと同じドーパミンの再取り込みを邪魔する作用に加え、ドーパミンの代わりに側坐核のドーパミン受容体と結合したり、VTA

からドーパミンをたくさん放出させたりする作用もあります。この複数の作用により、接合部のドーパミンの濃度はコカイン以上に高くなります。煙草のニコチンやアルコールも、コカインや覚せい剤のように直接的ではないですが、ＶＴＡの神経活動を活発にさせることで、ドーパミンの放出を増やす作用を持っています。

ドーパミンの役割

脳内の電気刺激の実験や、覚せい剤などの作用が明らかになるにつれて、ドーパミンは快楽を生み出す物質であり、ドーパミンが増えると気分がとてもよくなる、と考えられるようになりました。しかし、それは実は大きな間違いであることがあとから判明します。ドーパミンを投与したからといって、快楽が生じることはないのです。ドーパミンの役割は、快楽という報酬がもらえそうだ、ということを感知して、「それが欲しい！」という欲求を生み出し、そのメッセージを脳の他のところに伝えることにあるのです。

このドーパミンの役割を明らかにしたのは、スイスのシュルツという科学者です。彼はサルにランプが光ったら餌が出る、というシンプルな学習課題をやらせて、その際、ＶＴＡのドーパミンを放出する細胞の活動を計測しました。[*7] 光と餌の関係をまだ学習していないときは、この細胞は餌に反応して活動しました。ところが、光と餌の関係を学習すると、光に反応して活動するようになり、餌に対しては、まったく反応しなくなることを発見しました。もしドーパミンが餌という快楽に関係しているのであれば、餌が出るたびに活動するはずです。つまり、ドーパミンは、報酬に伴う快楽ではなく、報酬の期待に伴って活動していることがわかったのです。アルコール依存症の患者は、「飲んでもちっとも美味しくないのに、飲まずにはいられない」と訴えます。お酒を飲んでも、快楽に関わる領域は反応しないのに、ドーパミンの報酬系が、お酒を欲しがらせるのです。

さらに、ドーパミンは、予測よりも報酬が多かったときは活動が増加し、逆に少なかったときは、活動が抑制されてしまうことが判明しました。このことから、VTAのドーパミンは、期待していた報酬と実際に得られた報酬の間の違い＝「報酬の予測誤差」を伝えていることがわかったのです。つまり、予測の範囲の報酬しか期待できないときは、ドーパミンは放出されません。そのため、前と同じ刺激だと報酬が予測できてしまうので、もっと多くの報酬を得られそうな強い刺激を求めるようになるのです。もっと強いアルコール度数のお酒を求めたり、たばこの量が増えたりしてしまうのはそのためなのです。

しかし、世の中には報酬となるものはたくさんあるのに、なぜ、一つのことにばかりのめり込んでしまうのでしょうか。この特定の物や行動への依存を生み出しているのは、ドーパミンを取り込んでいる側坐核の方です。そのはたらきは前にも少し触れましたが、さらに詳しく見てみましょう。

側坐核には、前頭葉や海馬、扁桃体など、脳のさまざまな領域から「いまどんな状況で、どんな行動をしているか」に関して、常に情報が入ってきています。ある行動を起こした結果、予想外に嬉しいことがあると、VTAからのドーパミン入力が増えます。すると、ちょうどそのときに関わっていた行動を優先的に処理できるように、前頭葉と側坐核の間の接続が強化されるのです。逆に、期待外れなことがあると、それに関連する行動の情報はあまり受け取らないように接続が変化します。それを繰り返していくうちに、ドーパミンが出るような行動の回路ばかりが強化されてしまうのです。さらに、想定内の報酬しか見込まれないと、ドーパミンはだんだん分泌されなくなります。すると、あらゆることに対して、興味や関心が薄れ、モチベーションがあがらなくなってしまいます。そして、より大きな報酬を求めて、依存している物質を乱用したり、のめり込んでいる行動にますます取り憑かれたりする行動パターンに陥ってしまうのです。

化粧や美加工に夢中になるのはなぜ？

化粧や美加工に夢中になるのも（時にハマりすぎてしまうのも）、このVTAと側坐核によるドーパミン報酬系のはたらきから理解しようとすると、次のように解釈できます。

最初は、自分の顔からさまざまな情報を得ること自体が報酬なので、鏡や写真で自分の顔を見るとＶＴＡが活動し、ドーパミンが放出されます。その顔に毎日変化がないとだんだん飽きてきて、ＶＴＡはあまり活動しなくなっていきます。あるいは、冴えない顔の姿を見るとＶＴＡの活動は逆に抑制されてしまうかもしれません。

ある日、髪型を変えたり化粧をしたりして、自分の顔がいつもより魅力的に見えると、ＶＴＡが活動してドーパミンが多めに放出されます。そこで今度は、雑誌に載っていた新しい化粧品を買って、普段とは違うメイクをしたところ、予測を超えた報酬に対し、ＶＴＡの活動はさらに高まります。そして、側坐核は、化粧品を買ったり、メイクをしたりする行動を強化する方向へとはたらきかける、という風に考えることができるのです。

もちろん、化粧や写真の美加工による「美しくなりたい」という行為は悪いことではありません。当然ながら、覚せい剤のような強力なドーパミンの放出が起きるわけでもありません。また、化粧をすることで、前向きな気持ちになるなど良い効果もあるでしょう。一方、「ジキルとハイド」と述べたように、報酬系は時に過度な行動や依存を引き起こすため、過剰な化粧へのこだわりや美容整形の依存につながる可能性もあるのです。

本屋に行けば、雑誌コーナーは、数多くの女性向けの美容系ファッション誌で埋め尽くされています。また、ドラッグストアに行けば、コスメコーナーが入り口の一番よい場所を占有しています。美に関連する経済活動は、一大産業です。このように、社会経済はドーパミン報酬系の作用でまわっていると言っても過言ではないかもしれません。

4　不気味の谷

ドーパミンの作用により、化粧やレタッチ行動が強化されるのであれば、より過激な化粧や美容整形を施した顔で世の中があふれてしまうはずです。でも、さすがにそこまで違和感を覚える顔を目にすることは、ほとんどありません。それはなぜなのでしょうか。

「不気味の谷」という言葉を聞いたことがあるでしょうか。この言葉は、ロボット工学者の森政弘が提唱したものです。ロボットの見た目が人間に似れば似るほど、そのわずかな違いが、かえって不気味な印象を与えてしまう、というものです（図3-7）。ロボットだけでなく、ゾンビや人形がおそろしく見えたりするのも、そのせいだと言います。「人間の顔は、こういうものだ」という概念がつくられると、その概念から少しだけ外れるあやふやなものは、いったい何なのかがわからず、不安や拒絶の感情につながるのだと考えられます。

顔の美加工は、目を大きく見せたり、唇をふくよかにしたり、顎を細くしたりするな

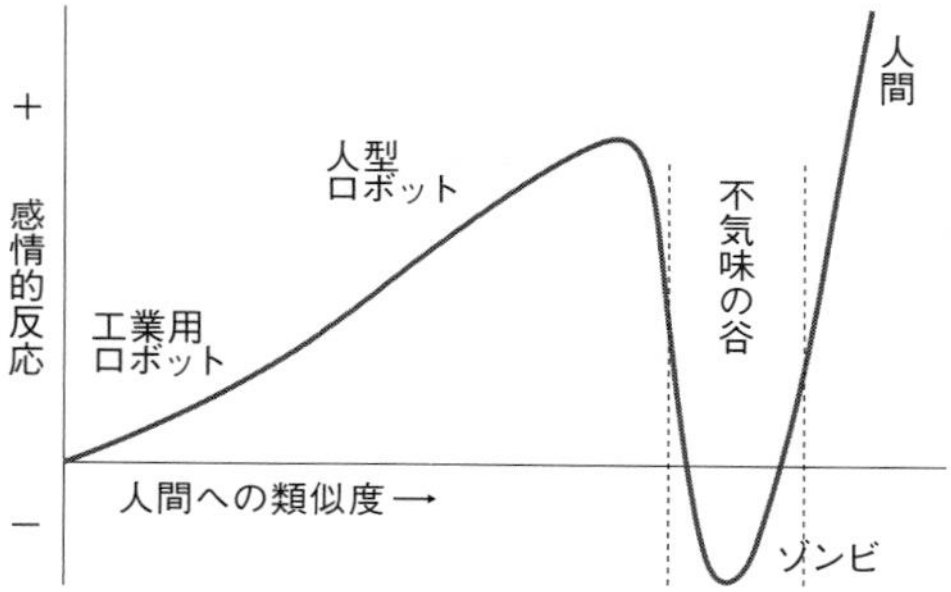

図 3-7　森が提唱した不気味の谷の曲線

ど、形を自由自在にどこまでも変えることができます。でも、図3-2のレベル8の顔を見てください。顔の大きさに対して、こんなに瞳の大きな人間は、本当に地球上に存在するでしょうか。美加工も度がすぎると、人間の顔の概念から外れてしまうため、不気味の谷に真っ逆さまに落ちてしまうのでしょう。実際に、若い女性たちの評価も、加工度合いがレベル7を超えると、魅力度が急激に低下し、何も修整をしていない顔の方が魅力的、と答えています。まさに、美加工が逆効果になってしまうのです。

そこで、この極端に美加工された不気味な顔の写真を見ているときの脳活動も調べてみました。すると、不安や恐怖の中枢である扁桃体が自分の顔でも、他者の顔でも、強く反応していました（図3-8）。サブリミナル提示された他者の顔に対して反応を増やした領域ですが、意識にのぼる提示の仕方では、他者の顔だ

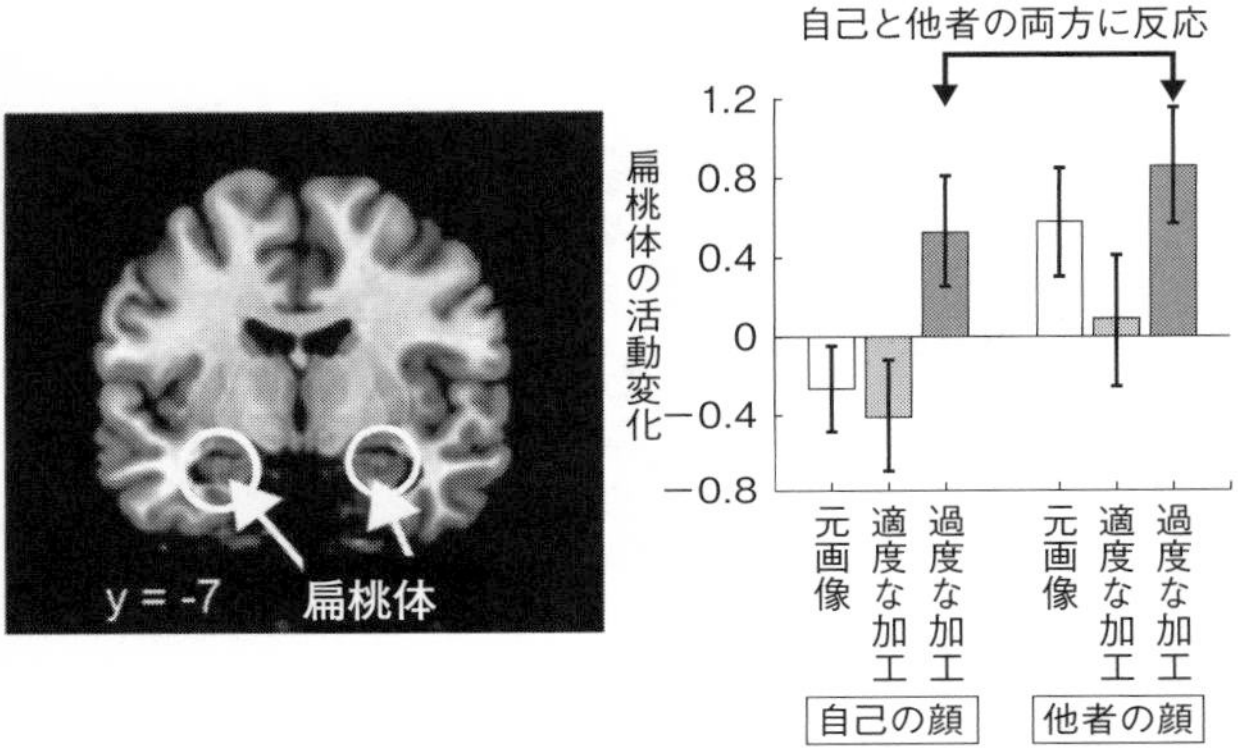

図3-8　顔の魅力度の低下に応じて活動が上昇した両側の扁桃体（左）
自分でも他者でも、扁桃体は不気味な顔に対して強く活動する（右）

右図は Ota, C. & Nakano, T. Neural correlates of beauty retouching to enhance attractiveness of self-depictions in women. *Social Neuroscience* 16, 121-133 (2021) をもとに作成

けでなく、自分の不気味な顔に対しても反応するのです。つまり、扁桃体の活動こそ、人間らしさから少しだけ外れたものに対して、不安や恐怖を感じる反応を生み出しているのです。一方、前にも少し触れましたが、ドーパミン報酬系は、不気味な自分の顔には、まったく反応していませんでした。扁桃体は、側坐核に直接の接続をしており、その大部分は抑制性の接続です。つまり、扁桃体が活動することで、側坐核の活動にブレーキをかけているのだと考えられます。

美加工の作用によって顔の魅力

が増すと、その行為をもっとするようにドーパミンの報酬系がアクセルを踏みます。そのせいで、美加工に夢中になってどんどん目を大きく、顔を小さくしてしまいます。それでも、あるレベルまで達すると、扁桃体がアラームを出し、アクセルを止めようとするのです。その両者のバランスで、化粧や顔の美加工、美容整形に夢中になっても、いい塩梅で留めることができるのでしょう。

もちろん、中には美容整形や美加工にのめり込んで、周りから見るとやりすぎに見えてしまう人もいるでしょう。そこで、筆者の研究グループは、若い女性を対象に、好む美加工の強さと相関する個人の特性をいくつか調べてみました。

まず、自分に自信がないと答えた人ほど、強い美加工を好む傾向が見られました。今の自分に自信がないと、大きく変わりたいという欲求が強くなるからかもしれません。また、コミュニケーションの質的困難を抱える自閉スペクトラム症の傾向が強い人ほど、強い美加工を好む傾向がありました。自閉スペクトラム症の傾向は、いくつかのサブ項目に分けられるのですが、特に、細部に注意が向いてしまう傾向が、強い美加工を好む傾向と関係していることがわかりました。もちろん、化粧や美容整形への過度なこだわりには複数の要因があり、この結果だけですべてを語ることはできません。ただ、第1章で紹介したように、顔は全体の構成によって印象が大きく変化しますが、全体のバランスよりもパーツの変化の方により注意が向いてしまうのかもしれません。

5　さまざまな価値を表象する脳

脳はどこで価値を表現する？

ここまで、自分の顔が表示されるとドーパミン報酬系の部位がはたらくことや、この報酬系の活動から読み解く化粧や美加工などの行動について紹介してきました。ドーパミンはあくまで報酬の期待を伝えるシグナルで、それ自体は価値や快楽を生み出すものではありません。脳は、自分の顔には特別な価値や喜びがあるとすでに知っていて、その価値を得られることを期待してドーパミンが放出されているのです。となると、自分の顔の価値は脳のどこで表現されているのでしょうか。

人にとって価値のあるものは、自分の顔だけでなく、実に多岐にわたります。シャネルNo.5の甘い香り、やわらかいステーキ、パティシエのつくるケーキ、セクシーな写真、1万円札、ダイヤの宝石、ロレックスの時計……いただけるものなら、いただきたいものばかりですね。さらに、もっと抽象的なものも価値を生み出します。他者からの誉め言葉や自分の評判、社会的な地位や名誉、顔の美しさなどです。

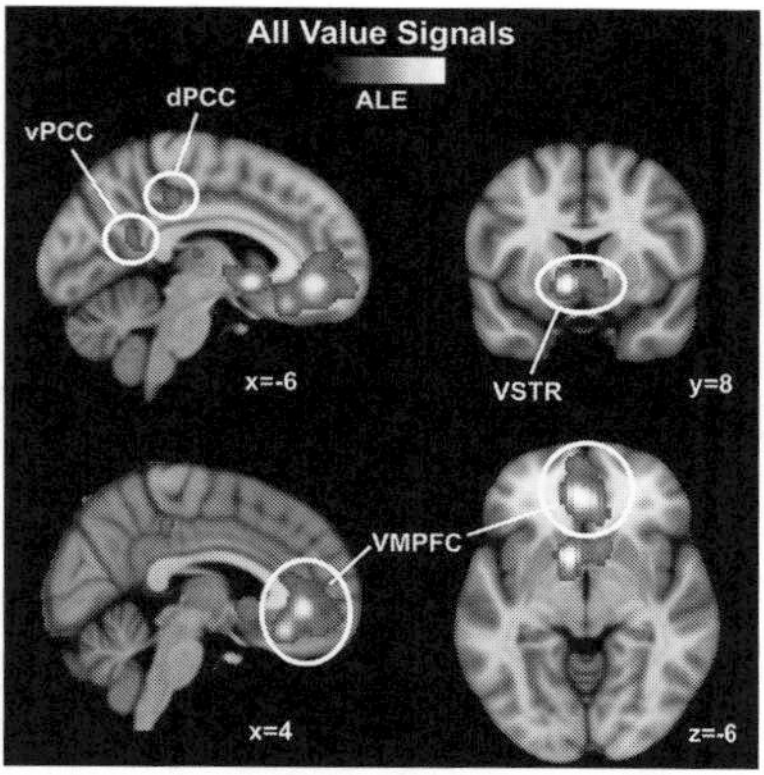

VSTR：側坐核
VMPFC：前頭葉腹内側部
dPCC, vPCC：後部帯状皮質

図3-9　メタ解析により明らかになった、さまざまな価値の表現に関わっている脳の領域

前頭葉腹内側部の広い領域と両側の側坐核、そして後部帯状皮質の一部が価値の脳内表象に関与している。

Clithero, J. A. & Rangel, A. Informatic parcellation of the network involved in the computation of subjective value. *Social Cognitive and Affective Neuroscience* 9, 1289-1302(2014) より　※図内の囲み線と図外の日本語訳は筆者による

このさまざまな価値を表現している脳の場所を明らかにするために、いろいろな研究が行われてきました。研究によって報告される場所が異なることがあるので、それらの研究を全部合わせて、総じてどこの領域が関わっているかを調べる研究方法をメタ解析と言います。そのメタ解析をすると、前頭葉腹内側部《ふくないそくぶ》（両目の間の上に相当する場所）と側坐核の2ヵ所が、主に脳の中で価値というものを表現している場所であることがわかってきました[*8、9]（図3－9）。

この表現というのは、神経活動の応答パターンが特定の情報を示す

ということです。そして、側坐核では、同じ場所でさまざまな物の価値があるかが表現されています。一方、前頭葉腹内側部は広い領域なので、前の方でお金や名誉など抽象的な価値が表現されており、後ろの方では、食べ物やセックスといった快楽が表現されているようです。そして、自分の顔の写真に対しても、側坐核と前頭葉腹内側部は強い反応を示しています。前頭葉腹内側部では、前の方の領域が反応していることから、自分の顔は、食べ物やセックスなどの生理的な快楽というよりは、お金や名誉などの抽象的な価値に近い形で捉えられているようです。

鉄の棒が頭を貫通――フィニアス・ゲージのケース

では、価値の表現という重要な役割を担う部位を損傷すると、どうなるのでしょうか。有名な症例は、フィニアス・ゲージというアメリカの男性のケースです。

1848年、ゲージは、鉄道のレールを敷設する現場で働いていました。彼はとても仕事熱心で、仲間からの信頼も厚く、現場で技師長を務めるほど優秀で尊敬される人物だったそうです。

ある日、彼は硬い岩盤を砕くために穴を掘り、火薬を入れて、細長い鉄の棒を突き入れました。とその瞬間、誤爆が起こり、差し込んだ鉄の棒が吹き飛んでゲージの頭を突き抜けたのです。鉄の棒は彼の左頬の横から入り、左目の後ろを通り抜け、頭の上へと貫通しました[*10]（図3－10）。骨にできた穴の位置から、左の前頭葉腹内側部と眼窩《がんか》前頭《ぜんとう》皮質《ひしつ》が損傷を受けていたことがわかっています。

その後、ゲージはどうなったのでしょうか。おそらく、周りの誰もが彼の死を予期したでしょうが、彼は奇跡的に一命をとりとめました。そして、事故から1ヵ月後にはベッドから起き上がり、外を歩き回れるぐらいにまで回復したのです。知能も記憶力も事故前と変わりませんでした。しかし、事故前と変わったこともありました。性格が著しく変化してしまったのです。彼は気まぐれで、不真面目で、わがままにふるまうようになってしまい、周りは「彼は、もはやゲージではない」と嘆きあったそうです。このゲージの症例から、前頭葉腹内側部と眼窩前頭皮質が、反社会的な行動の抑制や、適切な行動選択に関わっていることが世界で初めて明らかになりま

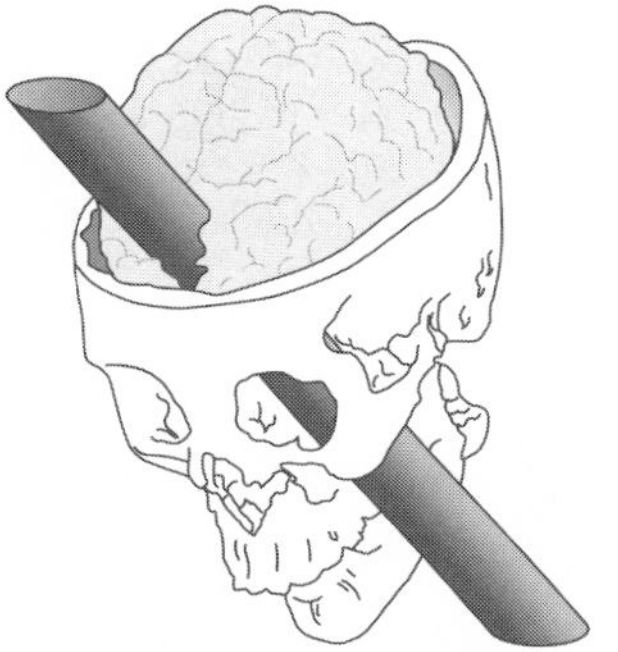

図3-10　フィニアス・ゲージの頭を貫通した鉄の棒の位置

Damasio, H. *et al*. The Return of Phineas Gage: Clues About the Brain from the Skull of a Famous Patient. *Science* 264(5162): 1102–1105(1994) をもとに作成

した。ゲージのような外的損傷だけでなく、前頭側頭型認知症でも、同じような抑制の利かない反社会的な行動をとることが知られています。また、反社会性パーソナリティ障害も、この前頭葉のはたらきに異常があることがわかっています。なぜ、さまざまな価値を表象する領域が損傷を受けると、社会行動に影響が出るのでしょうか。

最近の研究によると、前頭葉腹内側部と眼窩前頭皮質は、外界の刺激の主観的な価値を評価するだけでなく、特定の行動や選択に伴って価値がどう変化するかも予測していると考えられています。そして、共通の価値基準のもとで、複数の行動選択の間での価値を比較し、自分にとって、どちらの選択が有利であるかを決定することに関わっているのです。[*11]

少しわかりやすく説明しましょう。例えば、空腹のときに皆の食べ物を一人で独占して食べてしまうか、我慢することで他人からの信頼を得るか、悩んだ挙句に、ぐっと我慢することを選んだとします。その行動選択を支えているのは、前頭葉腹内側部と眼窩前頭皮質での両者の価値の見積もりと比較対照の計算結果なのです。そしてこの2つの部位の機能が低下すると、自分の行動により、どれだけの価値を喪失してしまうかの推定が難しく、問題行動を起こしたり、気まぐれで無計画になったりしてしまうのでしょう。

6　自分の顔を知るメリットは何か

脳の特定の部分を通して、私たちは自分の顔の情報を価値あるものと判断していることが明らかとなりました。ですが、そもそも自分の顔の情報がもたらす価値とはいったい何なのでしょうか。価値というのはとても広義の概念で、多くの文脈や観点で解釈できるものですが、ここでは筆者なりの考えを紹介します。

私たちは生まれながらにして、自分の顔を知っているわけではありません。それに、科学技術の発達により、鏡や写真を通じて知るようにはなりましたが、それがなければ、自分の顔は他者の反応や言葉から推測するしかないものでした。とすると、自分の顔の価値は、遺伝子レベルでコードされたものではないと考えられます。また、生存に不可欠なものではないので、食べ物や飲み物のような生理的欲求を満たす快楽ではありません。となると、お金や名誉などのように、他者や社会との関わりを通じて、自分の顔を見ることにメリットを見出し、そこに高い価値を付与するようになったと考えられます。では、そのメリットとはどんなものでしょうか。

他者との関わりにおいては、自分の顔が相手にどう見えているかを知ることは、大きなメリットがありそうです。なぜなら自分が相手に与えている印象を自分の目で直接確かめられると、自分のことを他者がどう思っているか、心の内をより正確に推測できるからです。その結果、その人に対して、より適切にふるまうことが可能になります。

また、社会との関わりで見た場合、周囲に良い印象を与えることは、自分の人気や好感度が上昇し、社会的な評判や地位、お金などにつながる可能性が高くなります。となれば、好印象を与える要素の一つとして自分の外見が良く見えること自体が高い価値を持つようになります。ある意味、他者を介してしか知りえなかった自分の顔が、鏡や写真により、自分の所有物へと変化したのです。そのため、自分の顔を見て、例えば、どんな化粧、どんな髪型、どんな洋服が自分をより魅力的に見せるかを知ることは、自分の所有物としての顔の価値を高めるうえで重要になってくるのでしょう。

つまり、自分の顔を見ることとは、自分の心身の状態だけでなく、自分の社会的な状態を知ることができるという大きなメリットがあるのだと考えられます。そして、自分の心身や社会的な状態に関する情報があると、その時々の状態に合わせて、より適切な行動選択へと導いてくれます。私たちは、社会でより上手く生きていけるように、自分の顔を積極的に見るようになったのかもしれません。

それと同時に、他者と比較して自分の顔を評価し、理想と現実の自己像の乖離《かいり》に悩むようにもなってしまいました。自分自身に対する意識（＝自己意識）の中に、具象化した自分の顔のイメージが入り込んできたのです。それにより、化粧をしたり、顔を加工したり、着飾るといった行為は、単に他者によく思われるためにするのではなく、自己を理想的な方向へ変えるためのものと化してしまったのです。

これは、関西大学の谷本奈穂が実施した美容整形を受ける理由について尋ねたアンケート調査によっても裏付けられます。[*12] 美容整形をする理由は、コンプレックスを解消するためや、他者から好かれたいからといった理由よりも、自己満足のためにしているという理由が圧倒的に主流だというのです。そして、その自己満足の基準となるのが、実際の他者の評価ではなく、自分の中で想像した他者評価であり、また自分が盲信している自己イメージなのでしょう。鏡や写真は、ドーパミン報酬系をはたらかせることで、人間の奥底に潜んでいたナルシシズムを開花させてしまったのでしょうか。

このように、自分の顔を自分の目で見ることにより、私たちの自己意識の在り方やそれに伴う行動に大きな変化が起きました。これまでも要所で「顔」と「自己意識」という言葉は登場してきましたが、両者はそれほど切っても切れない関係なのです。

では、改めて自己意識とは何なのでしょうか。長年、さまざまな哲学者が議論してきた難題です。心身一元論者は、意識は脳が生成していると主張する一方、心身二元論者は、意識と脳は別物だとしています。どちらが正しいのかはここでは議論しませんが、次の節からは、自己意識というものについて、脳との関わりから掘り下げて考えてみましょう。

7　原始的な自己意識

ミニマルセルフとは何か

改めて、自己意識とは、外界や他者と区別された「わたし」という存在や状態を認識することです。いくつかの要素から成り立っているのですが、その根幹となるのが、自分というものが存在することを理解する能力です。具体的に見ていきましょう。

第2章で紹介したように、私たちは赤ちゃんのときから手や足を動かし、それに伴う固有感覚や触覚、視覚の変化の関係を学ぶことで、身体像をつくり出します。そして、それをもとに、この身体は自分に帰属するものという「身体の所有感」と、動かしているのは自分であるという「運動の主体性」を理解していきます。この身体の所有感と運動の主体性から構成される自己意識は、ミニマルセルフ（Minimal Self）と呼ばれ、一切の自分に関する知識を失ったとしても残る最小限の、そして原始的な自己意識だとされています。

もし身体像がつくり出せなかったら、いま自分の手足がどこにあるのかもわからないの

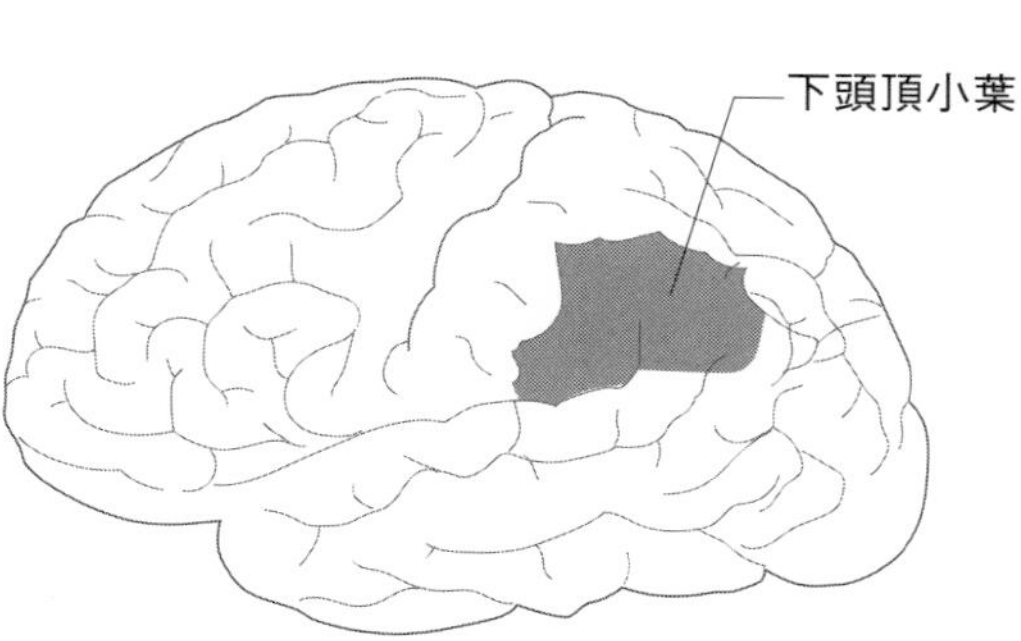

図3-11　下頭頂小葉の場所

で、スポーツをしていても、次にどう身体を動かせばよいのかわからなくなってしまいます。つまり、身体像を常にアップデートしているおかげで、私たちは何の疑問もなく身体を動かせているのです。この身体像の構築や所有感の生成には、大脳皮質の側頭葉と頭頂葉の境界領域に位置する下頭頂小葉《かとうちょうしょうよう》と呼ばれる領域が深く関わっています（図3－11）。この領域は、視覚野、聴覚野、体性感覚野など、さまざまな感覚を処理する領域のちょうど合間にあり、身体感覚に関わるさまざまな情報（手足の位置や身体の傾き、触覚、視覚など）が他の領域から集まってきます。それらをここで統合することにより、自分の身体像をつくり出しているのです。そして、この下頭頂小葉が正常に機能しないと、私たちの感覚にある異変が起きるのです。

「幽体離脱」体験での発見

スイスのジュネーヴ大学の病院に勤めるオラフ・ブランケは、てんかんの治療のために入院してきた43歳の女性の脳を調べる機会を得ました。彼女は11年間てんかんの発作に苦しんでいました。そこで、頭を開き、脳の表面に多点の電極シートを貼り付けて、てんかんの発作を引き起こしている場所を探す検査入院をすることになったのです。発作部位は側頭部の前の方に見つかったので、そこに電極シートが貼り付けられ、脳の活動をモニタリングする検査が行われました。その検査の合間に、ブランケたちは医師から許可をもらい、発作部位から大分離れた下頭頂小葉のあたりを電気刺激すると、どんな感覚が生じるかを調べたのです[*13]（図3－12）。

はじめに、2ミリアンペアの電気を流してみました。すると患者は、ベッドの中に沈み込む感覚や、高いところから落ちる感覚が生じると言います。そこで、電気を流す量を3・5ミリアンペアにまで増やしてみました。今度は、「天井近くの高いところから、自分がベッドに横たわっているのを、私は見ている。だけど、足と胴体しか見えないわ」と言うのです。驚くべきことに、自分の身体から自分が抜け出す幽体離脱のような感覚が生じたのです。次に、実際に自分の足を見ている状態で、4ミリアンペアの電気を流してみました。すると、自分の腕や足が短くなっていく感覚を覚えると言います。下頭頂小葉の神

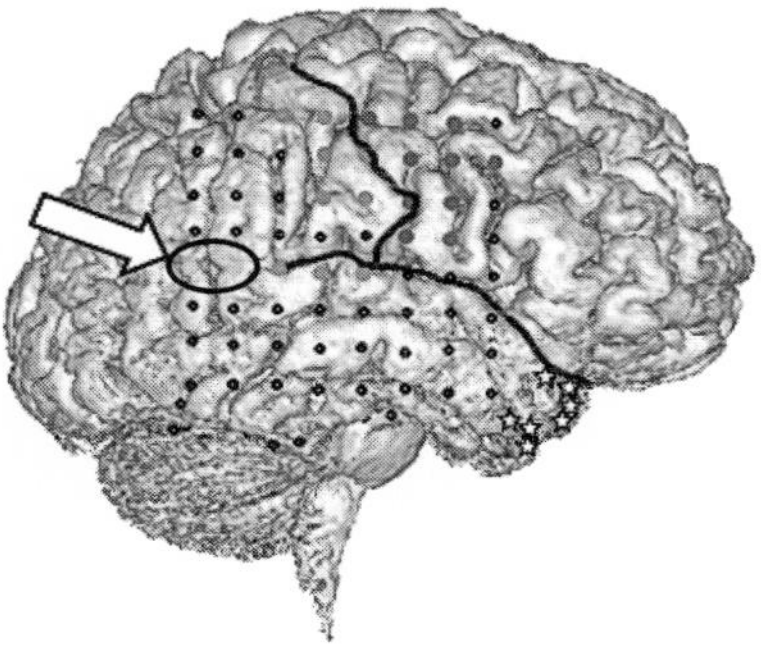

図 3-12　電気刺激をすると幽体離脱が生じた脳の場所（黒い楕円で囲んだ部分）

Blanke, O., Ortigue, S., Landis, T. & Seeck, M. Stimulating illusory own-body perceptions. *Nature* 419, 269-270（2002）より　※囲み線は筆者による

経活動が乱されたことで、幽体離脱や身体の大きさの変容が起きたのです。実はこの領域が身体像の構築と深く関わっていることが明らかになったのはこの幽体離脱の経験がきっかけでした。

ちなみに、身体が縮んでしまう話を聞くと、『不思議の国のアリス』を思い起こした人もいるのではないでしょうか。アリスは、ウサギを追って穴に落ち、不思議な小瓶を見つけます。それを飲みほしたアリスの体は、みるみる小さくなってしまう、という話です。これにちなんで、目の前の物や自分の体の大きさが変化するように感じたり、歪んで見える幻覚体験を引き起こす疾患は「不思議の国のアリス症候群」と呼ばれるようになりました。この幻覚体験は、てんかんの発作前や片頭痛の前兆として現れることが知られていて、てんかんや片頭痛に伴い、下頭頂小葉の活動に乱れが出るためだと推測されています。実は、作者のルイス・キャロルも、片頭痛に悩んでいたことから、自分の体験を本に活かしたのではないか、と言われているのです。

また、下頭頂小葉を損傷すると、自分の手足が麻痺していることを認めない病態失認や、それは自分の手足ではない、といった自己身体否認の症状が起きます。このように、この領域は、自分の身体像をつくり出すだけでなく、その所有感も生み出しているのです。

0・7秒の遅延でも失われる

次に、運動の主体性に関する自己意識について考えてみましょう。運動は、まず脳の運動前野という領域が運動の計画をたて、その背後に位置する運動野に指令を出します。それを受けて、運動野は各筋肉に活動するよう信号を送ります。それにより、私たちの手や足は意図した方向に動くのです。私たちは、自分の身体が自分の意図した通りに動くことで、それらが自分に帰属していることに確信を持つことができます。と同時に、身体を動かしているのは自分だという主体性を抱くのです。金縛りにでもあったかのように、動かそうと思ってもぴくりとも動かない身体は、とても自分のものとは思えなくなります。逆も然りで、動かそうと思っていないのに勝手に身体が動くと、主体性を奪われたように感じてしまいます。この主体性を失う現象は、統合失調症の人によく起きることが知られ、自分は考えてもいないのに、勝手に身体が動くので、誰かに操られているに違いないと訴えるのです。

統合失調症でなくても、運動の主体性の喪失という錯覚が引き起こされることがあります。例えば、パソコンの画面をマウスで動かそうとしても反応せず、忘れた頃に急に動き出したら、驚くとともに、少し不気味な感じがするでしょう。第2章の鏡像自己認知のところでも少し触れましたが、ある心理実験によると、運動指令とその結果の間の遅延時間が0・3秒以内なら、なんら違和感を覚えません。けれども、0・7秒を超えると、運動の主体性を失ったように感じてしまうそうです。[*14] あなたのパソコンの反応時間が0・7秒を超える場合は、違和感との戦いになるので、もっと性能のよいパソコンに変えた方がよいのかもしれません。

このように、私たちが普段当たり前のように動かしている自分の体ですが、身体の所有感や運動の主体性が正しくはたらかないと、ミニマルセルフと呼ばれる、最も基礎的で原始的な自己意識はもろくも崩れ去ってしまうのです。

8　社会的な自己とサリエンス・ネットワーク

「サリエンス・ネットワーク」という領域

身体の所有感や運動の主体性といったミニマルセルフには、他者の存在は不要です。しかし、私たちは幼いときから他者と関わり、それをもとに他者目線からの自己を認識するようになります。その社会的な自己への目覚めが、子どもの鏡像自己認知に表れていたのです。そして、思春期になると社会的な自己に対する意識がより一層高まり、周りが自分をどう見ているかが気になるようになります。そうすると、化粧や髪型、洋服が気になってきます。では、社会的な存在としての自己を強く意識するとき、脳の中では何が起きているのでしょうか。ここでも、写真やビデオにうつる自己像に対する脳活動を調べることが、手がかりを与えてくれます。

筆者らは、人々が料理をしている姿を自分目線と他者目線でビデオ撮影し、映っている当事者たちにその映像を見返してもらうという実験を行いました。自分目線と周囲（＝社会）から見た自己を強く意識する他者目線の映像で、脳のはたらく場所が異なるかを調べてみようというわけです。[*15] すると、図3－13に示した脳の2つの領域が、他の人が映る映

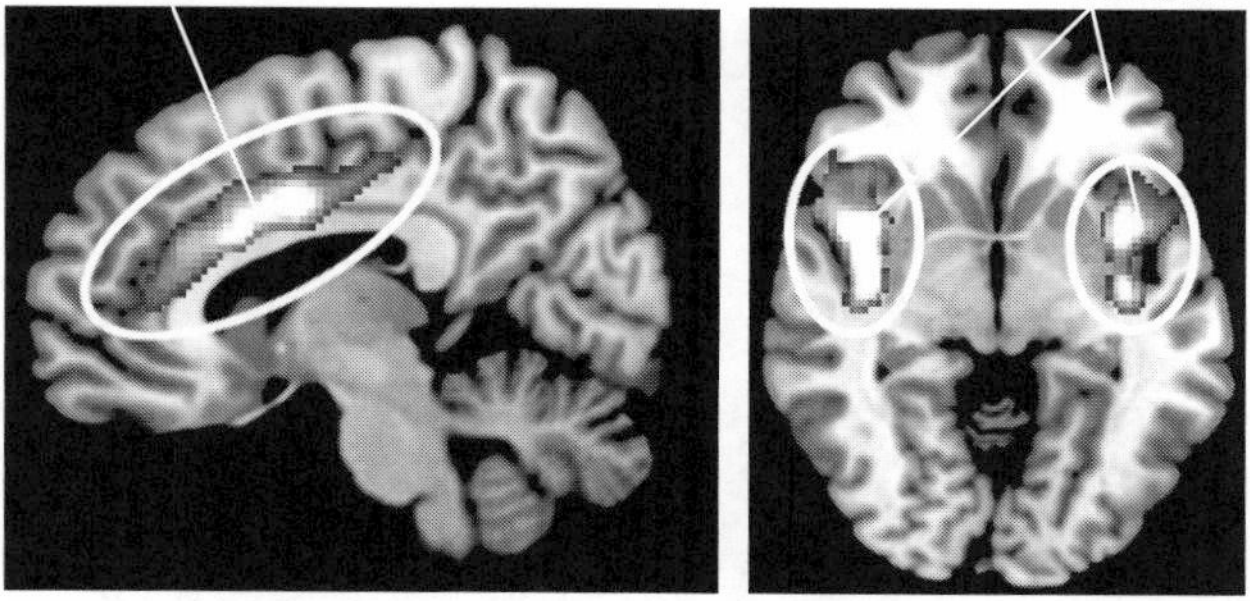

図 3-13　自分が映っているビデオに対して強い活動を示した脳領域

像を見ているときと比べて、自分が映る映像に対して強く活動していました。これらは、前部帯状皮質と前島皮質と呼ばれる領域です。フォン・エコノモ・ニューロンが存在する場所として一度登場しましたが、実は、これらの場所は「サリエンス・ネットワーク」と呼ばれる神経ネットワークを形成していることが知られています。そしてこの経路は、顔や手など、身体の一部だけが映る映像を提示したときも、自己像のときにだけ強く活動していました。つまり、自分目線か他者目線かという視点によらず、自己に関連した視覚像が提示されると、反応するのです。

さらに、この領域が単なる自己像だけでなく、複雑な感情にも関係していることを捉えた別の実験も見てみましょう。

恥ずかしい写真

自分がうつっている写真やビデオを見たときに、なんだか恥ずかしく感じたり、がっかりしたり、嫌な気分になったりすることはないでしょうか。さらに、それが人前で提示されると、思わず隠れたくなることがあります。恥ずかしさは、他者の目線を意識したうえでの自分に対する評価に関連して生じる複雑な感情です。

国立生理学研究所の守田知代らは、実験の参加者がスピーチしているところをビデオカメラで撮影し、その映像の中から、変な顔から魅力的な顔まで、その人のさまざまな顔の写真を抜き出しました。そして2人組をつくり、MRIの中にそれぞれ入ってもらって、お互いの顔や自分の顔、見知らぬ人の顔の写真を表示し、それに対して、どのくらい恥ずかしさを感じるかを答えてもらうという実験を行いました。[*16] その際、写真を提示しているときに、もう一人の参加者の顔の映像も映すことで、自分の顔を他人と一緒に見ていることがわかるような状況をつくり出して、より恥ずかしさを強めるような演出も行っています。

すると、他の参加者にも見られている状況で、自分の変な顔が表示されたときに、最も恥ずかしさを感じると参加者たちは答えました。一方、他の参加者や見知らぬ人の変な顔を見ても、恥ずかしさはほとんど感じていませんでした。そして、恥ずかしさを強く感じた人ほど、サリエンス・ネットワークの領域が強くはたらいていました。恥ずかしいという社会的な情動を強く喚起する自分の顔の写真は、サリエンス・ネットワークを強く活動させるのです。

心臓のドキドキを感知する

では、このネットワークにはいったいどんな機能があるのでしょうか。

実は、サリエンス・ネットワークは、自己像だけでなく、さまざまな自己に関連した情報処理に関わっていることで注目を集めています。特に重要なのが、自分の身体の内側の感覚（内受容感覚）に関係している点です。内受容感覚というのは、自分の呼吸や痛み、体温や心拍、胃腸など、身体内部の生理的な状態や内臓感覚のことです。私たちは、体の暑さとか寒さの変化を敏感に感じ取ったり、心臓がドキドキしていることに気づいたりすることがあります。そのような内受容感覚の情報は、自律神経を介して、前島皮質に入力され処理されます。そして、前部帯状皮質は、自律神経を介して身体内部の活動を調整することに関わっています。そのためサリエンス・ネットワークは、自分の内部状態を主観的にモニタリングし、その安定化に関わっているのではないかと考えられています。

では、この機能と恥ずかしさに代表される社会的な情動との間に、どんな関係があるのでしょうか。実は、感情を表現する慣用句やことわざに身体を使った表現が多くあるように、感情の経験と内受容感覚は深くリンクしています。例えば、「断腸の思い」は、はらわたがちぎれるほど、つらく悲しい感情を表します。このように、特定の感情に対して、私たちの身体にもその感情特有の反応が生じます。すると、その身体反応の情報が脳の中に届けられることで、さらにその感情の主観を強めることになります。このように脳と身体の相互作用から主観的な感情は生まれるのです。そして、サリエンス・ネットワークは、自己に関する内外の情報を統合して、自分が今、どういう身体状態で、どういう感情体験をしているか、という自己意識の生成に深く関わっているようなのです。

9　アイデンティティの座

過去から未来までつながる「わたし」

さて、ここからはさらに話を広げてアイデンティティについてとりあげてみようと思います。手元の辞書で調べるところありますす。「自分は自分であって他人とちがう、ということ」。すごく哲学的ですが、ここでは「脳」と「認知」に着目し、これまでの延長線上でアイデンティティについて考えてみましょう。

先に紹介した身体の所有感や運動の主体性から構成される身体的な自己意識は、0・7秒というわずか数百ミリ秒を超える情報のタイムラグがあると、もろく崩れていきます。一方、アイデンティティに関わる自己意識は、過去から現在、そして未来という長い時間の流れの中で、自分というものが連続して存在しているという信念のもとに成り立っています。自分が常に主人公で、自分の個人的な出来事から構成された物語とも言えるので、こちらはナラティブセルフ（Narrative Self）と呼ばれたりもします。

この時間を超えた自己意識には、さまざまな認知処理が関係しています。例えば、過去の出来事を思い出したり、未来に想いをはせたりするメンタルタイムトラベルは、アイデンティティの中核をなしています。また、自分がいま、どこにいて、何を感じ、何をしたいと思っているのかということを自覚することも、アイデンティティの形成には欠かせません。まさに、デカルトの「我思う、ゆえに我あり」です。では、私は私である、という自己意識を生み出している座は脳にあるのでしょうか。

デフォルト・モード・ネットワーク

ワシントン大学のマーカス・レイクルは、のちに1万回以上引用されることとなる論文を2001年に発表しました。その論文のタイトルは「A default mode of brain function

（何もしていないときの脳機能）」です。[*17] レイクルは、ＭＲＩを使ってさまざまな機能に関連する脳活動を調べていました。その標準的な方法は、被験者に指示をして何かの課題をしてもらい、安静状態と比べて、脳のどこで活動が増えたかを調べるというものです。

あるとき、レイクルは、課題の合間の休憩状態になると、決まって脳の同じ場所が活動することに気がつきました。言語課題をやらせても、運動課題をやらせても、課題が終わった途端に、脳の内側の前部（前部帯状皮質）と後部（後部帯状皮質・楔前部《けつぜんぶ》）、そして側頭部の下頭頂小葉が盛んに活動し出すのです（図３－14）。逆に、課題中は、これらの領域の活動は小さくなってしまいます。そこで彼は、これらの脳の領域などがつくる神経ネットワークを「デフォルト・モード・ネットワーク」と名付けました。そして研究を進めた結果、この領域は、自己の内部に注意を向けると活動が上昇し、外界に注意を向けると活動が抑制されることがわかってきたのです。つまり、課題の合間の休憩しているとき、私たちは、「ちょっと疲れてきたな」とか「これが終わったら、何しようかな」とか、いろいろなことを頭の中で思いめぐらします。その内的な精神活動に関わっているのが、このデフォルト・モード・ネットワークなのです。

さらに、このネットワークは、脳全体が消費するエネルギーの８割を使っていることも明らかになりました。脳は私たちが消費するエネルギーの２割を使っています。そのうち

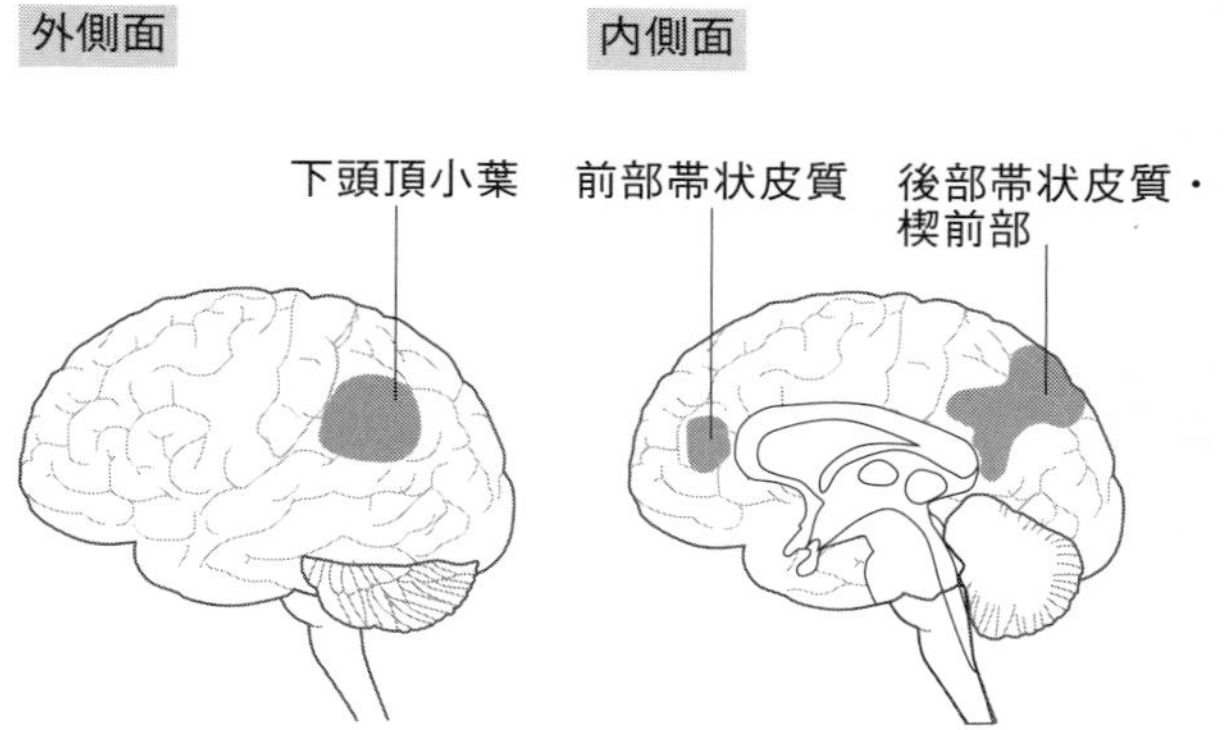

図3-14　デフォルト・モード・ネットワークに関わる前部帯状皮質、後部帯状皮質・楔前部、下頭小頂葉

の8割ということは、デフォルト・モード・ネットワークのために、全消費エネルギーの16％を費やしていることになります。このように、私たちが起きている時間、このネットワークは絶えず活動して、内的な思考に関わる情報処理をしているのです。

しかも、このデフォルト・モード・ネットワークは、特に自分に関連した思考や評価をするときに活発にはたらくことがわかっています。

さらに、エピソード記憶の中枢である海馬とも密な接続があり、過去の自分を思い出したり、未来の自分に思いをはせたりするときには、この2つの領域が一緒に活動します。つまり、デフォルト・モード・ネットワークは、自分に関連するさまざまな出来事の情報を統合し、時を超えて存在する自分というアイデンティティをつくり出す座なのだと推測されるのです。

アルツハイマー型認知症は、このデフォルト・モード・ネットワークを構成する脳の領域で、顕著な萎縮が生じることがよく知られています。また、うつ病や統合失調症など、さまざまな精神疾患で、デフォルト・モード・ネットワークのはたらきに何らかの異常があることが報告されています。このデフォルト・モード・ネットワークが上手く機能しなくなると、過去から現在、そして未来へと時間をまたいで存在する自分に関する自己意識が変性してしまうのです。

10 瓜二つの偽者の家族

これまでは、見知らぬ他者の顔と比較して、自分の顔に対してさまざまな場所が活動することを紹介してきました。では、自分の家族や恋人など、特別な関係にある人の顔に対して、脳はどのような反応をするのでしょうか。

親しい友人や家族の顔の写真を見たとき、脳の中では、デフォルト・モード・ネットワークの一部である内側前頭前野や楔前部が強く活動します。*18 さらに、自分の子どもの写真を見ているときは、感情の処理をしている扁桃体も活動しているという報告があります。

このようにデフォルト・モード・ネットワークは、自分に関連した情報の処理だけでなく、自分にとって身近な人の情報処理にも関わっているのです。

一方、熱烈な恋愛中の相手の顔の写真を見ているときは、少し違う脳の領域が活動します。[*19] 身体的な覚醒反応や感情の情報を統合している前島皮質や、ドーパミン報酬系の側坐核が活動を増やすのです。そして、家族や友人と違って、恋人の顔はデフォルト・モード・ネットワークの活動を低下させる方向にはたらきます。

家族や親友の顔を見て、彼らに想いをはせるとき、私たちは自分に向き合うのと同じような感じで、その内面を捉えようとしているのかもしれません。逆に、恋い焦がれる人の顔は、私たちにとって、何としても手に入れたい外的な対象で、自分の中にすでに内在されたものではないようです。

しかし、そんな家族の顔を見ても、強烈な違和感を訴える症例があります。まったく外見が瓜二つの別人が自分の家族になりすましている、という妄想を抱くのです。これを「カプグラ症候群」と言います。外見上は自分の家族の誰であるかということは認識できるので、顔を認識するネットワークに問題はありません。一方、本来、自分の家族の顔を見ると、自分にとって非常に親しい存在だという感覚が自然と湧き上がるはずですが、その親しみの感情が顔を見ても湧き上がってこないのです。そこで「偽者がなりすまして家族のふりをしているにちがいない」と誤った推測をするのではないかと考えられています。[*20]
このカプグラ症候群は、妄想型統合失調症に多く見られますが、他にも、認知症や脳の損傷で起きることがあり、特に、脳の前頭葉に問題が生じたときに起きやすいという可能性が指摘されています。こうした症例は、私たち人間が、顔という外見だけでなく、それに付随して湧き上がるさまざまな感情や想いを含めて、この人は誰なのかを認識しているということを教えてくれているのです。

ただ自分の顔を見るだけで、私たちの脳の中では、さまざまな情報処理が発生します。自分の価値をもっと高めようとする報酬系や、社会的な情動、アイデンティティと関わる神経ネットワークなど、どの機能も、私たちの精神活動の中核をなしています。それだけ、自分の顔が提供する情報というものは、人間の自己意識にとって中核的なものなのでしょう。

第1章から第2章にかけて人は顔をどのように認識するのか、また、その能力はどのように発達するのかを見てきました。そして、それに続く本章も合わせ、私たちの「顔」の深遠さを理解してもらえたでしょうか。ただ、顔の機能はこれにとどまりません。次の章では、他者とのコミュニケーションにおいて顔がどのような役割を果たしているのか、表情や第一印象が及ぼす影響、他者との同期現象、そして、コミュニケーションの障害などの観点から考えていきます。

第3章のまとめ

1 自分の顔写真を優先的に見つけたり、化粧や自分の顔写真の美加工に夢中になったりするのは、脳のVTA（腹側被蓋野）や側坐核というドーパミン報酬系のはたらきが関わっていると考えられる。

2 ドーパミンは、報酬に伴う快楽ではなく、期待していた報酬と実際に得られた報酬の間の違い＝「報酬の予測誤差」を伝えている物質である。

3 自己意識には、身体の所有感などの原始的な自己意識や、複雑な感情などの社会的な自己意識、過去から未来まで連なるアイデンティティなどがあり、それぞれに脳のさまざまな場所のはたらきが関わっている。

第4章

自己と他者をつなぐ顔

1　メラビアンの法則

「目は口ほどに物を言う」ということわざにもあるように、目は言葉では伝えきれない感情を表しています。それどころか、言葉よりもじょう舌に心の内に秘めた本心も語ってしまうものです。私の知り合いにいつも誉めてくれる人がいますが、その人と話すときの私の背筋は凍りついています。なぜなら、その目は決して笑っていないので、言葉の真意がどこにあるのかが読み取れないからです。このように、顔はコミュニケーションにおいて、とても大きな影響力を持っています。そこで、この章では、表情や第一印象が気分や共感、パートナー選びといった人々の社会的行動にどのような影響を与えているのかを見ていこうと思います。

会話の中で、先ほどの例のように矛盾したメッセージが発信されることはよくありますよね。コミュニケーションにおいて、言葉よりも表情の方がずっと大きな影響を与えることを最初に科学的に実証したのが、カリフォルニア大学ロサンゼルス校の心理学者アルバート・メラビアンです。彼は、１９７１年に出版された『Silent Messages』という著作の中で、のちに「メラビアンの法則」として世界中に知られることになる有名な研究結果を発表します。[*1]コミュニケーションに及ぼす影響の内訳は、言語情報が7%、声のトーンといった音声の情報が38%、そして表情などの視覚情報が55%である、というものです（図4－1）。

彼が行った実験の一例は次のようなものです。2人の女性に、〃maybe（多分）〃という言葉をポジティブ、ネガティブ、中立の3つのトーンで話してもらい、録音しました。さらに、彼女らのポジティブ、ネガティブ、中立の表情の写真を用意しました。そして、別の実験参加者に、音声と写真をいろいろな組み合わせで提示しました。例えば、音声はポジティブなトーンだけれども、一緒に提示された写真の表情は悲しそうというような感じです。それに対して、ポジティブな印象を持ったか、あるいはネガティブな印象を持ったかを参加者に答えてもらいました。そして、音声のトーンと表情のどちらが、参加者の抱く印象に影響力を持っているかを調べたというわけです。[*2]

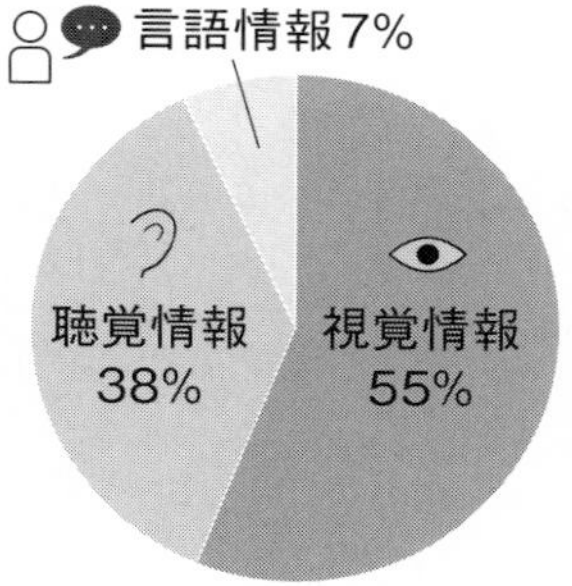

図4-1　メラビアンの法則
Mehrabian, A. *Silent Messages*（Wadsworth Publishing Company, 1971）をもとに作成

内訳の数字の算出方法に関しては研究者の間で議論になっていますが、そもそも彼自身も著作の中で、大体こんな感じの数字だろう、と述べてい

るので、厳密に正確な数字ではないようです。ただ、彼が示したかったのは、コミュニケーションには非言語情報も大きな役割を果たしていること、そして、言語情報と非言語情報が食い違うときは、非言語情報の方が強い影響を与えるということです。

メラビアンによると、私たちはわざと言語と非言語で異なる情報を伝えることがあると言います。「もう、悪い人ね……」と妻が愛に満ちた目で夫に向かって言うのが、その最たる例だそうです。この場合は、言葉と態度の不一致があることで、より愛が伝わるのかもしれません。一方で、言語と態度の不一致は、話している内容を否定することになるので、その人の信頼性を低下させてしまいます（私の背筋が凍ったように）。そのため、あえて不一致にすることで特定のメッセージを送りたいとき以外は、言語と態度は一致していることが、円滑なコミュニケーションには大切なようです。

2　表情の普遍性

真の笑顔と偽の笑顔

では、なぜ私たちは他者の表情から心の内を読み取れるのでしょうか。第1章では、顔の表情の情報を処理することで感情の理解につなげるという脳のはたらきについて触れま

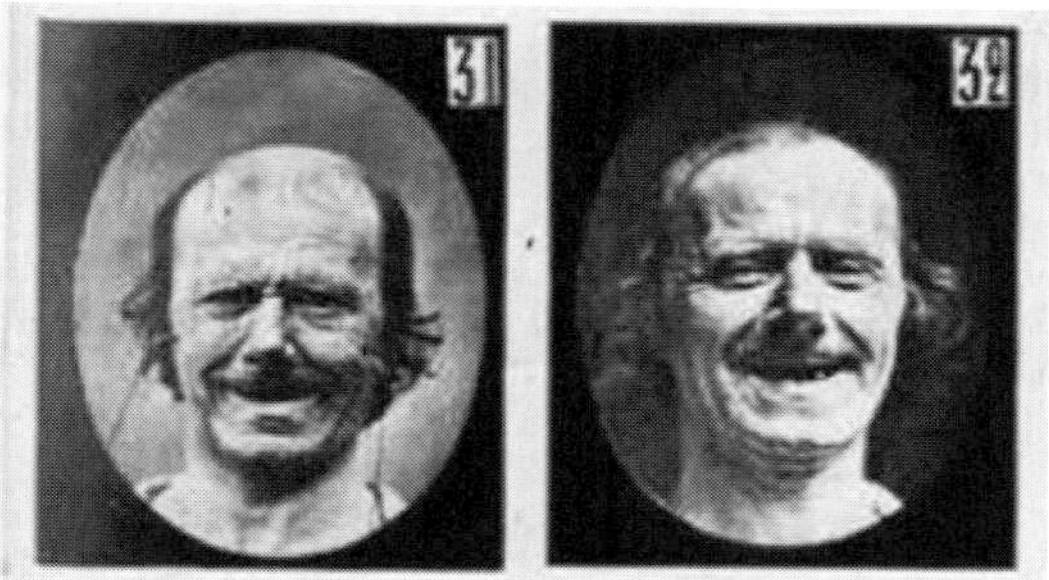

図 4-2　デュシェンヌの作り笑顔（左）と真の笑顔（右）
Duchenne de Boulogne, G. -B. /Cuthbertson, R. A. (Ed. and Trans.). *The Mechanism of Human Facial Expression*. Cambridge University Press, 1990 (Original work published 1862) より

したが、そもそも表情と心の内を関連づけられるのは、特定の表情が内面の感情や心の状態と結びついているからです。では、それぞれの感情に対して、一意に表情は決まっているのでしょうか。またそれは、人類皆に共通しているのでしょうか。これらの謎に迫るために、今から100年以上前、取り憑かれたように表情を観察した研究者たちがいました。

このうちの1人は、フランスの神経生理学者、デュシェンヌ・ド・ブローニュです。子どもの筋ジストロフィーを世界で最初に報告したことで後世に名を残しましたが、実は彼を有名にした研究がもう一つあるのです。彼は、人間の顔のあちこちに電極をあて、筋肉に電気を流し、表情がどのようにつくられるかを徹底的に調べあげました。そして、電気刺激によってつくられたさまざまな表情を写真に撮り、まとめたのです。1862年に出版されたこの本[*3]は、世界で初めて写真が掲載された医学書と言われています。その写真はどれもかなりのインパクトがあり、デュシェンヌの個性あふれる才能がうかがえます（図4－2）。

顔のあちこちの筋肉を電気刺激した結果、彼は一つの大きな発見をしました。それは、笑顔には真の笑顔と偽の笑顔の2つがあるということです。笑顔の表情には、口を横に開き、さらに口角を上げる頬の筋肉と、目じりを収縮させる眼輪筋《がんりんきん》が関わっていることを彼は同定しました。そして、心から笑っているときは、頬と目の周りの筋肉の両方が収縮するのですが、心から笑っていないときは、頬の筋肉だけが収縮し、目の周りの筋肉はまったく変化していないことを見つけたのです。確かに、私たちも相手の目に変化がないと作り笑いだとすぐわかります。そのため、目じりにシワが寄る「デュシェンヌ・スマイル」こそが、真の笑顔と言われているのです。また、デュシェンヌは、笑顔だけでなく悲しい顔や怒った顔も研究し、さまざまな表情は、2つか3つの表情筋の活動を変えるだけでつくり出せることを示しました。

同じ頃、イギリスでも熱心に人間の表情を観察している人がいました。生物学の天才、チャールズ・ダーウィンです。ダーウィンの著作『The Expression of the Emotions in Man and Animals』[*4]には、デュシェンヌの撮った写真が引用されていることから、天才たちはお互いに影響を与え合ったようです。ダーウィンも、怒りや悲しみ、喜びの感情に伴う表情の変化を熱心に観察し、生まれつき目が見えない人でも同じような表情をすること、表情を意図的にコントロールするのは難しく、それぞれの感情に応じて、常に同じ表情になることを見つけました。さらに、さまざまな国の人に手紙を送り、同封された表情の写真がどのような感情を表しているかを尋ねました。すると、どの国の人も表情を同じように捉えていることがわかったのです。これらの事実に基づき、ダーウィンは、表情は学習や文化ではなく、遺伝で決定される、人類共通の普遍的なものであると唱えました。けれども、ダーウィンが本を出版して以来、このダーウィンの考えは、表情が文化依存的と考える人類学者から厳しい批判を受け続けていました。例えば、手紙を送った先はイギリスの植民地になっていたので、何かしらの西洋文化の影響を受けているために、表情を同じように捉えていたにすぎない、といったような批判でした。しかし、それから100年後、ダーウィンが正しかったことを証明したのが心理学者のポール・エクマンです。

表情は人類共通か

2009年、アメリカでは『Lie to me　嘘の瞬間』というテレビドラマが流行しました。主人公のカル・ライトマン博士は、別名〝人間ウソ発見器〟と呼ばれ、人々のわずかな表情の変化や無意識の動作からウソを見抜いてしまいます。このライトマン博士のモデルとなったのが、表情研究の第一人者ポール・エクマンなのです。エクマンは、さまざまな表情のパターンから感情を同定するシステムを開発し、ＦＢＩやＣＩＡなどアメリカの政府機関の心理アドバイザーも務めている人物です。エクマンも、当初はダーウィンに批判的で、顔の表情は文化の影響を受けているに違いないと考えていました。それを検証するために、彼はパプアニューギニアを訪れ、西洋文化と接触を持ったことがなく、新石器時代の生活をしている部族の人々を対象に実験を行ったのです。

エクマンは、喜び、悲しみ、怒り、驚き、嫌悪、恐怖の6つの感情を表現した西洋人の顔の写真を多数用意しました。そして、それらをパプアニューギニアの部族の人々に見せ、それぞれの写真に最もふさわしい感情を6つから選んでもらったのです。選択肢が6つあるので、もしランダムに選んでいたとすれば、正答率は17％になります。実験の結果、現地の人々の正答率は、喜びは82％、恐怖は54％、怒りは50％というように、どの感情でもランダムに選んだ場合と比べると高い確率となりました。[*5]

次に、エクマンは6つの感情に関わる文章を用意し、それを通訳の人が現地の言葉で話して、その文章にふさわしい表情を6枚の写真の中から指差しで選んでもらいました。例えば、「彼のお母さんが死んだ、彼はとても悲しい」というような文章を聞いて、3枚提示

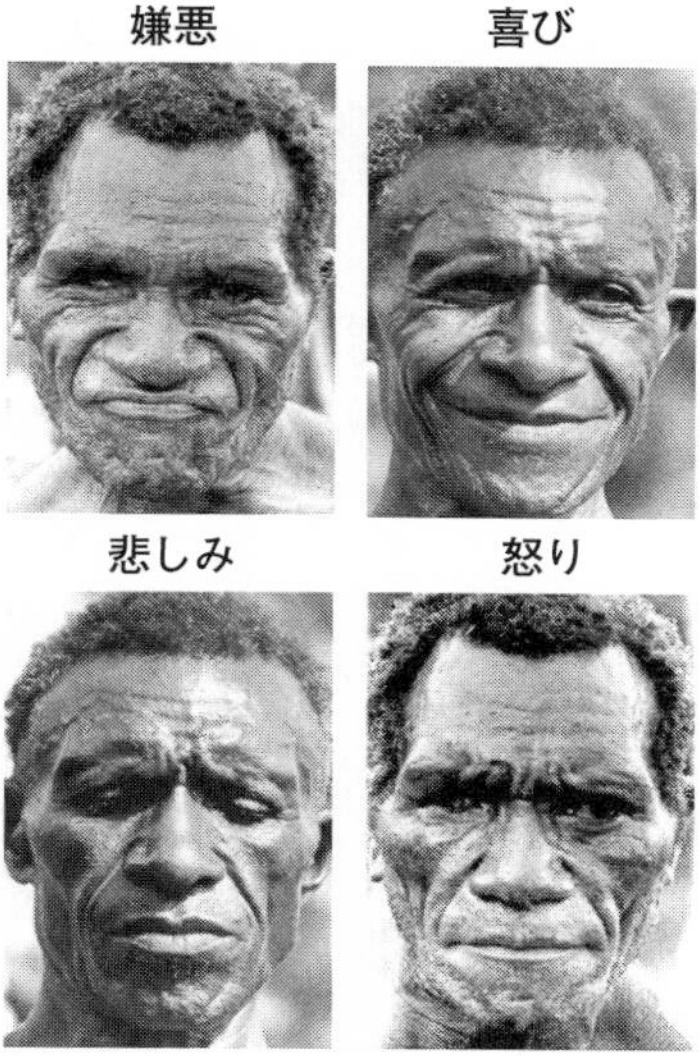

図 4-3　エクマンが撮影したパプアニューギニアの部族の表情
Ⓒ Paul Ekman 1998-2007

された写真の中から、悲しみの表情を選べば正答とするわけです。その結果、喜びの顔の正答率は86～１００％、怒りは82～87％、悲しみは69～87％、嫌悪は77％、驚きは65～71％、恐怖は48～87％となりました[*6]。結果に幅があるのは、一緒に提示された表情によって、難易度が変化するからです（例えば、恐怖の場合、驚きとの区別が難しいといったように）。さらに、感情を表した文章を聞いて、それにふさわしい表情をするように求めたところ、西洋人と似たような表情をすることも確かめました（図４－３）。これらの結果から、パプアニューギニアの部族の人々は、初めて見た西洋人の表情から正しく感情を推定でき、さらに、感情表現についても西洋人と似たような表情をすることが明らかとなったのです。エクマンが行ったフィールド調査により、喜び、悲しみ、怒り、驚き、嫌悪、恐怖という6つの表情は、全人類に普遍的であることが示され、現在でもこの考えが広く受け入れられています。私たちが、言葉が通じない異国の人とでも、一緒に笑いあったり、驚いたり、喧嘩したり、とさまざまなコミュニケーションがとれるのは、表情が人類共通の生得的基盤を持つおかげなのです。

3　表情で気分が変わる

にこにこ笑う人と話していると、つられてこちらも笑顔になり、なんだかとても楽しい気分になることはないでしょうか。これは情動伝染と呼ばれる現象で、他者の表情を無意識に模倣してしまうことで、その表情に応じた感情が自分の中で生まれ、他者と同じ感情を共有できるというものです。この現象は共感を促し、人間同士のコミュニケーションをより円滑にします。筆者らのグループは、この情動伝染が生後5ヵ月から始まることを明らかにしました。[*7] 赤ちゃんは、他者の表情を自動的に模倣し、同じ感情を経験すること

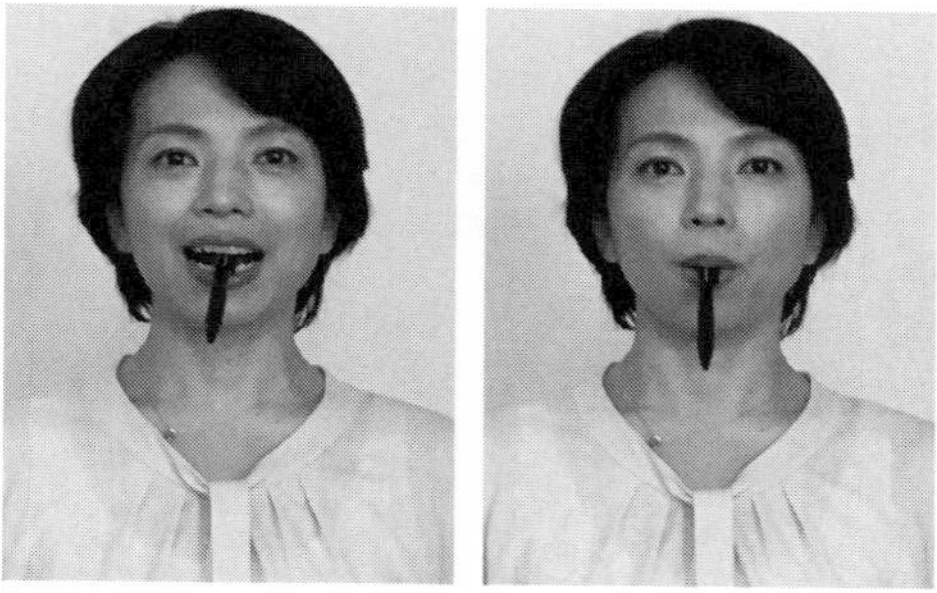

図 4-4　「歯でペンをくわえて横に広げる」（左）と「唇でペンをくわえて口をすぼめる」（右）のイメージ

で、他者の表情から感情を読み取る力を身につけるのです。笑顔が伝染しやすい人は精神的健康がよく、怒りや悲しみが伝染しやすい人は精神的健康が悪いという報告もあります。ということは、周りによく笑う人がいる方が、精神的健康がよくなるかもしれません。

ただ、必ずしも相手がいなくても、自らの表情を変えるだけで気分を変えることができるのではないか、という仮説があります。これを表情フィードバック仮説と言います。ドイツのフリッツ・シュトラックは、この仮説を実証するために、とてもユニークな実験を行いました。ペンをくわえながら漫画を読ませて、内容を面白く感じるかを評価させたのです。すると、ペンを歯でくわえて口を横に開きながら漫画を読むと内容が面白く感じ、口をすぼめるようにペンをくわえると、漫画の内容がつまらなく感じるという結果になりました[*8]（図4－4）。この研究は表情による気分の変化を実証した実験として広く知られていますが、その後、再現性が問題となり、数多くの再テストが行われ、結果は割れている状態です。そもそも、この実験にはいくつか問題があります。まず、ペンをくわえた表情が、本当の喜びや悲しみの表情になっていないことです。また、漫画のユーモアを評価するのに、必ずしも感情の発生は関係しません。そのため、この実験だけでは、表情による気分の変化を判断することは難しいのです。

そんな状況下で、思わぬ方向から表情のフィードバック仮説をサポートする研究が現れました。それはボトックス注射によって表情筋が不動化した人たちの感情や気分の変化を調べたというものです。ボトックスとはボツリヌス菌がつくる毒素のことで、神経の情報伝達を遮断する効果があります。これを筋肉に打つと、筋肉が麻痺し、収縮しなくなるのです。そのため、美容外科の分野では、顔の表情ジワを取るのに盛んに使われています。

そもそも、表情ジワというのは、老化に伴い、肌の弾力が失われることで、表情の跡がついてしまうものです。眉間のシワは眉をひそめる表情、カラスの足跡とも言われる目じりのシワはデュシェンヌの真の笑いによってつくられたものです。そのため、前者は眉毛の内側の筋肉に、後者は目の下の筋肉にボトックス注射をすると、表情筋が動かなくなり、結果的にシワが目立たなくなるのです。

そこで、このボトックス注射により、特定の表情をつくれなくなった人の感情や気分が

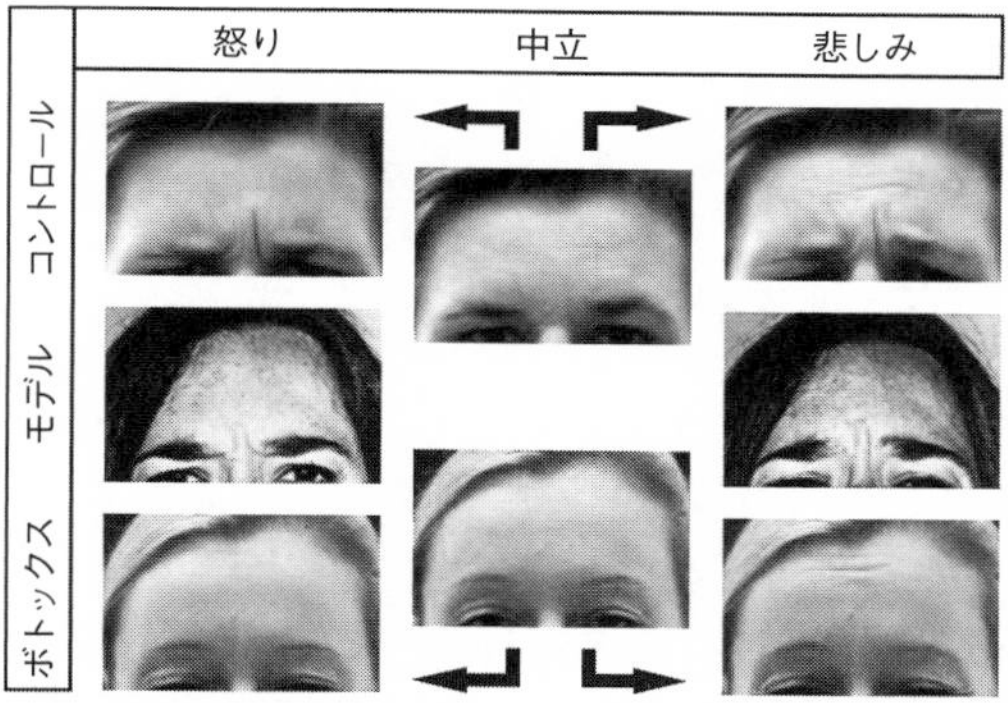

図 4-5　眉間へのボトックス注射により、眉を寄せる怒りや悲しみの表情ができなくなる

Hennenlotter, A. *et al*. The Link between Facial Feedback and Neural Activity within Central Circuitries of Emotion–New Insights from Botulinum Toxin-Induced Denervation of Frown Muscles. *Cerebral Cortex* 19, 537-542(2009) より
※日本語訳は筆者による

どう変わるかを複数の研究グループが調べました。眉間のシワは、怒りや悲しみの表情と関係するのですが、眉にボトックス注射をした人は、怒りや悲しみの表情を見ても、筋肉が動かないので、同じ表情をすることができなくなります（図4－5）。そのときの脳の活動をMRI装置で調べたところ、怒りの表情を見ても、感情の中枢である扁桃体の活動が増えていませんでした。[*9]さらに、抑うつ傾向が低減し、前向きな気分が高まりました。[*10]一方、デュシェンヌの笑いを引き起こす筋肉の方をボトックス注射で動かないようにすると、うつ病のスコアが上がるという結果が出ました。[*11]つまり、真の笑顔

の表情ができなくなると、抑うつ的な気分が高まってしまうのです。これらの研究により、表情がつくれなくなると、それに対応する感情のはたらきが弱くなり、精神的健康や幸福度に大きな影響を与えることが、身をもって実証されたのです。

ただ、ここまでの話を読んで、常に笑顔を絶やさないようにしようと思った人は要注意です。実は、落ち込んでいるときに無理やり笑顔をつくると、かえって幸福度が低下するという研究報告があるのです。もちろん、楽しい気分のときには、笑顔をたくさんつくる方が幸福度はあがります。けれども、そのときの自分の気分に合わない表情を無理やりすると、自分が落ち込んでいることを余計に自覚し、もっと落ち込んでしまうというのです。[*12] 落ち込んだときは、無理やり自分を励まして笑顔をつくったりせず、とにかく寝て忘れるしかないのかもしれません。

4　自分に似ている顔を信頼する

脳が信頼する他人の顔

表情は、他者の心の状態を理解するためだけでなく、情動伝染のように自分の感情へのはたらきかけもすることで、他者との共感を促進するという重要な役割を果たしているこ

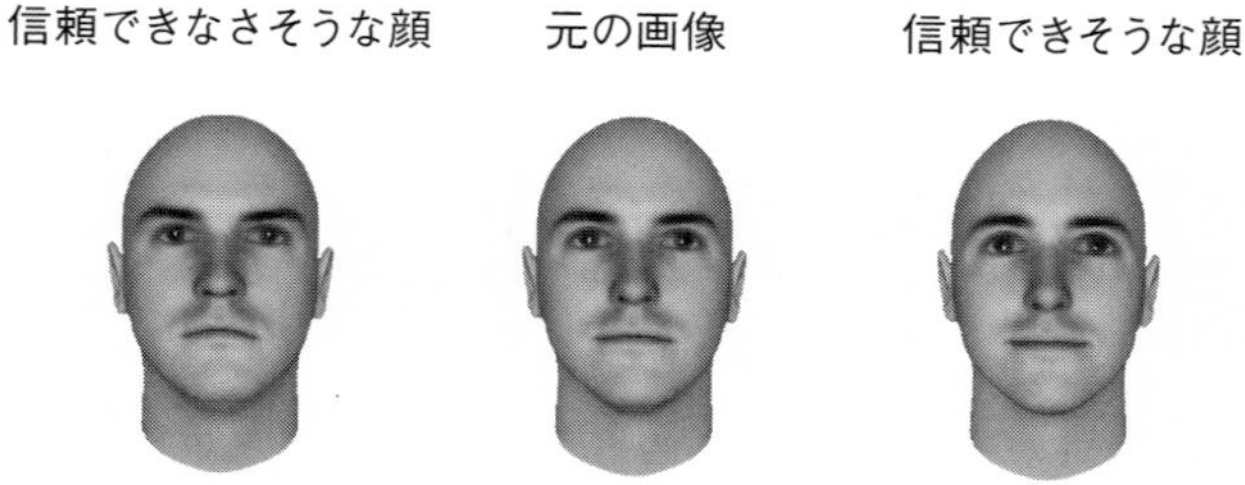

図 4-6　信頼できなさそうな顔（左）と信頼できそうな顔（右）
提供：Alexander Todorov

とがわかってもらえたでしょうか。しかし、コミュニケーションにおいて顔が果たす役割はそれだけではありません。実は、顔の見た目そのものが、特に第一印象の判断において大きな影響を与えます。例えば、道に迷ったとき、親切に教えてくれそうな人を見た目から推測して、声をかけるようにです。

シカゴ大学のアレクサンダー・トドロフは、顔の印象に関する研究の第一人者です。彼は、人間がわずか０・１秒顔を見ただけで、その人が信頼できそうか、魅力的か、能力が高そうか、といった印象を判断していることを発見しました。[*13] さらに、さまざまな研究結果をもとに、信頼できそうな顔と信頼できなさそうな顔のコンピューター合成画像をつくったのです[*14]（図４－６）。この図を見ると、信頼できなさそうな顔というのは、少し強面《こわもて》の顔です。一方、信頼できそうな顔は、優しそうで、怒りそうにない雰囲気です。どうやら、第一印象における信頼性とは、近づいても大丈夫そうか、の瞬時の判断と関係していそうです。実際に、信頼できなさそうな顔を見ると、脳の中では扁桃体の活動が活発になります。扁桃体は、恐怖の感情と反応を生み出す中枢です。つまり、顔を一瞬見たときに扁桃体がはたらくと、信頼できそうにない、という印象を抱くようです。

では、扁桃体がはたらかないとどうなってしまうのでしょうか。それを明らかにしたのは、情動の研究で有名なカルテク大学のラルフ・アドルフスのグループです。彼らは、扁桃体が情動の生成に及ぼす影響を調べるため、珍しい病気により両側の扁桃体だけが欠損している人に実験に参加してもらいました。[*15] 彼らは、事前に大勢の一般人に顔の印象を評価してもらい、皆が信頼できそうと評価した50名の顔写真と、信頼できなさそうと評価した50名の顔写真、計１００枚を用意しました。そして、それを両側の扁桃体が欠損している3名の方に提示し、どれくらい信頼できそうかを判断してもらったのです。信頼できそうな50名の顔に対しては、他の人と同じように、扁桃体欠損の患者も信頼できそうと評価しました。ところが、信頼できなさそうと評価されていた50名の顔に対しても、3名の患者は信頼できそうと評価したのです。扁桃体がはたらかないと誰もが信頼できる良い人に見えてしまうのです。このように、顔の第一印象を決めるうえで、扁桃体は、相手を信頼できそうかの判断において重要な役割を果たしているのです。

「類似性の法則」と「相補性の法則」

初対面の顔に対する信頼性の判断は、トドロフが示したように、顔つきのこわさも影響しますが、自分と同じ人種かどうかなど、さまざまな要因が影響することが知られています。そこで、第3章で紹介した筆者らの研究を思い出してください。私たちは、潜在意識のレベルで顔を提示されると、自分の顔に対してはドーパミン報酬系がはたらき、見知らぬ他者の顔に対しては扁桃体がはたらいていました。ということは、自分に似ている顔の場合、扁桃体がはたらかずに信頼してしまうことはないのでしょうか。

そこで、筆者らは、日本人の大学生男女230名の顔写真を集めて、自分に似ている顔を信頼する傾向があるかを調べてみました。[*16] 30名には評価者となってもらい、残り200名の顔写真を見て、信頼できそうかを7段階のスケールで回答してもらいました。次に、その評価者の顔と評価された側の顔がどれだけ似ているかを、最新の顔認識の人工知能を使って、数値として算出しました。この顔認識の人工知能は、写真を入力すると、512次元の数値ベクトルでその顔を表現します。そのため、2つの顔のベクトル間距離を計算すると、顔が似ているかどうかのスコアが数値として算出できるのです。このやり方を使って、顔の類似度と信頼性の評価の相関関係を解析してみました。すると、評価者と評価

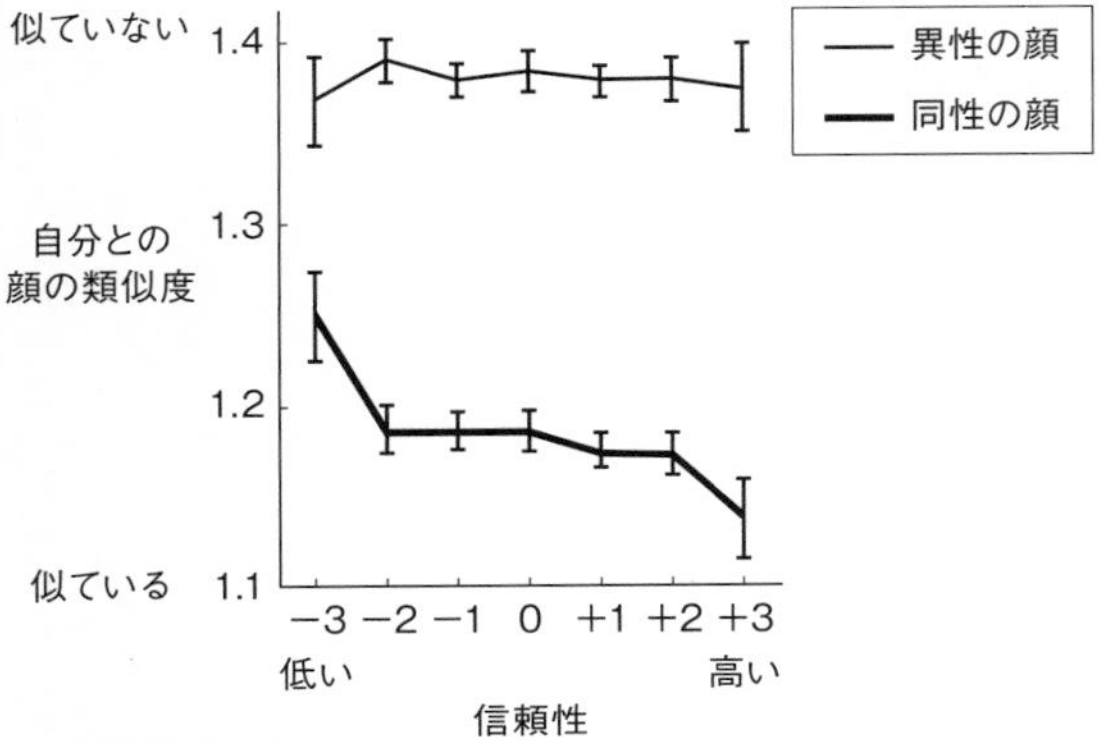

図 4-7　顔の類似度と信頼性の関係

同性の場合は自分に似ている顔ほど信頼性を高く評価しているが（太い線）、異性の場合は顔の類似度は信頼性とは相関しない（細い線）。

Nakano, T. & Yamamoto, T. You trust a face like yours. *Humanities and Social Sciences Communications* 9, 226(2022) をもとに作成

される側が同性の場合、評価者は自分と似ている顔ほど信頼性を高く評価していました（図4－7太い線）。自分に似ている同性の顔には扁桃体が強く反応しないので、そのように評価するのかもしれません。一方、異性の場合は、信頼性の評価と、顔の類似度は関係がなかったのです（図4－7細い線）。

それにしても、なぜ同性と異性で、異なる傾向を示したのでしょうか。心理学の有名な法則に、人は自分と似ている人を好む「類似性の法則」というものがあります。例えば、同じ趣味を持つ人や、似たようなファッションをする人など、自分と共通点がある人に親近感を抱きます。実は自分と見た目が似ている人に対

しても、この法則ははたらいているのでしょう。一方、異性の場合は、自分と似ていることが必ずしも重要ではないようです。これには、自分にない長所や特性に魅力を感じる「相補性の法則」が関わっているのかもしれません。

5　魅力的に感じる顔の特徴

信頼性だけでなく、顔の魅力度も私たちは一瞬で判断しています。その一瞬の判断を良くしようと、化粧をしたり、髪型を整えたり、と見た目をとても気にしているのです。もちろん大前提として、見た目だけでなく、その人の人柄をはじめとした内面が重要であることは言うまでもありません。ただその一方で、魅力的な顔の価値を調べた研究もあります。たとえば、ヘテロセクシャルな男性に魅力的な女性の写真を見せたところ、その男性の脳の中ではドーパミン報酬系が活発にはたらいていました。[*17] 一方、魅力的な男性の写真を見せてもドーパミン報酬系はほとんどはたらきませんでした。このように、顔の魅力というのは、配偶者選択において特に重要な価値を持つようです。

それは人間だけでなく、さまざまな生物の配偶者選択や性選択においても、とても重要な価値を持っています。オスのクジャクの羽に代表されるように、多くの生物では、もっぱらオスがメスに選ばれるために、色鮮やかな体表や無駄に長くて豪華な羽や角を持つ傾向があります。これは、外敵に狙われるリスクを冒してまで目立つことで、自分の強さや成熟度合いをメスにアピールしているのではないか、と考えられています。では人間の場合、どのような特徴が顔の魅力に関わっているのでしょうか。

文化人類学の分野では、顔の魅力や美の基準というのは、人種や文化によって大きく異なるとされています。確かに、平安時代は切れ長の細い目とふっくらした頬が美人の重要な条件でしたが、現代はぱっちりした目に小顔の女優が美しいと話題になったりしています。また、ファッション誌やSNSの影響を受けて、メイクの流行も大きく変わります。

一方で、人種や文化を超えた普遍的な美の基準も存在することがわかっています。具体的には顔の魅力を決める要因として、①シンメトリー（左右対称）であること、②平均顔に近いこと、③若々しさ、④第二次性徴の特徴を有することの4つが挙げられます。

①シンメトリー（左右対称）

シンメトリーな顔ほどその魅力が高くなるというのは、本当の顔と鏡像の顔の写真を合成した顔が魅力的に見えるという実験で実証されています。なぜシンメトリーの顔は魅力的に見えるのでしょうか。生物の進化的な観点では、適応度の高い遺伝子があることの手がかり、つまり環境変化への対応や健康状態の指標となるからではないか、という考え方があります。ただその一方で、健康の手がかりとはならないという逆の報告もあります。また、別の考え方では、脳はシンメトリーな物体の方が情報処理を一般化しやすいため、その副産物として、左右対称の顔に魅力を感じるのではないか、というものもあります。

②平均顔に近いこと

平均顔が魅力的に見えるというのにも、同じようにいくつかの説明があります。まず、大勢の顔を集めると、平均の付近に最もサンプルが集まる正規分布になります。そのため、平均顔の目や口、輪郭は一番目にすることが多い形やサイズです。人間には、「よく接するものが好き」という認知バイアスがあるので、平均顔は誰よりもなじみを感じるため、好ましく思えるのではないか、というのです。また、別の説明では、平均顔に近い顔は、集団が共通して持っている遺伝子をその人がもれなく持っていることを外に示していることになるので、理想的な配偶者として好まれるのではないかとされています。

③若々しさ

細胞の老化に伴い、顔にはシミやシワが増えてきます。それは、豊富な人生経験をものがたる味わい深い顔の印象をつくり出します。一方で、若い細胞がつくり出す顔には別の魅力があるようです。男性は自分の年齢にかかわらず若い女性を好むというのは、マッチングアプリなどのデータを解析すると明白な傾向として表れます。中高年女性の筆者としては、あきれて渋い顔をしたくなるところですが、これを進化心理学的に解釈すると、受胎能力の高い女性を求める配偶者選択行動として理解されます。

④第二次性徴の特徴

そして、同様に、二次性徴が顔にもたらす変化も、受胎能力の高さや繁殖力を示すので、魅力的な顔の特徴と考えられているわけです。二次性徴により、男性はテストステロン、女性はエストロゲンが大量に分泌されるようになります。すると、男性はテストステロンの影響で下顎が発達し、目と眉の間隔が狭い彫りの深い顔になります。一方、女性はエストロゲンの影響により、唇や頬がふくよかになります。それでは、実際に男性はふくよかな頬と厚い唇の女性の顔に魅力を感じ、女性は彫りの深い男性の顔を魅力的に感じるのでしょうか。

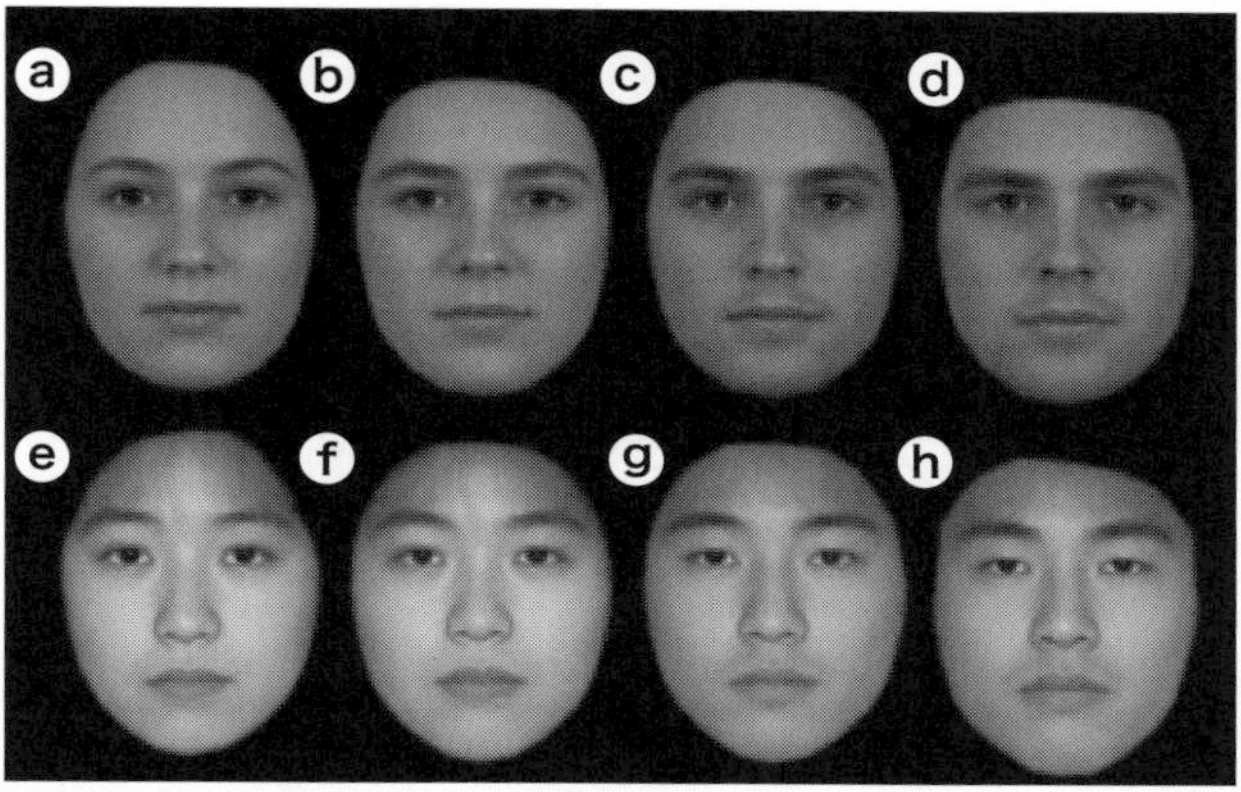

図 4-8　西洋人と日本人の男女の平均顔をもとに作成した、女性らしさを強調した顔（a, c, e, g）と男性らしさを強調した顔（b, d, f, h）

Perrett, D. I. *et al*. Effects of sexual dimorphism on facial attractiveness. *Nature* 394,884-887(1998) より

この疑問をイギリスと日本の共同グループが調べて報告した研究が、１９９８年に*Nature*誌に掲載されました。しかし、その結果は予想外なものだったのです。[*18] どんな実験だったのか詳しく見てみましょう。

彼らは、西洋人と日本人の男女それぞれの平均顔をもとに、二次性徴によって現れる形態的な特徴としての女性らしさを強調した顔と男性らしさを強調した顔を作成しました（図４-８）。そして、それらの顔の魅力度を50人の西洋人と42人の日本人に評価してもらいました。すると、予想通り男性は、女性らしさを強調した女性の顔をより魅力的だと評価しました。一方、女性は、男性らしさを強調した男性の顔よりも、女性らしさを強調した男性の顔をより魅力的だと評価したのです。この傾向は西洋人でも日本人でも共通して見られました。さらに、男性らしさを強調した顔は、支配的で、協調性に欠けると評価されてしまったのです。現代社会では、外敵から守ってくれる強い男性よりも、家族に対して優しく、協調性に長けた男性が好まれるということでしょうか。

このように、人がどんな顔を魅力的と感じるかについて、大勢の研究者がたくさん研究をして調べてきました。顔の好みは人それぞれ異なり、ここで挙げた要因だけが顔の魅力を決定するわけではありません。また、なぜ特定の顔を魅力的と感じるのかに関する理由にはさまざまな推測がありますが、どれが正しいのかははっきりしていません。しかし、人間が顔の魅力に興味を持っていることは、確かであるようです。

6　瞬きで会話の間を共有

何のために瞬きするのか

第一印象や内なる感情以外にも、顔は他者にさまざまなシグナルを送っています。そのうちの一部は、意識的（意図的）なものですが、実は無意識的に送っているシグナルもあるのです。周りにいる人の顔をそっと観察してみてください。携帯を見ている人、考え事をしている人、誰かと話している人、どんな人でも共通してやっていることがないでしょうか。そう、それは瞬きです。瞬きなんて当たり前すぎて、気に留めたこともないかもしれません。けれども、瞬きをあなどるなかれ。アメリカの大統領選挙では、テレビ討論で民主党と共和党の候補者が直接対決するのが一番の見せ場ですが、そのときの候補者たちの瞬きが、視聴者が抱く印象に無意識に影響を及ぼすことが知られています。これまでの選挙では、瞬きの回数が多いと、焦っている、余裕がない、という印象を与え、負けることが多いそうです。

そもそも、私たち人間は、およそ3秒に1回の割合で瞬きをしています。一生で換算すると、実に5億回以上瞬きをしていることになります。この瞬きには、突然の音や光などに対して反射的に行うもの、目が染みたときなどに意図的にするもの、そして、特に原因がなく自発的に無意識に行っているものがあります。反射的な瞬きや意図的な瞬きは、そんなにめったに生じるものではないので、ほとんどの瞬きが、3つ目の自発的かつ無意識の瞬きに相当します。1回の瞬きで、視覚情報が0・3秒ほど遮断されるため、起きている時間の約1割は、瞬きのせいで視覚情報の入力が途絶えている状態です。大事な視覚情報を犠牲にしてまで、いったい何のために自発的に瞬きをしているのでしょうか。

この質問をすると、大概の人は、目を潤すために瞬きをしていると答えます。確かに、瞬きするたびに0・002ccの涙液が分泌されて、目の表面に潤いの膜ができます。ただ、目を潤すためには、15秒に1回ぐらいの頻度で十分であることがわかっています。そのため、多大な視覚情報を犠牲にしてまで、頻回に瞬きをする理由は未だに謎となっているのです。

筆者は、大学生の頃からこの謎を解くべく、自発性の瞬きの研究をしてきました。そこで注目したのが、瞬きをするタイミングです。もし瞬きが何らかの情報処理と関連して発生しているのであれば、同じ映像を見ているとき、自然に同じ場所で瞬きをするのではないか、という予測をたてました。これを検証するために、『Mr. Bean』というイギリスのコメディ映画を見ているときに、人々がいつ瞬きしているかを調べる実験を行ったのです。[*19]すると、同じ映画を見ているとき、人々の瞬きのタイミングが0・2秒以内の精度で同期していることが明らかとなりました。どのシーンで瞬きの同期が発生しているのかをコマごとに調べると、主人公が車から降りた瞬間やドアを閉めた瞬間など、映像の暗黙裡の句読点でした。つまり、私たちは、無意識に環境の中から出来事のまとまりを見つけ、その切れ目で選択的に瞬きをしているのです。そして、そのタイミングが人々の間で自然と共通しているというわけです。

この映像の切れ目で瞬きをしているとき、脳の中では何が起きているのでしょうか。今度はそれを明らかにするために、MRIの中で、『Mr. Bean』の映像を見せて、瞬きに伴って脳の活動がどう変化するかを調べてみました。[*20] すると瞬きのたびに、記憶を司る海馬と、第3章で紹介した、内的な考え事をしているときに活発にはたらくデフォルト・モード・ネットワークの活動が増えていたのです。瞬きには、連続する視覚情報を区切って、意味付けたり、記憶したりするはたらきがあるのかもしれません。

アンドロイド相手でも瞬きで同期

さらに、瞬きには社会的な役割があることもわかってきました。人間の瞬きはまぶたの開閉運動なので、周囲の誰しもが容易に観察できます。そのため、瞬きが他者に影響を与える可能性があります。そこで、向かい合って会話をしているときに、話者の瞬きが聞き手の瞬きにどのような影響を及ぼしているかを調べてみました。すると、話者が瞬きした直後、聞き手も一緒に瞬きをしていたのです[*21]（図4－9）。しかも、この話者と聞き手の瞬き同期は、話の切れ目で生じていることがわかりました。つまり、私たちは瞬きを介して、無意識に会話の間を共有しているのです。

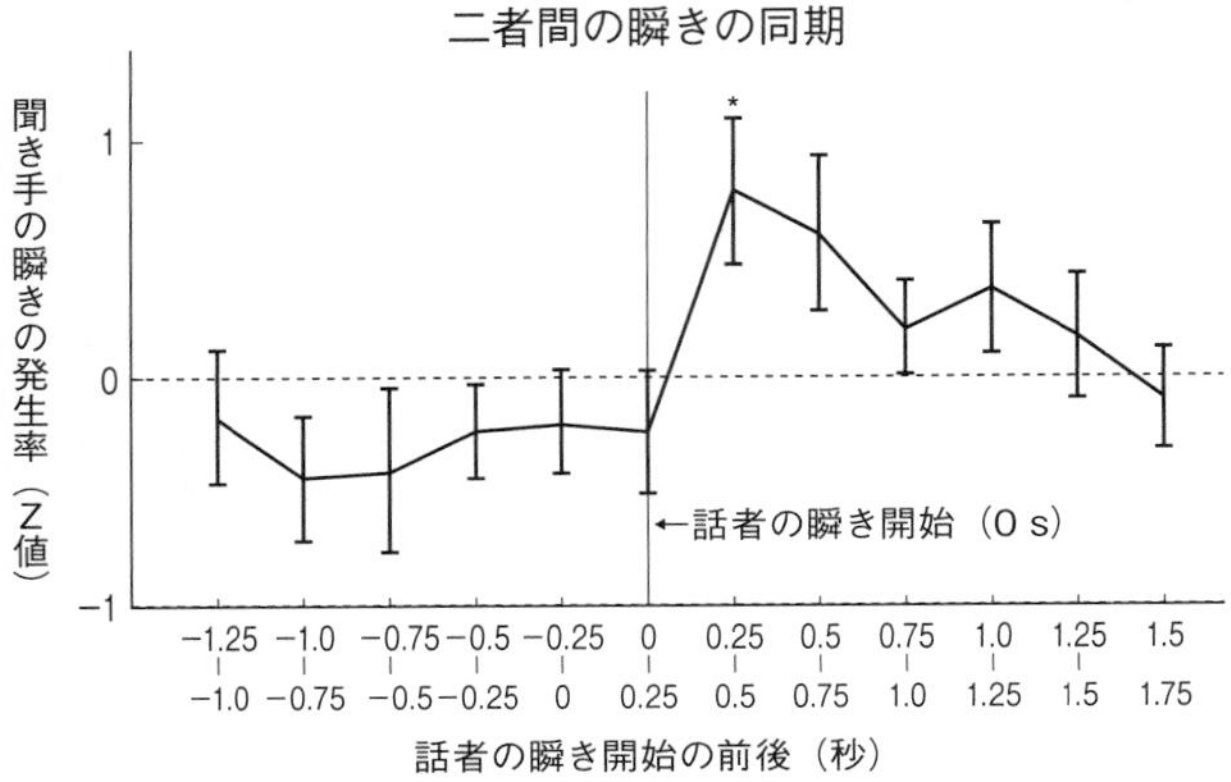

図 4-9　話者の瞬きに対する聞き手の瞬きの発生率の変化

話者が瞬きをしたのを0秒とすると、0.25秒遅れて、聞き手の瞬きの発生率が有意に増加している。

Nakano, T. & Kitazawa, S. Eyeblink entrainment at breakpoints of speech. *Experimental Brain Research* 205, 577–581（2010）をもとに作成

この二者間の瞬き同期現象は、人間同士だけでなく、アンドロイド・ロボットと人間の間でも起きることがわかりました。アンドロイドに話の切れ目で瞬きをさせたところ、向かい合って話を聞いていた人間は、アンドロイドの瞬きに引き込まれて、一緒に瞬きをしていたのです。[*22] さらに、アンドロイドの手に自分の手を重ねた状態で話を聞くと、アンドロイドと人間の瞬き同期は、もっと高まりました。このように、二者の間での瞬きが同期する度合いというのは、両者の間のコミュニケーションの状態を鋭敏に表しているのです。

会話のタイミングがおかしかった

り、発言がずれていたりすると、「あの人、なんか間が悪いよね」と言われてしまうことがあるように、コミュニケーションにおいて「間」というのは重要な要素です。また、間を入れずに、一方的に相手に向かって言葉や情報を送ると、相手は理解も反応もできず、双方向のコミュニケーションは成り立ちません。とかく、話し上手な人は、適切な場所に、適切な長さの「間」を入れることで、聞き手の理解と共感を得ているのです。そして、私たちは、瞬きやうなずきなどの顔の動きを介して、間のタイミングを表出し、他者とそれを共有しています。このように、顔は無意識にコミュニケーションにおける重要な手がかりを与えてくれるので、お互いの顔を見ながら会話をすることが大事なのです。くれぐれも、顔を下に向けて、新聞を読みながら、大切な人の話をふんふんと聞かないようにしてほしいですね。

7　自閉スペクトラム症と顔

自閉スペクトラム症と脳の顔認識

ここまで、人は顔を媒介にして、さまざまな非言語情報を他者とやり取りすることで、コミュニケーションの質を深化させていることを紹介してきました。他者の顔は情報の宝庫なので、私たちはつい人の顔ばかりに目がいってしまいます。

一方で、顔や表情の認知が得意ではない人もいます。対人コミュニケーションの問題や、物事への過度なこだわりといった特徴のある自閉スペクトラム症の人たちです。話がうまくかみ合わなかったり、興味や感情を共有することが得意でなく、特に他者と目をあわせたり、顔を見分けたり、表情から感情を読み取ったりすることに困難さを抱えることが知られています。筆者が研究で知り合った当事者の方は、顔を見ても誰なのかはっきりとわからないので、髪型や眼鏡、声などを手がかりにしていると言っていました。そのため、髪型が変わると誰だかわからず混乱してしまうことがあるそうです。

自閉スペクトラム症では、顔の情報処理をする脳の領域に何か問題が起きているのでしょうか。そこで、世界中の研究者たちは、2000年頃から当事者の方たちの協力を得て、彼らが顔や表情を見ているときの脳活動をMRI装置で調べてきました。すると、顔の識別に関わる紡錘状回や、表情の認識に関わる上側頭溝の顔に対する反応が弱いという報告が相次ぎました。[*23] ただその一方で、自閉スペクトラム症と定型発達の間で、これらの領域の顔に対する反応に違いはないという報告もあります。[*24]

考えられる「2つの可能性」

こうした真逆の結果が報告されたという事実をどのように受け止めるべきでしょうか。自閉スペクトラム症と脳機能の関連については現在進行形でさまざまな研究が続いており、まだはっきりとしたことは言えないという前提にたったうえで、筆者なりに、考えられる2つの可能性を紹介したいと思います。

まずは研究のバイアスに注目する考え方です。そもそも研究というものは、差があるときの方が報告されやすいというバイアスがあります。そう考えると、自閉スペクトラム症の中には、顔の情報処理に関わる脳の領域に問題を抱える人が一部いるものの、全体を十分に説明することはできないという可能性を考えることができます。

2つ目の可能性は、やはり顔認識のネットワークに何らかの異常があるのではないか、というものです。通常、MRIを使った多くの研究は、何か課題をやったときに活動している脳部位をMRI装置で明らかにします。そして、「Aという課題のときに、脳のこの部位が活動しているということは、この部位はAに関連したこんなはたらきをしているのだろう」と検討するのです。ただし、必ずしも活動が弱いから、その脳領域の機能が十分にはたらいていないとは言えません。例えば、何かのタスクが得意な人は該当する脳の専門領域が少ししか活性化しなくても十分に対応できるのに、不得意な人はその領域の活動をフル回転させないと対応できない、ということがあります。また、MRIを通して量的にはたらいているように見えても、神経細胞の質的なはたらきを見ると異常が生じている場合もあります。いずれにせよ、追加の研究などを通して仮説をサポートしていく必要があるわけです。と前置きが長くなってしまいましたが、このように考えると顔認識のネットワークの異常の可能性を検討する余地が出てきます。ここからは少しこの可能性を掘り下げてみましょう。

筆者たちは、以前、複数の人物が登場する社会的なシーンを集めた動画を自閉スペクトラム症の大人と子ども、そして定型発達の大人と子どもに見てもらい、そのときに映像のどこを見ているかを比較したことがあります。[*25] すると、登場人物の顔を見る時間は、定型発達の人よりも自閉スペクトラム症の人たちの方が短い傾向が見られました。さらに詳しく解析してみると、2人の人物が会話をしているとき、定型発達の人たちは話者の顔をよく見ているのに対し、自閉スペクトラム症の大人と子どもは、話者と聞き手の顔を同じくらいの割合で見ていました。また、女の子が自己紹介しているシーンでは、定型発達の大人は女の子の目をよく見ており、言語発達の途中にある子どもは、女の子の口をよく見ていました（図4－10）。一方、自閉スペクトラム症の大人と子どもは、女の子の顔よりも、画面の下に出ていたテロップの文字（女の子の名前）をよく見ていました。このように、話者の顔に目がいかないのが自閉スペクトラム症の特徴なのです。

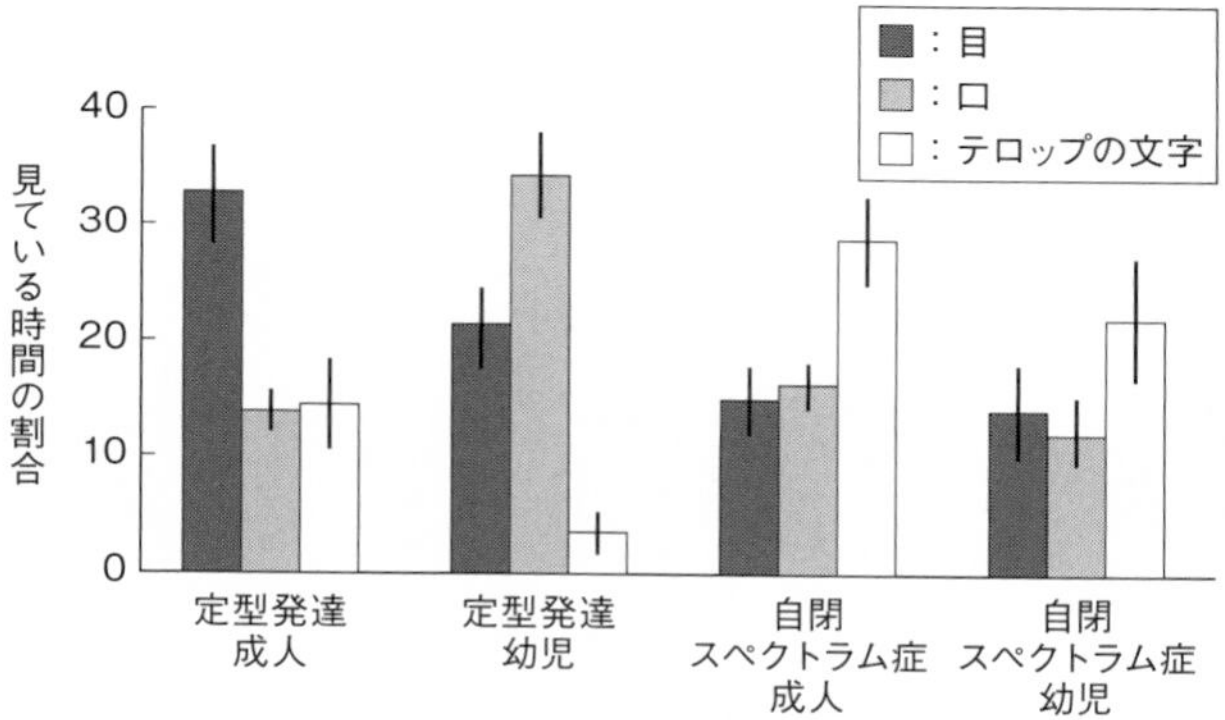

図 4-10　自閉スペクトラム症と定型発達の人の動画を見ているときの視線の比較

Nakano, T. *et al*. Atypical gaze patterns in children and adults with autism spectrum disorders dissociated from developmental changes in gaze behaviour. *Proceedings of the Royal Society B* 277, 2935-2943(2010) をもとに作成

紡錘状回や上側頭溝などの顔や表情の認識に関わる大脳皮質の領域は、幼少期にたくさんの顔の情報が入ってくることで、その処理に特化した神経回路をつくり上げていくと考えられています。自閉スペクトラム症の場合、顔の情報入力が少ないために、これらの領域で、顔に特化した神経回路が十分に発達せず、顔や表情の認識が不得意になってしまうのではないか、と筆者は考えています。

それでは、自閉スペクトラム症の人は、顔に興味を示さないことが問題の本質なのでしょうか。実は、彼らは生まれつき顔を見ないわけではありません。生後数ヵ月の赤ちゃんのときは他者の目をよく見ているのに、そのあと他者の目を見る割合が小さくなることがわかっています。[*26] 生後の大脳皮質の発達過程で、顔をあまり見なくなるという特徴が生じているのです。

ではなぜ、発達過程で顔をあまり見なくなるのでしょうか。

自閉スペクトラム症の認知スタイルの特徴は、全体の形や変化よりも、細部の違いに注意が向くことです。前に紹介したように、他者の顔から情報を読み取る場合には、顔の全体を認識することが重要となります。例えば、顔から人物を特定するためには、目や口などのパーツがどのような位置関係で配置されているかという、顔全体の構成を捉える必要があります。また、表情は、複数の筋肉の動きの組み合わせを認識しないと、どの感情を表しているのかがわかりません。そのため、局所の情報処理を優先して、全体をとらえることが得意でない自閉スペクトラム症の場合、顔が表す情報を読み取ることが難しいのでしょう。その結果、他者の顔への興味が湧かず、それに伴って顔の認識機構も十分に発達しない、という循環が起きている可能性が考えられます。ただ先ほども補足したようにこれはあくまで仮説の一つであり、こうした内容が裏付けられるためにはさまざまな角度からの研究が必要となります。

自閉スペクトラム症と診断される子どもの数は、この数十年で著しく増えています。以前は１００人に１人と言われていたのが、最近の報告では、１００人に３人の割合となっています。[*27] この急激な増加は、実際の有病率があがっているのか、それとも疾患の理解や医療システムが進んだために診断される人が増えたのか、理由ははっきりしていません。ただ、3%という割合からも、社会において自閉スペクトラム症の人はマイノリティーな存在ではないのです。研究によって原因や背景を理解することで、誰もが活躍できる社会環境の構築につなげていくことが、科学の一つの重要な役割なのだと思います。

ここまで、人間が顔を介して自分の内面を外部に発信し、他者の顔から情報を読み取り、そしてお互いに共感したり、同調することで、ノンバーバルなコミュニケーションを促進していることを紹介してきました。しかし、近年の情報技術の目覚ましい進展により、私たちのコミュニケーションの在り方は大きく変化しています。SNSを介して、私たちは前よりもたくさん他者の情報にさらされ、また自己の情報をさらすようになっていきます。また、オンラインゲームや仮想空間で他者と交流する時間が急激に増加していきます。今後、通信速度はさらに速くなり、より大量の情報をリアルタイムに送れるようになれば、この傾向はより一層進むでしょう。さらに、人工知能の技術の発展に伴い、本物とまったく見分けがつかない偽物の人間の顔をいくらでもつくれるようになりつつあります。そのような時代において、私たち人間にとって、顔はどのような存在になっていくのでしょうか。また、それが自己意識にどのような影響を及ぼすのでしょうか。最後の章では、顔が抱える未来の問題について考えてみたいと思います。

第4章のまとめ

1 コミュニケーションには非言語情報も大きな役割を果たしている。そして、言語情報と非言語情報が食い違うときは、非言語情報の方が強い影響を与える。

2 ポール・エクマンが行ったフィールド調査により、喜び、悲しみ、怒り、驚き、嫌悪、恐怖という6つの感情を表す表情は、全人類に普遍的であることが示され、現在でもこの考えが広く受け入れられている。

3 信頼できる顔や、魅力的な顔、瞬きによる間の共有など、顔からはさまざまな情報が発信され、コミュニケーションにおいて重要な役割を担う。まさに「顔」は自分と他者をつなぐハブとなっているのである。

コラム②

困った顔をするイヌ

ダーウィンは、人間は表情と表情を読む力が進化したと言っています。しかし、表情が進化した生き物は、人間だけとは限らないのです。実は、人間の大切なパートナーであるイヌも、オオカミと枝分かれして進化する過程で、新たな表情を獲得していることが最近明らかになってきました。

イヌは、いまから3万3000年前に人間によって家畜化され、現在に至るまでの間に、人間の良きパートナーになるよう、身体も行動も強い選択圧を受けてきました。他の動物と比べて特筆すべき違いは、人間の視線を理解したり、人間とアイコンタクトができることです。イギリスのポーツマス大学の研究者は、イヌが目を使って人間とコミュニケーションをとることができるのは、彼らの目の周りの表情筋が、彼らの祖先であるオオカミとは異なっているからかもしれない、と考えました。そこで、野生のオオカミ4頭と、

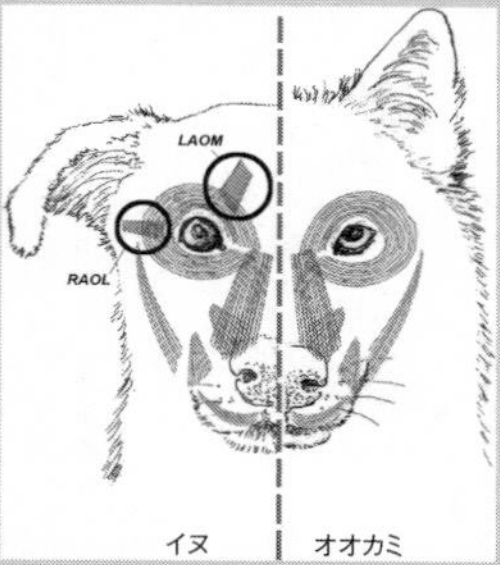

イヌ（左）とオオカミ（右）の表情筋の違い
イヌは目の横と上にオオカミにはない表情筋がある（黒い円）。
Kaminski, J., Waller, B. M., Diogo, R., Hartstone-Rose, A. & Burrows, A. M. Evolution of facial muscle anatomy in dogs. *Proceedings of the National Academy of Sciences* 116, 14677–14681(2019) の Fig. 1. Facial musculature in the wolf (*C. lupus*) (animal's left) and dog (*C. familiaris*) (right) with differences in anatomy highlighted in red. Image courtesy of Tim D. Smith(Cambridge University Press, Cambridge, UK) より ※囲み線は筆者による

ラブラドール・レトリーバーやチワワ、シベリアンハスキー、ジャーマンシェパードなどのイヌ6頭の表情筋を解剖して詳細に比較しました。[*28] その結果、オオカミにはないのに、どのイヌにも眉毛の内側を上に引き上げる筋肉があることを発見したのです。また、行動を観察してみると、オオカミと違って、イヌはしきりに眉を寄せたり上げたりしていました。

どうして、イヌにはこんな表情筋があるのでしょうか。この

研究を行った研究者たちによると、この眉を寄せる表情をすると、子イヌのような目に見えるし、また人間の悲しそうな顔にも似ています。つまり、幼さと切なさをアピールすることで、世話したくなるような気持ちを人間に引き起こさせる効果があるのではないかというのです。ただし、イヌがこのように進化したのは、人間がそういう表情をするイヌを好み、そういうイヌを選択的に増やした結果なのでしょう。

ちなみに、筆者が飼っているウサギはまったく表情が変わりません。ネコも眠たそうな顔や怒った顔はするものの、表情のバリエーションはそんなにありません。そう考えると、表情を読む力の優れた人間にとって、複雑な表情をするイヌは、感情のコミュニケーションまでできる特別なパートナーなのかもしれません。

第5章

未来社会における顔

1　SNSの弊害

1995年に登場したプリント倶楽部、略してプリクラは、一大ブームを巻き起こしました。目を大きく、顔を細くするなどの加工をしたデジタル写真がすぐにプリントされて出てくるため、女子高校生の間で人気となり、当時の渋谷のセンター街は、プリクラの機械がずらっと置かれていたものです。顔を大きく変えることを「盛る」と称し、盛りまくった顔のシールをお互いに交換し、携帯型のメモ帳に貼り付けることが、ある種のコミュニケーションとなっていました。

そして、スマートフォンが普及すると、自分の顔を撮る行為はさらに進化しました。スマホさえあれば、いつでもどこでも撮影できるし、加工は簡単かついろいろできます。さらに、すぐに友達に送ることも、ソーシャルネットワーキングサービス（SNS）にあげることもできるのです。「百聞は一見にしかず」のことわざ通り、言葉よりも写真や映像でのコミュニケーションがソーシャルメディアの中心で、その中でも主役はもちろん、自分の顔です。もはや、ソーシャルメディアは、自分の顔をプロデュースする場と化したのです。

でも、よい話ばかりではありません。若者のＳＮＳの利用が増えれば増えるほど、問題も生まれています。加工が施された写真は、若者に深刻な心的ダメージを与えているのです。

オランダの研究グループは、14〜18歳の若い女性１４４人に、同世代の女性がＳＮＳにあげた写真をたくさん見せました。[*1] そのうち、半分の女性には、元のままの写真を見せたのですが、残り半分の女性には、顔はより美しく、体はより細く見えるように修整を加えた写真を見せたのです。すると、修整を加えた写真ばかり見たグループは、自分の容姿に対する満足度が下がってしまったのです。他人の目が気になるタイプの女性ほど、この満足度の低下は著しいものでした。一方、オリジナルの写真を見たグループは、自分の容姿に対する満足度にまったく変化がありませんでした。

思春期はただでさえ他人の目を意識するようになり、自分と他人を比較し、自尊心が揺らぐ時期です。他人のことが気になるから、いつもスマホを見てしまいます。そして、大きな目をして、スタイル抜群な同世代の姿を見て、現実の自分に対してますます自信を失ってしまうようです。そこで、そのコンプレックスを埋めるために、自分の容姿を大きく盛った写真をアップするようになり、それを見た周りの子は、自信を失ってしまいます。まさに、大勢を巻き込んでの負のループなのです。総務省の調査[*2]でも、若者のＳＮＳ依存は深刻な問題となっており、ＳＮＳに依存している人ほど、自分の外見やふるまいが他者にどう見えているかを気にしており、社会的な自己意識が高い傾向があることがわかってきました。スマホの登場によって、私たちのコミュニケーションのスタイルは、言葉を交わすよりも、自分の写真を見せ合うことが中心となり、顔に取り憑かれてしまう傾向は、ますます高まっているのです。

2　プロテウス効果

他人のきれいな写真と比べてしまうと確かに自分の容姿に自信が持てなくなるけれども、自分の容姿それ自体を自由自在に変えられるのであれば、その悩みはなくなるのかもしれません。そして、バーチャル・リアリティ（ＶＲ、仮想現実）技術の発達により、それが現実になりつつあります。ＶＲの世界では、自分の分身であるアバターの顔だけでなく性別や年齢、体形も選べるし、動物やロボットにも変身できてしまいます。そのとき、私たちの自己意識まで変わってしまうのでしょうか。

２００７年、それを調べたスタンフォード大学のニック・イーらのグループの研究が発表されました。仮想空間上のアバターの見た目が、そのユーザーのふるまいに影響を与えることを実験で明らかにしたのです。[*3]

彼らは、魅力的なアバターを使っている場合は、他のユーザーとの距離が近くなり、さらに他者にオープンな態度を示すのではないか、と考えました。そこで、魅力的な顔と魅力的でない顔のアバターを作成し、32人の大学生が、そのアバターを使って異性のユーザーと交流しているときの、両者の物理的な距離や話の内容を調べたのです。

まず実験参加者は魅力的な顔のアバターを使うグループと、魅力的でない顔のアバターを使うグループの2つに分けられます。そのうえで、VRゴーグルをかけ、表示されたアバターが自分の頭や身体の動きに合わせて動くことを1分間ほど体験しました。こうすると、参加者は、アバターを自分の分身のように感じるようになります。そのあと、180度後ろを向き、5メートル先に立っている異性の他者（研究者サイドで用意）との交流を行いました。異性の他者は、「少し近寄って」と参加者に話しかけ、「あなたのことを教えて」と尋ねます。それに応じて、参加者がどのくらい近づいたか、さらに、どのくらい自分のことを話したかを測定し、グループ間で違いが出るかを調べたのです。

その結果、魅力的な顔の場合、相手との距離の平均は0・98メートルだったのに対して、魅力的でない顔の場合、相手との距離は1・74メートルでした。また、魅力的な顔の条件では、自分に関して平均して7・2個の情報を相手に話したのに対して、魅力的で

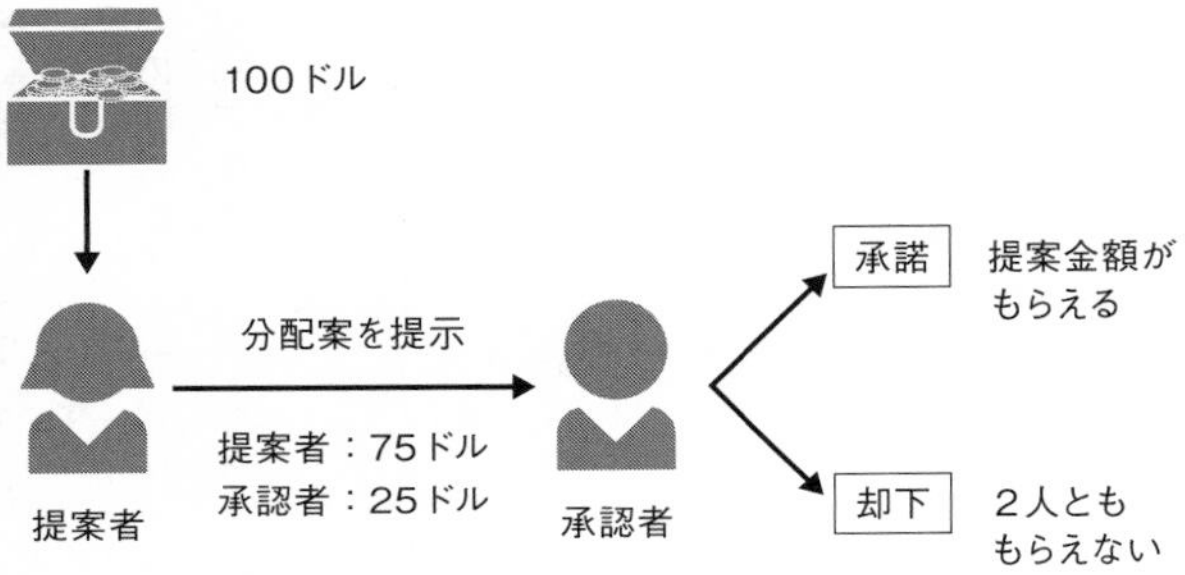

図5-1　最後通牒ゲームの仕組み

ない顔の条件では、その数が5・4個でした。つまり、自分のアバターが魅力的な顔をしているときは、異性の相手に接近し、自己を開示し、親和的な行動をするようになると考えられるのです。

次に研究者たちは、アバターの体形が仮想空間でのユーザーのふるまいに及ぼす影響を調べることにしました。これまでの研究から、背が高い人は、自分に自信があり、異性から人気があり、さらにリーダーになる傾向が強いことがわかっています。そこで、アバターの背が高い場合、より自信に満ちた態度で、よりアグレッシブに他者と交渉するのではないか、と予想をたてたのです。それを検証するために彼らは最後通牒ゲームと呼ばれる経済ゲームを使いました（図5‐1）。このゲームは、提案者と承認者のペアで行う取引で、提案者が100ドルをどう山分けするかを提示します（例えば、提案者は75ドル、承認者は25ドルというように）。それを承認者が承諾すれば、その分配の提案通りにお金がもらえます。一方、承認者が却下すると、2人とも何ももらえません。そのため、提案者は承認者が受け入れてくれる範囲で、できるだけ自分が得するような分配の案を考えるし、承認者は拒絶すると自分も損するので、どの程度なら不公平さを妥協できるかを考えるのです。研究者らは、アバターの背が高い場合だと、ユーザーの自信が増して、より不公平な分配（自分が得する分配）の提案をするのではないか、と予測しました。

実験には50名の大学生が参加し、異性のパートナー（研究者サイドが用意）と組んで最後通牒ゲームを行いました。そのパートナーより10センチメートル背が高い、あるいは10センチメートル背が低いアバターを作成し、VRゴーグルをかぶって、1分間それを動かすことで、自分の分身であるように自覚させました。そして、目の前のパートナーと一緒に経済ゲームをやったのです。こちらも先の研究のようにグループ間の違いを調べています。

その結果、アバターの背が高い条件では、60ドル（自分）と40ドル（相手）の提案をしたのに対し、背が低い条件では、52ドル（自分）と48ドル（相手）の提案をしました。予想通り、アバターの背が高いときは、自分が有利な強気の提案をするのです。

今度は逆に、相手が分配者となり、75ドル（相手）―25ドル（自分）の提案をしてきたときに、それを受け入れるか、拒否するかを調べました。拒否してしまうと、どちらももらえないので、誰もが損します。それでも拒絶するということは、ある意味、「こんな不利な条件を受け入れると思ってるのか！」と言ってちゃぶ台をひっくり返すような状況です。すると、自分のアバターの背が低いときは、72％の割合で受け入れたのに、背が高いときは、38％しか不公平な提案を受け入れませんでした。つまり、アバターの背が高いときは、相手の不公平な提案に対して、自分が損してでも拒絶する傾向が高まるのです。このように、仮想世界で背が高くなっただけで、自分に対する自信が増し、相手に不利な提案をもちかける一方で、自分に不利な提案は拒絶する、という何とも独善的な行動をとるようになったわけです。

ニック・イーらは、アバターの見た目が、そのユーザーの気持ちや行動に影響を与えることを、ギリシャ神話に出てくる変幻自在に姿を変える神、プロテウスにちなんで「プロテウス効果」と名付けました。このプロテウス効果のすごいところは、アバターを1分間ほど操作しただけで、瞬時に自己評価が変化し、行動変容が起きる点です。アバターをツールとして使いこなしているだけでなく、自己の一部として取り込んでいるのです。逆に言えば、仮想空間での滞在時間が長くなり、アバターを介して他者と交流していると、自分のアイデンティティがアバター中心のものに移り変わっていく可能性も十分ありえます。

今後、私たちがVRの世界に滞在し、アバターを介して交流する機会はますます増えていくことが予想されます。その際、どのようなアバターを皆が選ぶようになるのでしょうか。

アバターは誰でも自分の好きなものを選べます。そこに制限はありません。多くの人は他者に好かれたいので、魅力的な顔を選ぶでしょう。すると、仮想空間の場は、フレンドリーでオープンな性格の美男美女の集まりになるのでしょうか。また、不公平な提案は人間関係の軋轢《あつれき》を生むので、平和的解決として、みんなの身長は平均に収束していくのかもしれません。あるいは、競争心がはたらいて、他者よりも魅力的な顔、より大きな身体に見せようとする可能性もあります。もちろんどんな世界になるのかはまったく想像の域を出ないですが、現実世界の制限がはたらかない仮想空間では、もしかしたら不気味の谷の現象が起こらず、顔の変容にブレーキがかからなくなり、極端に大きな目と小さな顔に、高身長の集まりになることだってありうるのです。このように、仮想空間上のアバターの顔が、これまでのリアルな人間を映し出すものから、どんどん別物へと進化していく可能性は十分考えられます。その影響を受けて、他者の顔や表情を認識する脳の仕組みや、自己の内面を外に表す方法、自己意識の在り方は変わってしまうのでしょうか。人類の長い歴史の中で、鏡の発明に匹敵する顔の変革が、今、起きつつあるのかもしれません。

3　偽物の顔

ディープフェイク動画

２０２２年２月24日、ロシアによるウクライナへの軍事侵攻は世界中に大きな衝撃を与えました。連日、戦闘の様子などの報道が続いていますが、実は今回の戦いは最新の情報技術を用いた激しい情報戦という側面もあります。

その一端が垣間見えたのが、同年３月16日にインターネット上にあげられた偽動画です。それはウクライナのゼレンスキー大統領が登場し、ウクライナ軍に武器を置くよう呼びかけるという内容でした。[*4] すぐに大統領本人がそれを否定する動画を投稿し、FacebookやYouTubeも即座に動画を削除しましたが、このような偽動画が戦争の武器となりうる現実が浮き彫りになる出来事でした。

この際、報道では「ディープフェイク」という言葉が使用されていましたが、これは人工知能（ＡＩ）の一つである深層学習（ディープラーニング）を利用して本物のように見せかける技術のことです。動画中の顔を差し替えたり、言葉に合わせて口を動かしたり表情を変えたりと、本人が話しているのと区別がつかないレベルにまで技術が急成長しています。この技術を使えば、例えばテレビのニュースキャスターが毎回ニュースを読まなくてもよくなったり、AIによって合成されたバーチャルタレントをつくれるようになったりするため、エンターテインメント分野での活用が期待されています。

一方で、右に紹介したように、政治家や有名人になりすました動画は、それを見た人々が本物と信じた場合、投票行動が左右されたり、デモが起きたりと、社会的混乱につながりかねません。このように、どんな技術もそれが革新的であればあるほど、社会にとっては諸刃の剣となるのです。そのときに重要なことは、技術を正しく深く理解することです。

AIと書かれると、これまで見てきた人間の脳の顔認識メカニズムと一線を画すように思われるかもしれませんが、実はAIの主要な技術であるニューラルネットワークや、それを何層にも重ねたディープラーニングは、脳の神経細胞ネットワークをプログラム上で模したモデルが基盤となっています。学問的にも「脳」と「情報科学」は結びつきが強く、こうしたテーマは人間の脳が顔を認識するメカニズムを理解するうえでも、重要な手がかりを与えてくれるかもしれないのです。そこで、この節では、「顔」をめぐる研究の最前線を紹介するという切り口の一つとして、最新のAI技術がどのような仕組みで本物そっくりの顔を生成しているのかについて見ていきます。

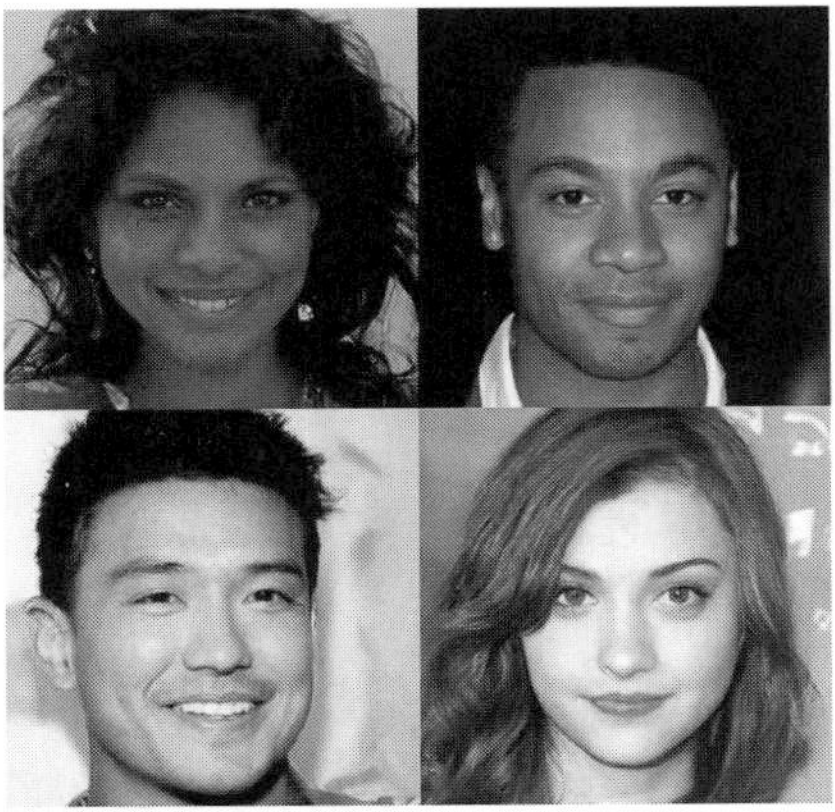
図 5-2　最新の人工知能が生成した実際には存在しない顔
Ho, J., Jain, A. & Abbeel, P. Denoising Diffusion Probabilistic Models. *NeurIPS 2020*（Vancouver, Canada, 2020）より

存在しない顔

第1章の顔を認識する脳の仕組みのところで紹介したように、顔の専門領域には、両目の距離に反応する神経細胞や、目と口の間の距離に反応する神経細胞、眉毛の角度に反応する神経細胞といったように、顔のさまざまな特徴に対して特異的に反応する神経細胞が集まっています。そして、それぞれの神経細胞の活動量に応じて、それが表現している顔の特徴を合計していくと、見ている顔とそっくりの顔を再現できました。大まかに言ってしまうと、ＡＩが顔を生成するときも、同じようなことをしています。顔の特徴を膨大な数の変数で捉え、その変数の値の組み合わせで顔の情報

を表現しているのです。そして、この変数の値の組み合わせを自分の好きなように設定すれば、世の中には存在しない新しい顔をいくらでもつくることができるのです。ちなみに、擬似的なデータをつくり出すことを「生成」と言い、それを実現するモデルのことを「生成モデル」と呼びます。この生成モデルは、変数が多ければ多いほど、より精度が上がることがわかってきました。

このような方法は、昔から機械学習の分野では使われていました。けれども、ディープラーニングの技術が開発されたことで、それまでとは別次元で本物に近い顔を生成することができるようになりました。図5-2の写真を見てください。これは、最新の生成モデルによってつくられた顔です。[*5] 本物の人間を撮影したような写真ですが、すべて現実には存在しない人物の顔です。このように最近の生成モデルがつくり出す顔は、本物と言われても疑うことがないぐらい技術が進歩しています。そして、その突破口となった研究が2014年に発表されたGANという生成モデルです。詳しく見ていきましょう。

敵対的生成ネットワークとは何か

カナダにあるモントリオール大学の博士課程の学生だったイアン・グッドフェローは、ただのノイズ画像から顔を生成するという、まるでマジックのような、まったく新しい人

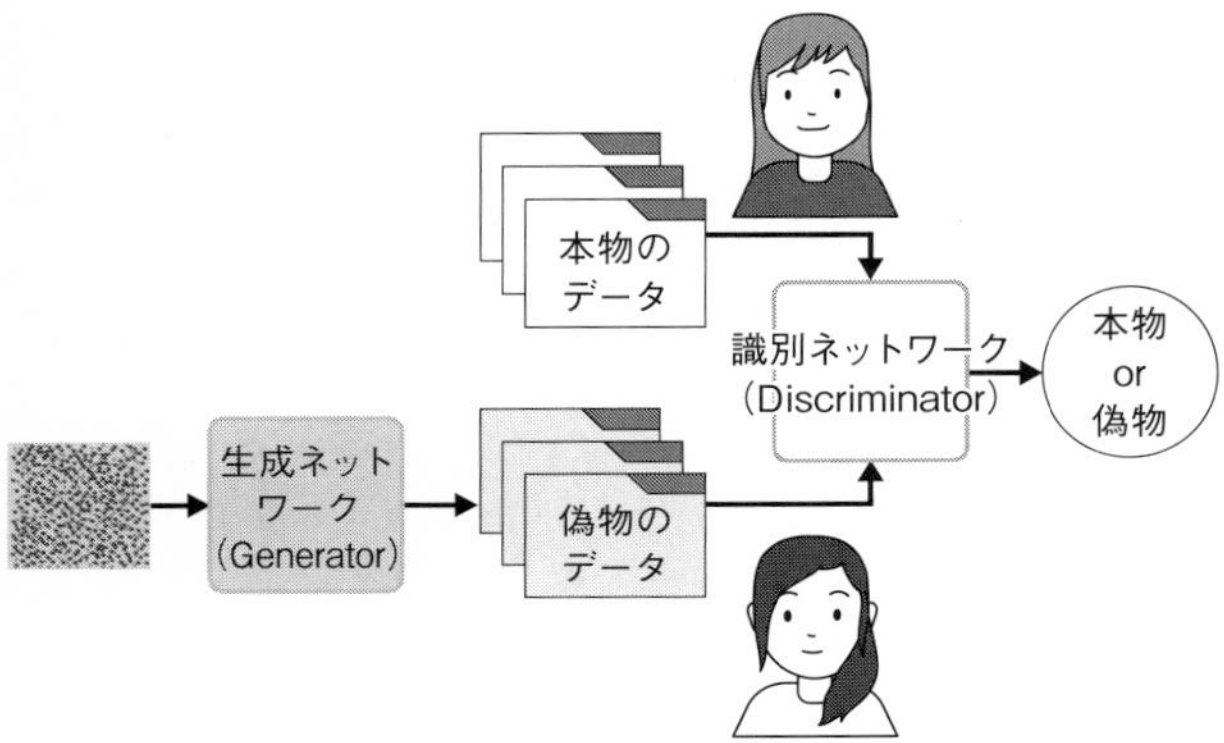

図 5-3　GAN のアーキテクチャ

工知能のアーキテクチャを提案しました。[*6] その名も、敵対的生成ネットワーク（Generative Adversarial Networks）、頭文字をとってGANと名付けられました。敵対的という言葉が入っているのは、生成ネットワーク（Generator）と識別ネットワーク（Discriminator）と呼ばれる2つのネットワークを競い合わせることで、より本物に近い画像をつくり出すよう生成ネットワークが学習していくからです。

図5－3を見てください。生成ネットワークには最初、ノイズ画像が与えられます。それをもとに、顔にできる限り近い偽物の画像をつくり出して識別ネットワークに渡します。識別ネットワークの方は、別に与えられた本物の顔の画像と比べて、どちらが本物かを判断します。識別ネットワークが偽物の顔画像を本物と間違えるまで、生成

ネットワークは、試行錯誤しながら、顔っぽく見える画像をつくり出す方法を求めて、自身のネットワーク構造を変化させていきます。この試行錯誤を膨大な回数繰り返すうちに、最後にはノイズから本物と見間違う顔をつくり出す生成ネットワークができてしまうのです。何度聞いても驚いてしまいます。

このGANが提唱されてから、派生モデルがたくさんつくられました。なかでも、顔の大局的な構造と局所の詳細な構造の両方をバランスよく学習したStyleGANは、極めて高画質でリアルな顔が生成できるため、「写真が証拠になる時代は終わった」とまで言われるようになっています。第1章で紹介したように、人間が顔を認識するときは、顔のパーツの情報だけでなく、そのパーツ同士がどういう位置関係にあるのかという顔の構成の情報が重要な手がかりとなっていました。最新のAIは、人間の脳と同じように、顔のパーツと全体の構成の両方の情報を処理するニューラルネットワークをつくり出しているのかもしれません。

ただ、完璧に見えるGANにも、いくつか問題がありました。まず、上手く学習させることが難しいという問題です。ただのノイズ画像から、行き当たりばったりで顔らしきものを生成する「出たとこ勝負」のネットワークなので、動作の不具合や学習が不安定になることが多く、かなり高度なAIの開発技術を持った人でないと、本物と見間違えるような顔を生成するネットワークをつくることが難しいとされています。他にも、一度上手くいった画像があると、それと同じような画像ばかりつくるようになることがあります。これをモード崩壊と呼びます。確かに、生成モデルが同じ画像ばかりつくり出したら、すぐ生成モデルがつくった顔だとばれてしまうので、意味がありませんね。

続々登場する画像生成のモデル

そのような状況の中で、再び生成モデルに一大変革が巻き起こりました。それは、2020年にカリフォルニア大学バークレー校のジョナサン・ホーらが発表した「デノイジング拡散確率モデル」です。[*5] StyleGANにより画像生成は頂点に達したかと思われていましたが、それを超える高精度の画像を生成できることを示したのです（図5-2参照）。いったいどんな方法なのでしょうか。

まず、1枚の顔の写真があるとします。その写真全体にノイズを被《かぶ》せると、顔は見えなくなってしまいますよね。でも、この被せたノイズを少しずつ取り除き、すべてを完全に取り除くことができれば、元の顔の写真が現れるはずです。拡散モデルは、このノイズを少しずつ除去して元の画像にできるだけ近づけるプロセスを、ディープラーニングで上手くモデル化しています。その学習したモデルを適用すると、驚くべきことに、ただのノイズ画像から新しい画像を生成することができるのです。この拡散モデルは、学習が安定しているうえに、GANのようなモード崩壊が起こりにくいため、顔だけでなくいろいろな物体の画像を生成することができるという強みがあります。

目覚ましいスピードで進化するAI技術ですが、GAN同様、このモデルにもやはり課題が一つありました。というのも、ノイズから少しずつ画像データを復元していく必要があるため、何度も同じような処理を繰り返さなければならず、学習に膨大な時間がかかってしまいます。そのため、莫大な計算力を持つ一部の大手IT企業しか拡散モデルを使うことができなかったのです。

しかし、2022年4月、またしても、その巨大な障壁に風穴があけられました。ドイツにあるルートヴィヒ・マクシミリアン大学の研究グループが、個人のパソコンでも動作するような小型の拡散モデルを開発したのです。[*7] 彼らが発表した生成モデルは「潜在拡散モデル（latent diffusion model）」と名付けられました。以前の拡散モデルとは次のような点で異なります。

1枚の画像は、実は小さなマス目（画素）の集まりでできています。そのマス目の単位をピクセル（Pixel）と呼びます。例えば、縦200ピクセル、横200ピクセルで表現された画像のピクセルの総数は4万個になります。それまでの拡散モデルは、画像が持つ情

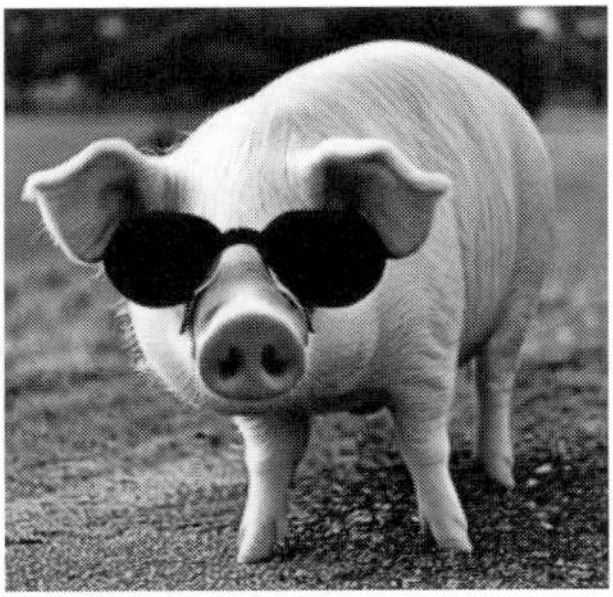

図 5-4　AI が生成した画像

Stable Diffusion のオンライン版（https://stablediffusionweb.com/）に「a pig wearing sunglasses」と入力した場合の生成画像の例。同じ言葉を入力しても、生成される画像は毎回異なる。

報をピクセル空間の状態のままで処理していました。すると、画像の情報を4万個というとても大きな次元で表現することになり、莫大なメモリーが必要となります。一方、新しい潜在拡散モデルでは、変分オートエンコーダの技術を使って画像の情報から特定の特徴を取り出し、その特徴を表現する空間（潜在空間）で拡散プロセスを実行することで、情報の次元を圧縮しています。さらに、この拡散モデルには、ChatGPTにも使われているTransformer（どこに注意を向けるかを学習する機構）など、最先端のＡＩ技術がこれでもかというぐらい詰め込まれています。それにより、必要なメモリーの量や計算量を大幅に減らして、画像生成の処理を高速化することに成功したのです。

この新しい拡散モデルに目を付けたのが

Stability AIというITベンチャーです。開発者のグループと協力して、20億枚以上の画像とテキストデータを使って事前学習したモデルを、ソースコードも含めてまるごと無料で一般公開しました。「Stable Diffusion」というソフトウェアで、例えば、サングラスをかけた豚、と入力すると、そのテキストを潜在空間のベクトルに変換し、すぐにサングラスをかけた豚の画像が生成されるのです（図5－4）。

このStable Diffusionは世界に一大旋風を巻き起こしました。それまで手の届かない憧れの〝スーパーカー〟であった拡散モデルが、燃費の良い〝軽自動車〟として誰でも使えるようになったからです。エントリーする人が多い分野は、技術が加速度的に進歩します。拡散モデルも然りで、発表されてから1年も経たないうちに、GANにとって代わり、拡散モデルが画像生成AIの主流となりました。今はこれを応用した研究がすごいスピードで展開されている状況です。この本が出版されて数年後には、また違う生成モデルが新たな変革を起こしているかもしれません。

4　素顔と仮面

このように、本物と見間違う偽物の顔を誰もが簡単につくれてしまう時代に突入しました。偽物の他者の顔、偽物の自分の顔であふれかえったとき、私たち人間にとって、本物の他者の顔、本物の自分の顔の意味は、価値は、そして役割とは何なのでしょうか。そろそろ、この本も終わりに近づいてきました。最後は、人間にとって本物の顔とはいったい何なのかということについて、考えてみましょう。

スティーヴン・スピルバーグ監督が２０１８年に公開したＳＦアクション映画『レディ・プレイヤー１』は、「オアシス」と呼ばれるＶＲ世界での人々の交流を描いたものです。舞台は近未来、貧富の差が進み、人々が現実に希望を見出しづらいなか、ＶＲゴーグルを被るだけで誰もが何者にでもなれるのが「オアシス」でした。そこで、主人公のウェイドは、アルテミスと出会い、恋に落ちてしまいました。その２人がダンスをしながら言葉を交わします。

ウェイド　リアルで会えない？
アルテミス　幻滅するよ
ウェイド　しない　君が好きだ
アルテミス　知らないくせに　これは仮の姿　本当はこんな体でも顔でもない
ウェイド　関係ない　君の本名は？　ぼくはウェイド　本名は…

アルテミス　やめて　正気？　本名なんて言っちゃダメ
ウェイド　君は特別だ
アルテミス　知らないくせに　会ったこともない
ウェイド　君を知ってるよ　好きなんだ（中略）君に恋してる
アルテミス　勘違いよ　この姿は私が見せたい自分　それに恋してるの

――『レディ・プレイヤー1』より

この2人の会話は、仮想空間における「顔」の問題をありありと表しています。なぜウェイドは、仮想空間ではなく、リアルでアルテミスに会いたいのでしょうか。オアシスのアバターは、現実世界の人間と比べてまったく遜色のない自然な表情や動きを体現しています。そのため、仮想空間はコミュニケーションの質が低くてもどかしいからリアルで会いたい、という理由ではないでしょう。なぜ仮想空間の中でデートするだけでは満足できないのでしょうか。

おそらくその答えは、ウェイドの「君は特別だ」という言葉に対する、アルテミスの「知らないくせに」という返事の中にあるのかもしれません。現実世界における彼女の素顔を知りたいと強く思うウェイドの気持ちと、素顔を知らないのに、そんなことを言うのは勘違いだ、というアルテミスの気持ちが交錯するのは、「素顔を知る」ことが両者にとって重要な意味を持つからです。なぜ、私たちはそこまで素顔にこだわるのでしょうか。

哲学者の鷲田清一は、『顔の現象学』という著作の中で素顔について以下のように考察しています。

> われわれがある顔を素顔としてとらえるときには、その背後に、一つの人称的な存在、「だれか」（＝人格）としての自己同一性と連続性とをもち、顔の外面性に対しては内面性としてとらえられるべき存在が透かし見られており、そういうものとの関係のなかで顔がとらえられているわけである。素顔においてはだから、〈顔〉は〈わたし〉との関係のなかで組織されているのである。
>
> ——鷲田清一著『顔の現象学』（講談社学術文庫、1998年）、55頁より

つまり、この考えを先ほどの映画に当てはめると、素顔というのは、アバターのような仮面とは異なり、その人の内面と同一線上にあるために、相手の内面を深く知るためには、どうしても素顔を通して関わりたくなるのです。また、素顔を知られていない状態に

おいては、自分の内面性を本当には理解していないから、あくまで仮想の関係性だというわけです。

さらに、これまでの章で見てきたように、鏡や写真の登場により、他者目線に基づく自分の顔の認識・評価というものが自己意識の中に入り込んできたことにより、素顔は単に内面を透かし見せるものではなく、内面に大きな影響を与えています。そうなると、なおさら〈素顔〉が〈わたし〉を具象化するものとして、重要性を増してくるわけです。

それでは、そもそも顔がなければ、私たちの自己はどうなってしまうのでしょうか。

この問題を徹底的に掘り下げたのが、１９６４年に出版された安部公房の小説『他人の顔』です。この小説の主人公は、化学実験中に液体空気の爆発により顔全体に大やけどを負って顔を喪失してしまいます。包帯で覆われた顔に対する周囲の反応に悩んでいたところ、さらに妻に性交渉を拒否されたことに強いショックを受けるのです。そこで、他人の顔を模《かたど》った精巧な仮面をつくり、それを被って別人物をよそおって妻を誘惑します。その後、妻と「仮面の男」と「素顔の自分」という三角関係に耐え切れなくなった主人公は、すべてを書き記したノートを妻に見せました。ところが、妻は、仮面の正体が主人公であることを最初からわかっていた、という手紙を残して去ってしまいました。打ちのめされた主人公は、仮面を被り、拳銃を手にして妻を待ち伏せるところで物語は幕が閉じます。

この小説は、人間という存在のなかで、顔というものがいかに大きな比重を占めているかを浮き彫りにしています。まず、主人公は顔の喪失により、周囲のよそよそしい、上辺だけの反応に強いショックを受け、顔に「ぽっかりと深い洞穴が口をあけた」ような幻覚に襲われます。すると医者のK氏は主人公に語りかけます。

「顔というのは、つまり、表情のことなんですよ。表情というのは……どう言ったらいいか……要するに、他人との関係をあらわす、方程式のようなものでしょう。自分と他人を結ぶ通路ですね」（中略）

「人間というやつは、他人の目を借りることでしか、自分を確認することも出来ないものらしい。（中略）通路をふさぎっぱなしにしておくと、しまいには、通路があったことさえ忘れてしまうものなのです」

——安部公房著『他人の顔』（新潮文庫、1968年）、37、38頁より

これらの言葉が意味するのは、自分の存在というのは、他者の反応を通して想像するしか知りえないもので、それを媒介する顔を失うと、自分の存在すら揺らいでしまうということです。つまり、顔の喪失は、社会との関係だけでなく、自己すら消滅させかねないわ

けです。

そして、小説の主人公は、他人の顔を模った精巧な仮面を被ります。すると、彼はとてつもない解放感を感じ、それをこう表現します。


「ぼくは、名前も、身分も、年齢もない、仮面の陰に身をひそめ、自分だけに保証されたその安全さに、勝誇ったような気分になっていた。連中の自由が、磨りガラスの自由なら、ぼくのは完璧な透明ガラスの自由だ」

——安部公房著『他人の顔』(新潮文庫、1968年)、214〜215頁より

ある意味、素顔は私たちを一つの自己に縛り付けていると言えます。仮面を被ること、仮想空間でアバターを使うこと、偽物の顔写真を使うことにより、素顔にとらわれている自己から解放されるのです。それは前に紹介したプロテウス効果でも実証されていることです。

しかし、本当に仮面は自己を解放するのでしょうか。鷲田は、『顔の現象学』の中で、デイディ＝ユベルマンの見方を取り上げています。

> たしかに仮面はひとの顔を覆い隠しはするが、そのとき仮面は、顔を覆うことによって、その顔が隠しているものをあらわにする。
>
> ——鷲田清一著『顔の現象学』（講談社学術文庫、1998年）、117頁より

本節の冒頭で紹介したアルテミスのセリフにも、「この姿は私が見せたい自分」とあります。仮面やアバターには、自己が抱える願望や葛藤がうつし出されており、本当の意味では自己から解放されてはいないのではないでしょうか。

つまり、素顔であれ仮面であれ、外面は常に自己の内面と深い関わりを持っており、しかも、その自己の内面は、外面の影響を受けて容易に変化する、可塑的で不安定なものなのです。そして、いずれの外面も、他者の反応から自己の顔を想像するという点で、自己と他者の関係性からつくられる想像的共有物なのです。しかし、それがないと、私たちの自己は不安定になり、他者との関係も上手く機能しなくなるのです。つまり、本物の顔であれ偽物の顔であれ、「顔」というものは、私たちが社会で生きていくうえで、必要不可欠な通路なのです。

一冊を通して、進化の過程で人間の顔や表情が他者から認識されやすくなったこと、そ

して、人間の脳のさまざまな領域が他者の顔を認識することに関わっていること、さらに、自分の顔を鏡や写真の中に見出し、それを自己意識の中に取り込んでいくことなどを見てきました。これらはいずれも、顔が果たす通路の役割と関係しているものです。今後、どんなに顔を生成する技術が発展したとしても、人間が社会で生きていく限り、この顔が果たす役割自体は変わらないのかもしれません。

第5章のまとめ

1 アバターの見た目は、そのユーザーの気持ちや行動に影響を与えるという実験結果がある。実験を行った研究者は、この事象を、ギリシャ神話に出てくる変幻自在に姿を変える神、プロテウスにちなんで「プロテウス効果」と名付けた。

2 「潜在拡散モデル(latent diffusion model)」など、AI技術の進歩によって、本物と見間違う存在しない顔を誰もが簡単につくれてしまう時代に突入した。

3 外面は常に自己の内面と深い関わりがあり、その内面は、外面の影響を受けて容易に変化する、可塑的で不安定なものである。また、いずれの外面も、他者の反応から自己の顔を想像するという点で、自己と他者の関係性からつくられる想像的共有物である。しかし、それがないと、私たちの自己は不安定になり、他者との関係も上手く機能しなくなる。つまり、「顔」は、私たちが社会で生きていくうえで、必要不可欠な通路なのである。

おわりに

まず、本書を手に取っていただき、最後までお読みくださった皆様に心より感謝申し上げます。筆者が本書の執筆に取り組む中で改めて感じた「顔」の不思議さと面白さを、少しでも皆様と共有できたのなら、これ以上の喜びはありません。

特に、私たち人間の脳が他者の顔や自分の顔をどのように認識し、評価しているのか、感情や自己意識がそれにどう影響されるのかという点は、この本の中心的なテーマでした。自分の顔について悩みを抱えている人もいるかもしれません。それは、社会や他者との関わりの中で、自分自身を評価してしまうという、人間ならではの高次な認知機能により生み出される悩みです。このように、他者と自己をつなぐ顔という存在は、「人間とは何か」という深遠な問いにつながります。この本を通じて、自分について、そして人間について、読者の皆様が考える機会となりましたら幸いです。

さて、科学研究のフィールドは、日々進化し続けるものです。特に近年、情報科学の分野ではその進展のスピードが目覚ましく、筆者自身もその変化の速さに驚く日々です。顔を合成する技術やＡＩによる顔生成は、今や誰もが使えるものになりつつあります。顔に関する研究も、自然の顔ではなく、人工的な顔を使うものが増えるなど、方法自体が変わりつつあります。また、デジタル化が進展する現代において、仮想空間ではアバターが自分の顔の「代用」になる一方で、写真加工のような自分の顔を「変える」技術も広がりを見せ、人々の「顔」に対する意識や価値観も変わってきているのを感じます。

未来において、人々が「顔」をどのように捉え、どう関わっていくのかは、現時点では予測することが難しい状況です。ですが、この未知の部分や変わりゆく状況こそが、顔の研究を続ける原動力となっています。私たちが「顔」を通じてどのような未来を迎えるのか、その答えを探し続けていく旅は、これからも続いていくことでしょう。

この本の執筆にあたっては、多くの方々にお世話になりました。本書の主要なテーマである「自己顔」に関する筆者の研究は、科学技術振興機構（ＪＳＴ）のさきがけ「人とインタラクションの未来」というグラントの支援を受けて行ったものです。領域代表の暦本潤一先生（東京大学）を始め、関係者の皆様に厚く御礼を申し上げます。また、一緒に研究をしてくれた大阪大学の学生の皆さんにも心から感謝しています。

執筆にあたり、専門家の方々に、ご意見を頂いたり、査読をしていただきました。奈良国立博物館の斎木涼子先生、京都大学の平田聡先生、大阪大学の高木優先生、情報通信研究機構（ＮＩＣＴ）の守田知代先生と稲垣未来男先生に、厚く御礼申し上げます。

また、大阪大学の北澤茂先生には、好き勝手な研究ばかりしている筆者を長年にわたって忍耐強く指導してくださっていることを、この場を借りて心より感謝申し上げます。

最後に、この本の出版を勧めてくださり、編集をご担当頂いた出口拓実氏に、御礼申し上げます。筆者の荒削りの料理を、絶妙な塩加減で仕上げていただき、本書を完成することができました。

２０２３年夏

中野珠実

第5章

1___ Kleemans, M., Daalmans, S., Carbaat, I. & Anschütz, D. Picture Perfect: The Direct Effect of Manipulated Instagram Photos on Body Image in Adolescent Girls. *Media Psychol* **21**, 93-110, doi:10.1080/15213269.2016.1257392(2018).

2___ 総務省.*高校生のスマートフォン・アプリ利用とネット依存傾向に関する調査報告書* (2014).

3___ Yee, N. & Bailenson, J. The Proteus Effect: The Effect of Transformed Self-Representation on Behavior. *Hum Commun Res* **33**, 271-290, doi:10.1111/j.1468-2958.2007.00299.x(2007).

4___ 日本経済新聞電子版「投降呼びかけるゼレンスキー氏の偽動画　米メタが削除」(2022年3月17日配信)
https://www.nikkei.com/article/DGXZQOGN177EW0X10C22A3000000/

5___ Ho, J., Jain, A. & Abbeel, P. Denoising Diffusion Probabilistic Models. *Advances in Neural Information Processing Systems 33*(*NeurIPS 2020*).

6___ Goodfellow, I. *et al.* Generative Adversarial Nets. *Advances in Neural Information Processing Systems 27*(*NIPS 2014*).

7___ Rombach, R., Blattmann, A., Lorenz, D., Esser, P. & Ommer, B. High-Resolution Image Synthesis with Latent Diffusion Models. 2022 IEEE/CVF Conference on Computer Vision and Pattern Recognition(CVPR), doi: 10.1109/CVPR52688.2022.01042

Wkly. Rep. **72**, 1–14, doi:10.15585/mmwr.ss7202a1 (2023).

28___Kaminski, J., Waller, B. M., Diogo, R., Hartstone-Rose, A. & Burrows, A. M. Evolution of facial muscle anatomy in dogs. *Proc. Natl. Acad. Sci. U. S. A.* **116**, 14677–14681, doi:10.1073/pnas.1820653116 (2019).

14___Oosterhof, N. N. & Todorov, A. The functional basis of face evaluation. *Proc. Natl. Acad. Sci. U.S.A.* **105**, 11087–11092, doi:10.1073/pnas.0805664105(2008).

15___Adolphs, R., Tranel, D. & Damasio, A. R. The human amygdala in social judgment. *Nature* **393**, 470–474, doi:10.1038/30982(1998).

16___Nakano, T. & Yamamoto, T. You trust a face like yours. *Humanit. soc. sci. commun.* **9**, 226, doi:10.1057/s41599-022-01248-8(2022).

17___Aharon, I. *et al.* Beautiful Faces Have Variable Reward Value: fMRI and Behavioral Evidence. *Neuron* **32**, 537–551, doi:10.1016/s0896-6273(01)00491-3(2001).

18___Perrett, D. I. *et al.* Effects of sexual dimorphism on facial attractiveness. *Nature* **394**, 884–887, doi:10.1038/29772(1998).

19___Nakano, T., Yamamoto, Y., Kitajo, K., Takahashi, T. & Kitazawa, S. Synchronization of spontaneous eyeblinks while viewing video stories. *Proc. R. Soc. B* **276**, 3635–3644, doi:10.1098/rspb.2009.0828(2009).

20___Nakano, T., Kato, M., Morito, Y., Itoi, S. & Kitazawa, S. Blink-related momentary activation of the default mode network while viewing videos. *Proc. Natl. Acad. Sci. U. S. A.* **110**, 702–706, doi:10.1073/pnas.1214804110(2013).

21___Nakano, T. & Kitazawa, S. Eyeblink entrainment at breakpoints of speech. *Exp. Brain Res.* **205**, 577–581, doi:10.1007/s00221-010-2387-z(2010).

22___Tatsukawa, K., Nakano, T., Ishiguro, H. & Yoshikawa, Y. Eyeblink Synchrony in Multimodal Human-Android Interaction. *Sci. Rep.* **6**, 39718, doi:10.1038/srep39718(2016).

23___Zilbovicius, M. *et al.* Autism, the superior temporal sulcus and social perception. *Trends Neurosci.* **29**, 359–366, doi:10.1016/j.tins.2006.06.004(2006).

24___Hadjikhani, N. *et al.* Activation of the fusiform gyrus when individuals with autism spectrum disorder view faces. *NeuroImage* **22**, 1141–1150, doi:10.1016/j.neuroimage.2004.03.025(2004).

25___Nakano, T. *et al.* Atypical gaze patterns in children and adults with autism spectrum disorders dissociated from developmental changes in gaze behaviour. *Proc. R. Soc. B* **277**, 2935–2943, doi:10.1098/rspb.2010.0587(2010).

26___Jones, W. & Klin, A. Attention to eyes is present but in decline in 2–6-month-old infants later diagnosed with autism. *Nature* **504**, 427–431, doi:10.1038/nature12715(2013).

27___Maenner, M. J. *et al.* Prevalence and Characteristics of Autism Spectrum Disorder Among Children Aged 8 Years–Autism and Developmental Disabilities Monitoring Network, 11 Sites, United States, 2020. *Morb. Mortal.*

第4章

1___ Mehrabian, A. *Silent Messages* (Wadsworth Publishing Company, 1971).

2___ Mehrabian, A. & Ferris, S. R. Inference of attitudes from nonverbal communication in two channels. *J Consult Psychol* **31**, 248–252, doi:10.1037/h0024648 (1967).

3___ Duchenne de Boulogne, G. –B. /Cuthbertson, R. A. (Ed. and Trans.). *The Mechanism of Human Facial Expression*. Cambridge University Press, 1990 (Original work published 1862).

4___ Darwin, C. *The Expression of the Emotions in Man and Animals* (John Murray, 1872).

5___ Ekman, P., Sorenson, E. R. & Friesen, W. V. Pan-Cultural Elements in Facial Displays of Emotion. *Science* **164**, 86–88, doi:10.1126/science.164.3875.86 (1969).

6___ Ekman, P. & Friesen, W. V. Constants across cultures in the face and emotion. *J Pers Soc Psychol* **17**, 124–129, doi:10.1037/h0030377 (1971).

7___ Isomura, T. & Nakano, T. Automatic facial mimicry in response to dynamic emotional stimuli in five-month-old infants. *Proc. R. Soc. B* **283**, doi:10.1098/rspb.2016.1948 (2016).

8___ Strack, F., Martin, L. L. & Stepper, S. Inhibiting and facilitating conditions of the human smile: A nonobtrusive test of the facial feedback hypothesis. *J Pers Soc Psychol* **54**, 768–777, doi:10.1037/0022-3514.54.5.768 (1988).

9___ Hennenlotter, A. *et al.* The Link between Facial Feedback and Neural Activity within Central Circuitries of Emotion–New Insights from Botulinum Toxin-Induced Denervation of Frown Muscles. *Cereb. Cortex* **19**, 537–542, doi:10.1093/cercor/bhn104 (2009).

10___Lewis, M. B. & Bowler, P. J. Botulinum toxin cosmetic therapy correlates with a more positive mood. *J Cosmet Dermatol* **8**, 24–26, doi:10.1111/j.1473-2165.2009.00419.x (2009).

11___Lewis, M. B. The interactions between botulinum-toxin-based facial treatments and embodied emotions. *Sci. Rep.* **8**, 14720, doi:10.1038/s41598-018-33119-1 (2018).

12___Labroo, A. A., Mukhopadhyay, A. & Dong, P. Not always the best medicine: Why frequent smiling can reduce wellbeing. *J Exp Soc Psychol* **53**, 156–162, doi:10.1016/j.jesp.2014.03.001 (2014).

13___Willis, J. & Todorov, A. First impressions: making up your mind after a 100-ms exposure to a face. *Psychol Sci* **17**, 592–598, doi:10.1111/j.1467-9280.2006.01750.x (2006).

Conscious Cogn **22**, 1431–1441, doi:10.1016/j.concog.2013.09.010 (2013).

15___Asakage, S. & Nakano, T. The salience network is activated during self-recognition from both first-person and third-person perspectives. *Hum Brain Mapp.* **44**, 559–570, doi:10.1002/hbm.26084 (2023).

16___Morita, T. *et al.* The anterior insular and anterior cingulate cortices in emotional processing for self-face recognition. *Soc Cogn Affect Neurosci* **9**, 570–579, doi:10.1093/scan/nst011 (2014).

17___Raichle, M. E. *et al.* A default mode of brain function. *Proc. Natl. Acad. Sci. U. S. A.* **98**, 676–682, doi:10.1073/pnas.98.2.676 (2001).

18___Gobbini, M. I. & Haxby, J. V. Neural systems for recognition of familiar faces. *Neuropsychologia* **45**, 32–41, doi:10.1016/j.neuropsychologia.2006.04.015 (2007).

19___Bartels, A. & Zeki, S. The neural basis of romantic love. *Neuroreport* **11**, 3829–3834, doi:10.1097/00001756-200011270-00046 (2000).

20___Ellis, H. D. & Young, A. W. Accounting for Delusional Misidentifications. *Br. J. Psychiatry* **157**, 239–248, doi:10.1192/bjp.157.2.239 (1990).

第3章

1____ Bortolon, C. & Raffard, S. Self-face advantage over familiar and unfamiliar faces: A three-level meta-analytic approach. *Psychon Bull Rev* **25**, 1287–1300, doi:10.3758/s13423-018-1487-9 (2018).

2____ Ota, C. & Nakano, T. Self-Face Activates the Dopamine Reward Pathway without Awareness. *Cereb. Cortex* **31**, 4420–4426, doi:10.1093/cercor/bhab096 (2021).

3____ Nakano, T. & Uesugi, Y. Risk Factors Leading to Preference for Extreme Facial Retouching. *Cyberpsychol Behav Soc Netw* **23**, 52–59, doi:10.1089/cyber.2019.0545 (2020).

4____ Ota, C. & Nakano, T. Neural correlates of beauty retouching to enhance attractiveness of self-depictions in women. *Soc Neurosci* **16**, 121–133, doi:10.1080/17470919.2021.1873178 (2021).

5____ Olds, J. & Milner, P. Positive reinforcement produced by electrical stimulation of septal area and other regions of rat brain. *J. Comp. Physiol. Psychol.* **47**, 419–427, doi:10.1037/h0058775 (1954).

6____ Heath, R. G. ELECTRICAL SELF-STIMULATION OF THE BRAIN IN MAN. *Am. J. Psychiatry* **120**, 571–577, doi:10.1176/ajp.120.6.571 (1963).

7____ Schultz, W. Predictive Reward Signal of Dopamine Neurons. *J. Neurophysiol.* **80**, 1–27, doi:10.1152/jn.1998.80.1.1 (1998).

8____ Clithero, J. A. & Rangel, A. Informatic parcellation of the network involved in the computation of subjective value. *Soc Cogn Affect Neurosci* **9**, 1289–1302, doi:10.1093/scan/nst106 (2014).

9____ Sescousse, G., Redouté, J. & Dreher, J. C. The Architecture of Reward Value Coding in the Human Orbitofrontal Cortex. *J. Neurosci.* **30**, 13095–13104, doi:10.1523/JNEUROSCI.3501-10.2010 (2010).

10____ Damasio, H. *et al.* The Return of Phineas Gage: Clues About the Brain from the Skull of a Famous Patient. *Science* **264**, 1102–1105, doi:10.1126/science.8178168 (1994).

11____ Rudebeck, P. H. & Murray, E. A. The Orbitofrontal Oracle: Cortical Mechanisms for the Prediction and Evaluation of Specific Behavioral Outcomes. *Neuron* **84**, 1143–1156, doi:10.1016/j.neuron.2014.10.049 (2014).

12____ 谷本奈穂. *美容整形と化粧の社会学　プラスティックな身体* (新曜社, 2008).

13____ Blanke, O., Ortigue, S., Landis, T. & Seeck, M. Stimulating illusory own-body perceptions. *Nature* **419**, 269–270, doi:10.1038/419269a (2002).

14____ Farrer, C., Valentin, G. & Hupé, J. M. The time windows of the sense of agency.

Produced Leg Movements by 3- to 5-Month-Old Infants. *Dev. Psychol.* **31**, 626–636(1995).

15___Gallup, G. G. Jr. Chimpanzees: Self-Recognition. *Science* **167**, 86–87, doi:10.1126/science.167. 3914. 86(1970).

16___Watson, K. K., Jones, T. K. & Allman, J. M. DENDRITIC ARCHITECTURE OF THE VON ECONOMO NEURONS. *Neuroscience* **141**, 1107–1112, doi:10.1016/j.neuroscience.2006.04.084(2006).

17___Allman, J. M., Tetreault, N. A., Hakeem, A. Y. & Park, S. The von Economo Neurons in Apes and Humans. *Am. J. Hum. Biol.* **23**, 5–21, doi:10.1002/ajhb.21136(2011).

18___Miyazaki, M. & Hiraki, K. Delayed Intermodal Contingency Affects Young Children's Recognition of Their Current Self. *Child Dev* **77**, 736–750, doi:10.1111/j.1467–8624.2006.00900.x(2006).

19___Lewis, M., Sullivan, M. W., Stanger, C. & Weiss, M. Self Development and Self-Conscious Emotions. *Child Dev* **60**, 146–156, doi:10.2307/1131080(1989).

20___Bigelow, A. E. The Correspondence between Self- and Image Movement as a Cue to Self-Recognition for Young Children. *J Genet Psychol* **139**, 11–26, doi:10.1080/00221325.1981.10533432(1981).

21___Nakano, T. & Kitazawa, S. Development of long-term event memory in preverbal infants: an eye-tracking study. *Sci. Rep.* **7**, 44086, doi:10.1038/srep44086(2017).

22___熊倉徹雄. 痴呆疾患における鏡像認知障害 ――アルツハイマー型痴呆の鏡現象を中心に――. *老年精神医学雑誌* **第3巻第3号**, 288–294(1992).

23___Vit, J. & Rappenglück, M. A. LOOKING THROUGH A TELESCOPE WITH AN OBSIDIAN MIRROR. COULD SPECIALISTS OF ANCIENT CULTURES HAVE BEEN ABLE TO VIEW THE NIGHT SKY USING SUCH AN INSTRUMENT? *Mediterr. Archaeol. Archaeom.* **16**, 7–15, doi:10.5281/zenodo. 207255(2016).

24___Haddow, S. D.(2014) Çatalhöyük 2014 Archive Report *by members of the Çatalhöyük Research Project.*
https://www.catalhoyuk.com/archive_reports/2014

第2章

1___ Fantz, R. L. Pattern Vision in Newborn Infants. *Science* **140**, 296-297, doi:10.1126/science.140.3564.296 (1963).

2___ Goren, C. C., Sarty, M. & Wu, P. Y. Visual following and pattern discrimination of face-like stimuli by newborn infants. *Pediatrics* **56**, 544–549 (1975).

3___ Johnson, M. H., Dziurawiec, S., Ellis, H. & Morton, J. Newborns' preferential tracking of face-like stimuli and its subsequent decline. *Cognition* **40**, 1–19, doi:10.1016/0010–0277(91)90045–6 (1991).

4___ Cassia, V. M., Turati, C. & Simion, F. Can a Nonspecific Bias Toward Top-Heavy Patterns Explain Newborns' Face Preference? *Psychol Sci* **15**, 379–383, doi:10.1111/j.0956–7976.2004.00688.x (2004).

5___ Johnson, M. H. Subcortical face processing. *Nat. Rev. Neurosci.* **6**, 766–774, doi:10.1038/nrn1766 (2005).

6___ Sugden, N. A., Mohamed-Ali, M. I. & Moulson, M. C. I Spy With My Little Eye: Typical, Daily Exposure to Faces Documented From a First-Person Infant Perspective. *Dev. Psychobiol.* **56**, 249–261, doi:10.1002/dev.21183 (2014).

7___ Isa, T., Marquez-Legorreta, E., Grillner, S. & Scott, E. K. The tectum/superior colliculus as the vertebrate solution for spatial sensory integration and action. *Curr. Biol.* **31**, R741-R762, doi:10.1016/j.cub.2021.04.001 (2021).

8___ 西条寿夫 & 小野武年. 本能的認知機構による顔と天敵の識別：膝状体外視覚系の役割. *高次脳機能研究* **34**, 281–288 (2014).

9___ Nakano, T., Higashida, N. & Kitazawa, S. Facilitation of face recognition through the retino-tectal pathway. *Neuropsychologia* **51**, 2043–2049, doi:10.1016/j.neuropsychologia.2013.06.018 (2013).

10___Pascalis, O., de Haan, M. & Nelson, C. A. Is Face Processing Species-Specific During the First Year of Life? *Science* **296**, 1321–1323, doi:10.1126/science.1070223 (2002).

11___Amsterdam, B. Mirror self-image reactions before age two. *Dev. Psychobiol.* **5**, 297–305, doi:10.1002/dev.420050403 (1972).

12___Filippetti, M. L., Johnson, M. H., Lloyd-Fox, S., Dragovic, D. & Farroni, T. Body Perception in Newborns. *Curr. Biol.* **23**, 2413–2416, doi:10.1016/j.cub.2013.10.017 (2013).

13___Bahrick, L. E. & Watson, J. S. Detection of Intermodal Proprioceptive-Visual Contingency as a Potential Basis of Self-Perception in Infancy. *Dev. Psychol.* **21**, 963–973, doi:10.1037/0012–1649.21.6.963. (1985).

14___Rochat, P. & Morgan, R. Spatial Determinants in the Perception of Self-

14___Goesaert, E. & Op de Beeck, H. P. Representations of Facial Identity Information in the Ventral Visual Stream Investigated with Multivoxel Pattern Analyses. *J. Neurosci.* **33**, 8549–8558, doi:10.1523/JNEUROSCI.1829-12.2013 (2013).

15___Chang, L. & Tsao, D. Y. The Code for Facial Identity in the Primate Brain. *Cell* **169**, 1013–1028, doi:10.1016/j.cell.2017.05.011 (2017).

16___Jenkins, R., White, D., Van Montfort, X. & Burton, A. M. Variability in photos of the same face. *Cognition* **121**, 313–323, doi:10.1016/j.cognition.2011.08.001 (2011).

17___Quiroga, R. Q., Reddy, L., Kreiman, G., Koch, C. & Fried, I. Invariant visual representation by single neurons in the human brain. *Nature* **435**, 1102–1107, doi:10.1038/nature03687 (2005).

18___Jenkins, R., Dowsett, A. J. & Burton, A. M. How many faces do people know? *Proc. R. Soc. B* **285**, doi:10.1098/rspb.2018.1319 (2018).

19___Heider, F. & Simmel, M. An Experimental Study of Apparent Behavior. *Am. J. Psychol.* **57**, 243–259, doi:10.2307/1416950 (1944).

20___Osaka, N., Ikeda, T. & Osaka, M. Effect of Intentional Bias on Agency Attribution of Animated Motion: An Event-Related fMRI Study. *PLoS One* **7**: e49053, doi:10.1371/journal.pone.0049053 (2012).

参考文献

第 1 章

1___ Yarbus, A. L. *Eye movements and vision*（Plenum Press, 1967）.

2___ Nakano, T. *et al.* Atypical gaze patterns in children and adults with autism spectrum disorders dissociated from developmental changes in gaze behaviour. *Proc. R. Soc. B* **277**, 2935–2943, doi:10.1098/rspb.2010.0587（2010）.

3___ Nakano, T., Kato, N. & Kitazawa, S. Lack of eyeblink entrainments in autism spectrum disorders. *Neuropsychologia* **49**, 2784–2790, doi:10.1016/j.neuropsychologia.2011.06.007（2011）.

4___ Kobayashi, H. & Kohshima, S. Unique morphology of the human eye. *Nature* **387**, 767–768, doi:10.1038/42842（1997）.

5___ Kobayashi, H. & Kohshima, S. Unique morphology of the human eye and its adaptive meaning: Comparative studies on external morphology of the primate eye. *J. Hum. Evol.* **40**, 419–435, doi:10.1006/jhev.2001.0468（2001）.

6___ Godinho, R. M. & O'Higgins, P. The biomechanical significance of the frontal sinus in Kabwe 1（*Homo heidelbergensis*）. *J. Hum. Evol.* **114**, 141–153, doi:10.1016/j.jhevol.2017.10.007（2018）.

7___ Wada, Y. & Yamamoto, T. Selective impairment of facial recognition due to a haematoma restricted to the right fusiform and lateral occipital region. *J Neurol Neurosurg Psychiatry* **71**, 254–257, doi:10.1136/jnnp.71.2.254（2001）.

8___ Kanwisher, N., McDermott, J. & Chun, M. M. The Fusiform Face Area: A Module in Human Extrastriate Cortex Specialized for Face Perception. *J. Neurosci.* **17**, 4302–4311, doi:10.1523/JNEUROSCI.17-11-04302.1997（1997）.

9___ Gauthier, I., Skudlarski, P., Gore, J. C. & Anderson, A. W. Expertise for cars and birds recruits brain areas involved in face recognition. *Nat. Neurosci.* **3**, 191–197, doi:10.1038/72140（2000）.

10___Thompson, P. Margaret Thatcher: a new illusion. *Perception* **9**, 483–484, doi:10.1068/p090483（1980）.

11___Yovel, G. & Kanwisher, N. Face Perception: Domain Specific, Not Process Specific. *Neuron* **44**, 889–898, doi:10.1016/j.neuron.2004.11.018（2004）.

12___Liu, J., Harris, A. & Kanwisher, N. Perception of Face Parts and Face Configurations: An fMRI Study. *J Cogn Neurosci* **22**, 203–211, doi:10.1162/jocn.2009.21203（2010）.

13___Yamane, S., Kaji, S. & Kawano, K. What facial features activate face neurons in the inferotemporal cortex of the monkey? *Exp Brain Res* **73**, 209–214, doi:10.1007/BF00279674（1988）.

N.D.C. 491.371　247p　18cm
ISBN978-4-06-533872-8

本文図版：さくら工芸社
章扉・章末・目次デザイン：齋藤ひさの

講談社現代新書　2731
顔《かお》に取《と》り憑《つ》かれた脳《のう》
二〇二三年一二月二〇日第一刷発行
著　者　中野《なかの》珠実《たまみ》　© Tamami Nakano 2023
発行者　髙橋明男
発行所　株式会社講談社
東京都文京区音羽二丁目一二―二一　郵便番号一一二―八〇〇一
電　話　〇三―五三九五―三五二一　編集（現代新書）
〇三―五三九五―四四一五　販売
〇三―五三九五―三六一五　業務
装幀者　中島英樹／中島デザイン
印刷所　株式会社新藤慶昌堂
製本所　株式会社国宝社
定価はカバーに表示してあります　Printed in Japan

「講談社現代新書」の刊行にあたって

教養は万人が身をもって養い創造すべきものであって、一部の専門家の占有物として、ただ一方的に人々の手もとに配布され伝達されうるものではありません。

しかし、不幸にしてわが国の現状では、教養の重要な養いとなるべき書物は、ほとんど講壇からの天下りや単なる解説に終始し、知識技術を真剣に希求する青少年・学生・一般民衆の根本的な疑問や興味は、けっして十分に答えられ、解きほぐされ、手引きされることがありません。万人の内奥から発した真正の教養への芽ばえが、こうして放置され、むなしく滅びさる運命にゆだねられているのです。

このことは、中・高校だけで教育をおわる人々の成長をはばんでいるだけでなく、大学に進んだり、インテリと目されたりする人々の精神力の健康さえもむしばみ、わが国の文化の実質をまことに脆弱なものにしています。単なる博識以上の根強い思索力・判断力、および確かな技術にささえられた教養を必要とする日本の将来にとって、これは真剣に憂慮されなければならない事態であるといわなければなりません。

わたしたちの「講談社現代新書」は、この事態の克服を意図して計画されたものです。これによってわたしたちは、講壇からの天下りでもなく、単なる解説書でもない、もっぱら万人の魂に生ずる初発的かつ根本的な問題をとらえ、掘り起こし、手引きし、しかも最新の知識への展望を万人に確立させる書物を、新しく世の中に送り出したいと念願しています。

わたしたちは、創業以来民衆を対象とする啓蒙の仕事に専心してきた講談社にとって、これこそもっともふさわしい課題であり、伝統ある出版社としての義務でもあると考えているのです。

一九六四年四月　野間省一

自然科学・医学

1141 安楽死と尊厳死——保阪正康
1328 「複雑系」とは何か——吉永良正
1343 カンブリア紀の怪物たち　サイモン・コンウェイ・モリス　松井孝典 監訳
1500 科学の現在を問う　村上陽一郎
1511 優生学と人間社会——米本昌平 松原洋子 橳島次郎 市野川容孝
1689 時間の分子生物学——粂和彦
1700 核兵器のしくみ——山田克哉
1706 新しいリハビリテーション　大川弥生
1786 数学的思考法——芳沢光雄
1805 人類進化の700万年　三井誠
1813 はじめての〈超ひも理論〉　川合光
1840 算数・数学が得意になる本　芳沢光雄
1861 〈勝負脳〉の鍛え方——林成之
1881 「生きている」を見つめる医療——中村桂子 山岸敦
1891 生物と無生物のあいだ　福岡伸一
1925 数学でつまずくのはなぜか　小島寛之
1929 脳のなかの身体——宮本省三
2000 世界は分けてもわからない　福岡伸一
2023 ロボットとは何か——石黒浩
2039 ソーシャルブレインズ入門　藤井直敬
2097 〈麻薬〉のすべて——船山信次
2122 量子力学の哲学——森田邦久
2166 化石の分子生物学——更科功
2191 DNA医学の最先端　大野典也
2204 森の力——宮脇昭
2219 宇宙はなぜこのような宇宙なのか——青木薫
2226 宇宙生物学で読み解く「人体」の不思議——吉田たかよし
2244 呼鈴の科学——吉田武
2262 生命誕生——中沢弘基
2265 SFを実現する——田中浩也
2268 生命のからくり——中屋敷均
2269 認知症を知る——飯島裕一
2292 認知症の「真実」——東田勉
2359 ウイルスは生きている　中屋敷均
2370 明日、機械がヒトになる　海猫沢めろん
2384 ゲノム編集とは何か　小林雅一
2395 不要なクスリ 無用な手術　富家孝
2434 生命に部分はない——A・キンブレル　福岡伸一 訳

心理・精神医学

331 異常の構造――木村敏
590 家族関係を考える――河合隼雄
725 リーダーシップの心理学――国分康孝
824 森田療法――岩井寛
1011 自己変革の心理学――伊藤順康
1020 アイデンティティの心理学 鑪幹八郎
1044 〈自己発見〉の心理学 国分康孝
1241 心のメッセージを聴く 池見陽
1289 軽症うつ病――笠原嘉
1348 自殺の心理学――高橋祥友
1372 〈むなしさ〉の心理学 諸富祥彦
1376 子どものトラウマ――西澤哲
1465 トランスパーソナル心理学入門――諸富祥彦
1787 人生に意味はあるか 諸富祥彦
1827 他人を見下す若者たち 速水敏彦
1922 発達障害の子どもたち――杉山登志郎
1962 親子という病――香山リカ
1984 いじめの構造――内藤朝雄
2008 関係する女 所有する男――斎藤環
2030 がんを生きる――佐々木常雄
2044 母親はなぜ生きづらいか――香山リカ
2062 人間関係のレッスン 向後善之
2076 子ども虐待――西澤哲
2085 言葉と脳と心――山鳥重
2105 はじめての認知療法――大野裕
2116 発達障害のいま――杉山登志郎
2119 動きが心をつくる――春木豊
2143 アサーション入門――平木典子
2180 パーソナリティ障害とは何か――牛島定信
2231 精神医療ダークサイド 佐藤光展
2344 ヒトの本性――川合伸幸
2347 信頼学の教室――中谷内一也
2349 「脳疲労」社会――徳永雄一郎
2385 はじめての森田療法 北西憲二
2415 新版 うつ病をなおす 野村総一郎
2444 怒りを鎮める うまく謝る 川合伸幸

哲学・思想Ⅰ

66 哲学のすすめ――岩崎武雄
159 弁証法はどういう科学か 三浦つとむ
501 ニーチェとの対話――西尾幹二
871 言葉と無意識――丸山圭三郎
898 はじめての構造主義 橋爪大三郎
916 哲学入門一歩前――廣松渉
921 現代思想を読む事典 今村仁司 編
977 哲学の歴史――新田義弘
989 ミシェル・フーコー 内田隆三
1001 今こそマルクスを読み返す 廣松渉
1286 哲学の謎――野矢茂樹
1293 「時間」を哲学する――中島義道

1315 じぶん・この不思議な存在――鷲田清一
1357 新しいヘーゲル――長谷川宏
1383 カントの人間学――中島義道
1401 これがニーチェだ――永井均
1420 無限論の教室――野矢茂樹
1466 ゲーデルの哲学――高橋昌一郎
1575 動物化するポストモダン 東浩紀
1582 ロボットの心――柴田正良
1600 ハイデガー＝存在神秘の哲学――古東哲明
1635 これが現象学だ――谷徹
1638 時間は実在するか 入不二基義
1675 ウィトゲンシュタインはこう考えた 鬼界彰夫
1783 スピノザの世界――上野修

1839 読む哲学事典――田島正樹
1948 理性の限界――高橋昌一郎
1957 リアルのゆくえ――大塚英志 東浩紀
1996 今こそアーレントを読み直す――仲正昌樹
2004 はじめての言語ゲーム――橋爪大三郎
2048 知性の限界――高橋昌一郎
2050 超解読！ はじめてのヘーゲル『精神現象学』 竹田青嗣 西研
2084 はじめての政治哲学 小川仁志
2099 超解読！ はじめてのカント『純粋理性批判』 竹田青嗣
2153 感性の限界――高橋昌一郎
2169 超解読！ はじめてのフッサール『現象学の理念』――竹田青嗣
2185 死別の悲しみに向き合う――坂口幸弘
2279 マックス・ウェーバーを読む――仲正昌樹

哲学・思想Ⅱ

13 論語――貝塚茂樹
285 正しく考えるために 岩崎武雄
324 美について――今道友信
1007 日本の風景・西欧の景観――オギュスタン・ベルク 篠田勝英訳
1123 はじめてのインド哲学 立川武蔵
1150 「欲望」と資本主義――佐伯啓思
1163 「孫子」を読む――浅野裕一
1247 メタファー思考――瀬戸賢一
1248 20世紀言語学入門 加賀野井秀一
1278 ラカンの精神分析――新宮一成
1358 「教養」とは何か――阿部謹也
1436 古事記と日本書紀 神野志隆光
1439 〈意識〉とは何だろうか 下條信輔
1542 自由はどこまで可能か 森村進
1544 倫理という力――前田英樹
1560 神道の逆襲――菅野覚明
1741 武士道の逆襲――菅野覚明
1749 自由とは何か――佐伯啓思
1763 ソシュールと言語学――町田健
1849 系統樹思考の世界――三中信宏
1867 現代建築に関する16章 五十嵐太郎
2009 ニッポンの思想――佐々木敦
2014 分類思考の世界――三中信宏
2093 ウェブ×ソーシャル×アメリカ 池田純一
2114 いつだって大変な時代――堀井憲一郎
2134 いまを生きるための思想キーワード――仲正昌樹
2155 独立国家のつくりかた 坂口恭平
2167 新しい左翼入門――松尾匡
2168 社会を変えるには――小熊英二
2172 私とは何か――平野啓一郎
2177 わかりあえないことから 平田オリザ
2179 アメリカを動かす思想 小川仁志
2216 まんが 哲学入門――森岡正博 寺田にゃんこふ
2254 教育の力――苫野一徳
2274 現実脱出論――坂口恭平
2290 闘うための哲学書――小川仁志 萱野稔人
2341 ハイデガー哲学入門 仲正昌樹
2437 ハイデガー『存在と時間』入門――轟孝夫

Ⓑ

知的生活のヒント

78 大学でいかに学ぶか　増田四郎
86 愛に生きる――鈴木鎮一
240 生きることと考えること　森有正
297 本はどう読むか――清水幾太郎
327 考える技術・書く技術――板坂元
436 知的生活の方法――渡部昇一
553 創造の方法学――高根正昭
587 文章構成法――樺島忠夫
648 働くということ――黒井千次
722 「知」のソフトウェア――立花隆
1027 「からだ」と「ことば」のレッスン――竹内敏晴
1468 国語のできる子どもを育てる――工藤順一
1485 知の編集術――松岡正剛
1517 悪の対話術――福田和也
1563 悪の恋愛術――福田和也
1620 相手に「伝わる」話し方　池上彰
1627 インタビュー術！――永江朗
1679 子どもに教えたくなる算数　栗田哲也
1865 老いるということ――黒井千次
1940 調べる技術・書く技術――野村進
1979 回復力――畑村洋太郎
1981 日本語論理トレーニング――中井浩一
2003 わかりやすく〈伝える〉技術――池上彰
2021 新版　大学生のためのレポート・論文術――小笠原喜康
2027 地アタマを鍛える知的勉強法――齋藤孝
2046 大学生のための知的勉強術――松野弘
2054 〈わかりやすさ〉の勉強法――池上彰
2083 人を動かす文章術――齋藤孝
2103 アイデアを形にして伝える技術――原尻淳一
2124 デザインの教科書――柏木博
2165 エンディングノートのすすめ――本田桂子
2188 学び続ける力――池上彰
2201 野心のすすめ――林真理子
2298 試験に受かる「技術」――吉田たかよし
2332 「超」集中法――野口悠紀雄
2406 幸福の哲学――岸見一郎
2421 牙を研げ　会社を生き抜くための教養　佐藤優
2447 正しい本の読み方　橋爪大三郎

M